Gisela Leinberger

Mein duftes Jahr

Mit zwölf ätherischen Ölen
durch die Jahreszeiten

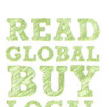

ISBN 978-3-99025-409-7
© 2020 Freya Verlag GmbH
Alle Rechte vorbehalten

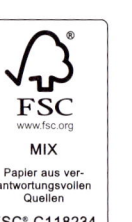

Layout: freya_art, Regina Raml-Moldovan
Lektorat: Dorothea Forster
Fotos: ©Bernhard Niemczyk, außer Gisela Leinberger (S. 25, 51, 80, 89, 109, 135, 175, 207, 221), Wojtek Skowron (S. 6), weiteres Bildmaterial siehe unten

printed in EU

Anmerkung: Alle in diesem Text enthaltenen Anregungen, Beschreibungen, Tipps und Rezepte wurden mit großer Sorgfalt zusammengestellt und getestet. Dennoch kann aufgrund unterschiedlicher Rohstoffe, Ausgangsbedingungen und individueller Befindlichkeiten nicht garantiert werden, dass die Informationen auf Ihre Situation zutreffen. Daher kann keinerlei Haftung für etwaige Schäden oder Nachteile übernommen werden, die aus der Verwendung der in diesem Text angebotenen Informationen resultieren.

Wichtig: Bei Kindern, Schwangeren und Kranken sind die besonderen Umstände zu berücksichtigen und Anwendungen entsprechend anzupassen oder abzuklären.

Weitere Fotos im Buch © Adobe Stock: COVER: Floydine, dariaustiugova (Illustrationen), Ton (Leinenhintergrund), J_ka; KERN: Floydine (S. 3), Kotkoa (S. 8), Kanlaya (S. 9), Floydine (S. 10) Marcin Adrian (S. 11) New Africa (S. 14), amy_lv (S.16), photohampster (S. 23), Picture Partners (S. 25 r.), oxie99 (S. 26), nadin333 (S. 27), fovito (S. 28), dima_pics (S. 32 o.), Juanamari Gonzalez (S. 32 u.), Andrea (S. 33), yongkiet (S. 34 l.), Xavier (S. 34 r.), George Dolgikh (S. 35), azure (S. 36 o.), Alexander Raths (S. 36 u.), spline_x (S. 38 u., 159, 177), Africa Studio (S.39), Auslander (S. 40), Mario Hoesel (S. 48 o.), Ruckszio (S. 48 u.), beats_ (S. 62 o.), DanBu Berlin (S. 62 u.), Eileen Kumpf (S. 65), ldprod (S. 67 u.), volff (S. 67 o.), H. Brauer (S. 68 l.), Mitsuyoshi (S. 68 r.o.), noppharat (S. 68 r.u.), Lunipa (S. 71), IndiaPix (S. 75), Dmitrijs Gerciks (S. 77), sommai (S. 79), #CHANNELM2 (S. 80 r.), pamela_d_mcadams (S. 81 l.), Benjavisa Ruangvaree (S. 81, 90, 138, 191, 203), Dmitry (S.84 u.), wasnoch (S. 85), oraziopuccio (S. 89 r. o.), RukiMedia (S. 89 r.u.), Comugnero Silvana (S. 91), simona (S. 92), vgorbash (S. 93 r.), Formatoriginal (S. 93 l.), mescioglu (S. 94 l.) cpa1 (S. 94 r.o.), HVPM dev (S. 94 r.u.), chienmuhou (S. 95), M.studio (S. 96), domnitsky (S. 99), ManuPadilla (S. 101 l.m.), nedim_b (S. 101 l.u.), yanushkov (S. 101 r.), artinspiring (S.104), iuliiawhite (S. 105), Scisetti Alfio (S. 113, 116, 220 r.u.), M. Schuppich (S. 115), lzf (S. 117 r.o.), cobia (S. 117 r.u.), MarinoDenisenko (S. 119), sea and sun (S. 120 r.o.), Nailia Schwarz (S. 120 r.u.), Ardea-studio (S. 121 l.), ariydesign (S. 121 r.), Toni Bayer (S. 122), TETYANA (S. 124 l.u.), nuwatphoto (S. 125), Olha Afanasieva (S. 126), Kotkoa (S.129), natros (S. 139), amy_lv (S. 140), Hamik (S. 141), Oksana (S. 143 r.o.), Hanna (S. 143 r.u.), tonya kolarova (S. 145), science photo (S. 147), zzorik (S. 148 r.o.), Henrie (S. 148 l.u.), pakn (S. 154), Cheattha (S. 157), supharb (S. 158), danielsbfoto (S. 160), Madeleine (S. 161), GOLFCPHOTO (S. 166), Brent Hofacker (S. 169), Nordreisender (S. 170), Андрій Пограничний (S. 173), J_ka (S.173 Illustation l., 176), Stephen Orsillo (S. 174), davello (S. 178), kittikorn Ph. (S. 179, 189 Illustration), Georgios Kollidas (S. 179), wasanajai (S. 184 o.), hecos (S. 184 m.), photohampster (S. 184 u.), Sonja Birkelbach (S. 187), Aggi Schmid (S. 188 l.o.), irottlaender (S. 188 l.u.), Johanna Mühlbauer (S. 190), Marc (S. 192, 201 l.o.),), Daelin (S. 195), diak (S. 196 l.o.), Miro Novak (S. 196 r.u.), Animaflora PicsStock (S. 197), Nata Studio (S. 198), Patrik Stedrak (S. 200), Clarini (S. 201 l.u.), Juanamari Gonzalez (S. 202 r.u.), avoferten (S. 202 r.u.), jbphotographylt (S. 206, 218), Swapan (S.209), emuck (S. 210 l.), Bildagentur-o (S. 210 r.u.), Alfred Tschager (S. 214), Rhönbergfoto (S. 215), mimi@TOKYO (S. 220 l.), Victorflowerfly (S. 221 l.o.), SoniaBonet (S. 221 l.u.), Marnel Tomic (S. 221 r.u.), Alex (S. 47, 83, 123, 171), Kanokpol (S. 11, 47, 83, 123, 171), dariaustiugova (Illustrationen Kräuter, Früchte, Wurzeln, Gewürze, Öle), Ton (Leinenhintergrund)

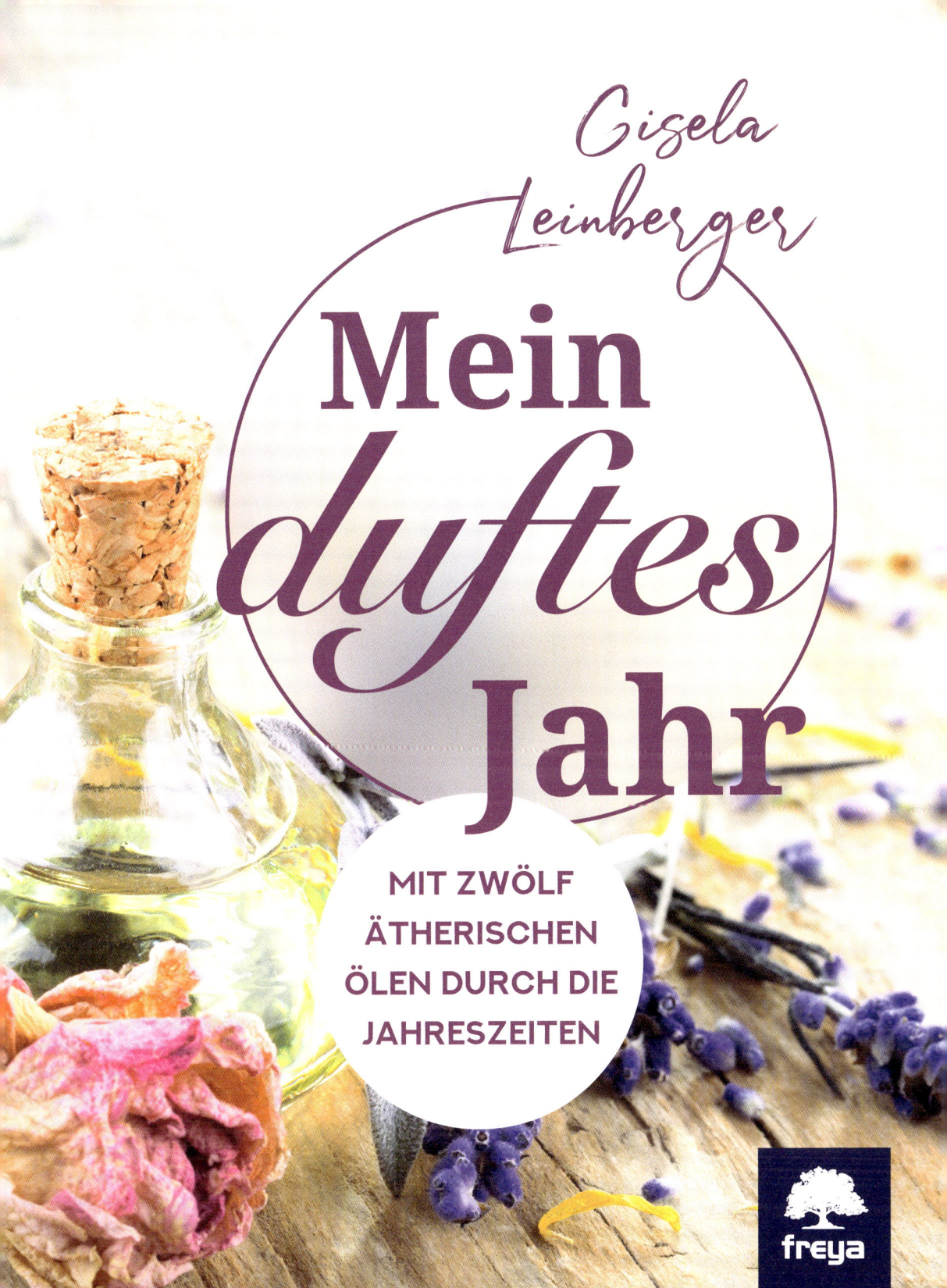

Gisela Leinberger

Mein duftes Jahr

MIT ZWÖLF ÄTHERISCHEN ÖLEN DURCH DIE JAHRESZEITEN

freya

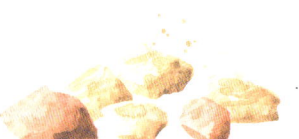

INHALT

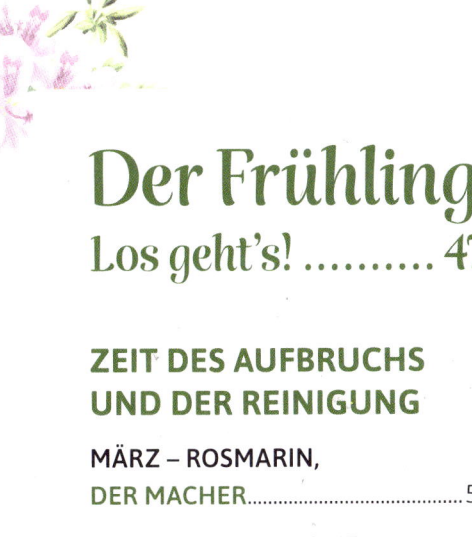

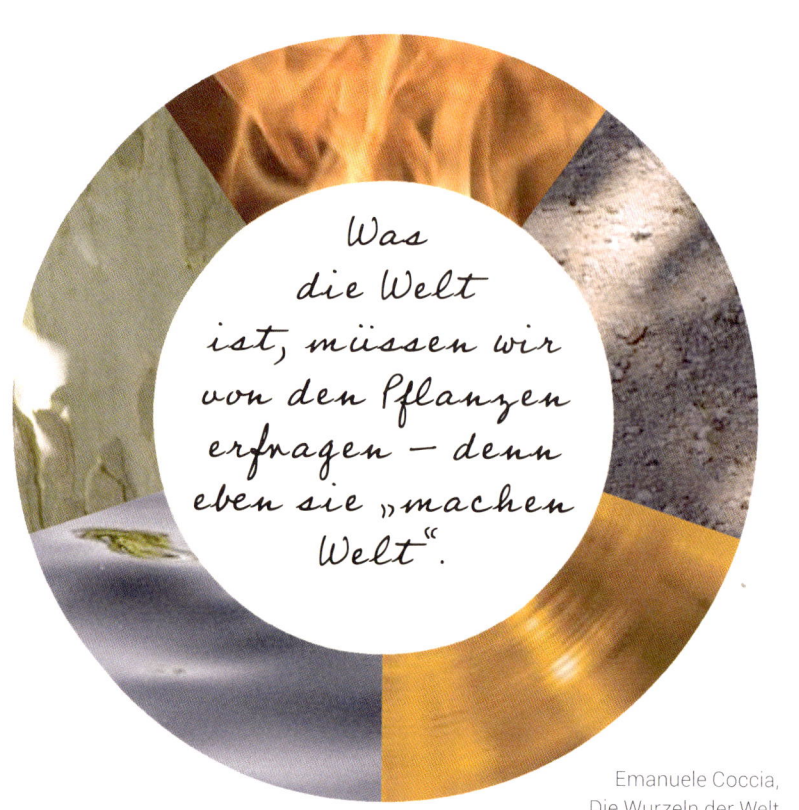

Was die Welt ist, müssen wir von den Pflanzen erfragen — denn eben sie „machen Welt".

Emanuele Coccia,
Die Wurzeln der Welt

Einklinken

Wenn ich nach einem langen, heißen Sommer im erfrischenden Herbstregen stehe und das feuchte Grün atme, fühle ich mich lebendig. Mittendrin. Ich spüre mich mit jeder einzelnen Faser meines Körpers. Wenn ich nach öden, grauen Wintermonaten den ersten Huflattich aus dem Boden spitzen sehe, freue ich mich unbändig darüber, dass es wieder losgeht: mit dem Wachsen, dem Blühen, dem Gedeihen. Wenn ich die Jahreszeiten spüre, bin ich Teil des Ganzen. Dieses Wunder, das Tag für Tag, Monat für Monat, Jahr für Jahr direkt vor meinen Augen passiert, ist pure Lebenskraft.

Unsere vier Jahreszeiten geben mir *Struktur*, ich muss keinen *Rhythmus* für mein Leben entwerfen, mir nichts ausdenken. Es ist bereits alles da und ich kann mich ihm anschließen. Ein Geschenk. Die Natur mit ihren Zyklen hat nichts von der Beliebigkeit des modernen Machbarkeitswahns.

ICH ATME EIN, ICH ATME AUS,
ICH BIN AKTIV, ICH ERNTE,
ICH ENTSPANNE, ICH REGENERIERE.

Ein wohltuender Rhythmus, der mir *Orientierung* gibt. Ein Rhythmus des Gebens und Nehmens. Ein ständiger Wechsel, der mich im Gleichgewicht hält. Ein Zuviel gibt es dabei nicht. Wenn ich mit den Rhythmen der Natur bewusst lebe, wird mir diese Balance geschenkt. Ich bekomme ein Gefühl für den richtigen Augenblick, erweitere meine Wahrnehmungsfähigkeit und gehe mit mir selbst auf Tuchfühlung. Es ist ein sehr persönlicher Akt, wenn die Natur und ich uns aufeinander einlassen.

Die Natur lehrt uns auch die Kunst der *Übergänge*. Der sanfte Wechsel von heiß nach kalt, von Sommer nach Winter findet in den gemäßigten Übergangszeiten des Frühlings und Herbstes statt. Es ist wie ein sanftes Wogen, harte Konturen gibt es nicht. Ein Zustand fließt in den anderen über. Jede der vier Phasen hat ihre eigenen Themen. Es ist der Zyklus des Werdens, Wachsens, Sinkens und Vergehens, der sich in den Jahreszeiten manifestiert. Das Faszinierende ist, dass ihr Prinzip allem Leben zugrunde liegt. Im Alltag beginnen wir ein Projekt, bringen es zur Reife, ernten die Früchte und schließen es ab. Wir werden geboren, wachsen heran, altern und sterben.

Ätherische Öle sind Teil dieses natürlichen Rhythmus. Das zyklische Prinzip wohnt ihnen als Naturprodukt inne. Integriere ich sie in mein Leben, klinke ich mich in den großen Rhythmus der Natur ein.

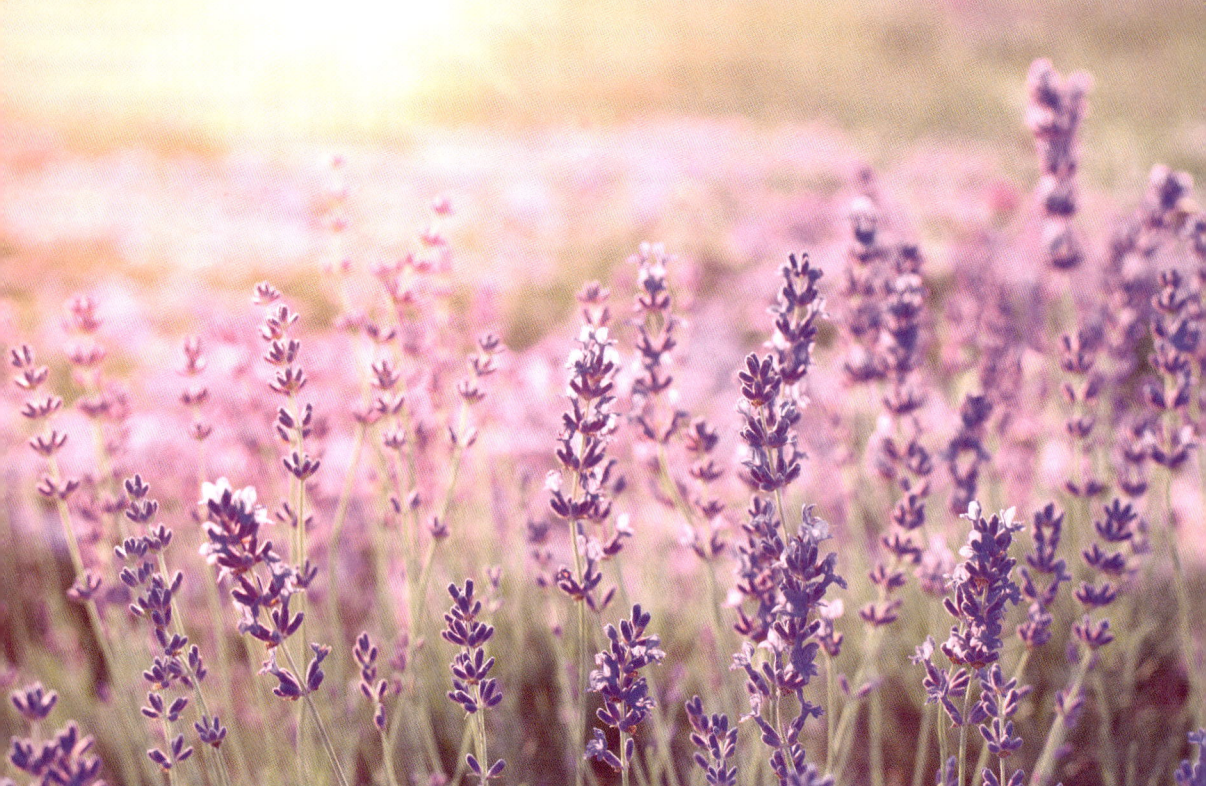

Liebe Leserin,

ich finde, dass unter den vielen Möglichkeiten, das eigene Wohlbefinden zu pflegen, die Verwendung von Naturdüften die sinnenfreudigste ist. Zumindest erlebe ich das seit vielen Jahren so.

Seit meiner ersten Weiterbildung vor langer Zeit ist die Welt ohne Düfte für mich nicht mehr denkbar. Ich freue mich auf jedes Seminar, jeden Kongress und jeden Austausch mit Fachkolleginnen, ganz gleich ob in München, Hamburg oder Grasse. Ich durfte seit Beginn so viel Wissen und Erfahrungen sammeln und Freude erfahren, dass Sie mit *Mein duftes Jahr* nun meinen sinnenfreudigen und praxisorientierten Ratgeber in Händen halten. Bei der Verwendung ätherischer Öle habe ich dieses Gefühl des *Einklinkens*, des Teilseins vom großen Ganzen. Immer stärker losgelöst von den Zyklen der Natur, geht uns modernen Menschen zunehmend das Gefühl für innere Rhythmen verloren. Alles ist jederzeit möglich, lautet die Devise, und das um jeden Preis. Von der Yogastunde bis zur Restauranttoilette macht es das aggressive Duftmarketing zunehmend schwerer, Herrin der eigenen Nase zu bleiben. Ich erfahre täglich, dass Naturaromen eine wunderbare Möglichkeit bieten, sich der eigenen inneren Rhythmen wieder bewusst zu werden, die sich schon immer an den natürlichen Zyklen der Jahreszeiten orientieren.

DER GERUCHSSINN IST DABEI EIN MÄCHTIGER VERBÜNDETER.

Als ältester menschlicher Sinn ist er an Erfahrungen und Emotionen gekoppelt und auf diese Weise wird er in der modernen Aromakunde auch genutzt. Will man sein Wohlbefinden fördern, seine Gesundheit pflegen und das Verständnis für die eigenen Bedürfnisse vertiefen, sind naturreine ätherische Öle und ihre sanften Schwestern, die Pflanzenwässer, eine Brücke zwischen innerer und äußerer Natur. Ein Weg, den eigenen Rhythmen auf die Spur zu kommen.

DIE ZWÖLF MONATE UND IHRE DÜFTE

Mein duftes Jahr nimmt Sie mit auf diese Reise und porträtiert in *zwölf Kapiteln zwölf Düfte* mit ihren Leitmotiven, Wirkweisen und Anwendungen. Es erzählt auch über die teils Jahrtausende alte Geschichte der Essenzen, neue wissenschaftliche Erkenntnisse und ganz persönliche Erfahrungen. Für jeden der zwölf Monate habe ich eine Pflanze ausgewählt, die das Monatsmotto als Leitmotiv in sich trägt. Eine monatliche Duft-Botschaft begleitet jedes Kapitel. Viele von uns haben eine Menge an ätherischen Ölen und Hydrolaten in den Regalen stehen. Ich fand die Idee spannend, mich zu beschränken und einige wenige Pflanzen mit ihren typischen Eigenschaften in ihrer ganzen Vielfalt darzustellen. Dabei habe ich eine Mischung aus Leitölen der Aromakunde wie Lavendel und Rosmarin und meinen ganz persönlichen Lieblingsölen wie Tulsi und Patchouli ausgewählt.

Ylang Ylang

MEHR ALS 200 TIPPS, REZEPTE UND ANWENDUNGEN

Vom Aufwachen am Morgen bis zum Schlafengehen am Abend finden Sie auf den folgenden Seiten rund 240 Rezepte und Anwendungsmöglichkeiten, bei denen es um Wohlbefinden, Linderung von Beschwerden und die aromatische Begleitung des Alltags geht. Meine duftende Schatzkiste enthält Rezepturen für Körper, Geist, Psyche und Raum: vom lindernden *Melisse-Zeder-Allergiespray* über *Entschleunigungs-Mischungen* für einen bewegten Alltag, ein *Ylang-Ylang-Haarparfum* für verführerische Stunden bis hin zu meinem *zentrierenden Meditationsparfum*. Große Freude bereitet mir auch die *Aromaküche*.

Sie finden eine Vielzahl an Tipps, wie Sie ätherische Öle und feine Pflanzenwässer für Ihre kulinarischen Genüsse nutzen können, und ich hoffe, Sie genießen meine duften Ideen für Salate, Steaks, Gemüsepfannen und Süßes genauso wie ich. Von meinem *Ylang- Ylang-Whiskey-Sour* für laue Sommernächte und dem delikaten *Traubensaft mit Zedernhydrolat* ganz zu schweigen. Die Rezepte selbst reichen von einfach bis komplex. Sie finden sowohl pure Anwendungen für Hydrolate und ätherische Öle als auch einfache Mischungen mit wenigen Zutaten sowie komplexere Rezepturen, für die Sie mehr als die zwölf portraitierten Öle benötigen. Es sind einige meiner All-Time-Lieblingsrezepte dabei und auch Neukreationen.

Melisse

ES LEBEN DIE SYNERGIEEFFEKTE!

In meiner Aroma-Praxis stellen meine KlientInnen und ich immer wieder fest, wie wohltuend sich die Synergieeffekte von Duft und körperlich-mentalen Techniken auf das allgemeine Wohlbefinden auswirken. Meine Asienreisen der vergangenen Jahrzehnte und meine Feng-Shui-Praxis bringen es mit sich, dass ich viele Praktiken wie Akupressur, Mudras, Meditationen und Raumreinigungsrituale der indischen und chinesischen Kultur in meine Duftarbeit integriere. Und so finden Sie in diesem Buch mein Rosmarin-Espresso-Armbad und eine stärkende

Fußmassagemischung ebenso wie Rezepturen, die Sie in Ihre spirituelle Praxis einbeziehen können, sei es mein schützendes Tulsi-Körperumfeldspray, ein Seelenparfum für Ihre Visionsreisen oder die verbindende Duftlampenmischung *Himmel & Erde*.

VIER JAHRESZEITEN

Neben den zwölf Monaten und ihren Düften beschreibe ich in *vier* Kapiteln die *Jahreszeiten* mit ihren Qualitäten, Themen und *ätherischen Ölen* in einem größeren Rahmen. Dort finden Sie die drei *Jahreszeitendüfte* im Überblick sowie dufte Alternativen und ihre Themen.

WAS SIE SCHON IMMER WISSEN WOLLTEN …

Da zu einem Buch über die weite Welt der Düfte auch ein paar Basics gehören, finden Sie am Anfang allgemeine Grundlagen, die Ihnen Orientierungshilfe und Sicherheit in der Anwendung geben: über die *Qualität*, *Haltbarkeit* und *Dosierung* ätherischer Öle, die Beschaffenheit und Besonderheit von Pflanzenwässern, über Trägersubstanzen für die sichere Anwendung und natürlich auch Einkaufshilfen für die duftenden Schätze. Diesen Teil können Sie ebenso zum Nachschlagen nutzen wie die Bezugsquellen und weiterführenden Lesetipps im Anhang.

Ich wünsche Ihnen, liebe/r Leser/in, dass Sie dieses Buch mit allen Sinnen entdecken und lustvolle Dufterfahrungen machen. Und dass Sie sich immer wieder in den großen Rhythmus einklinken.

Ihre

Gisela Leinberger

Was Sie schon immer wissen wollten: Fakten, Tipps und Tricks

ÄTHERISCHE ÖLE

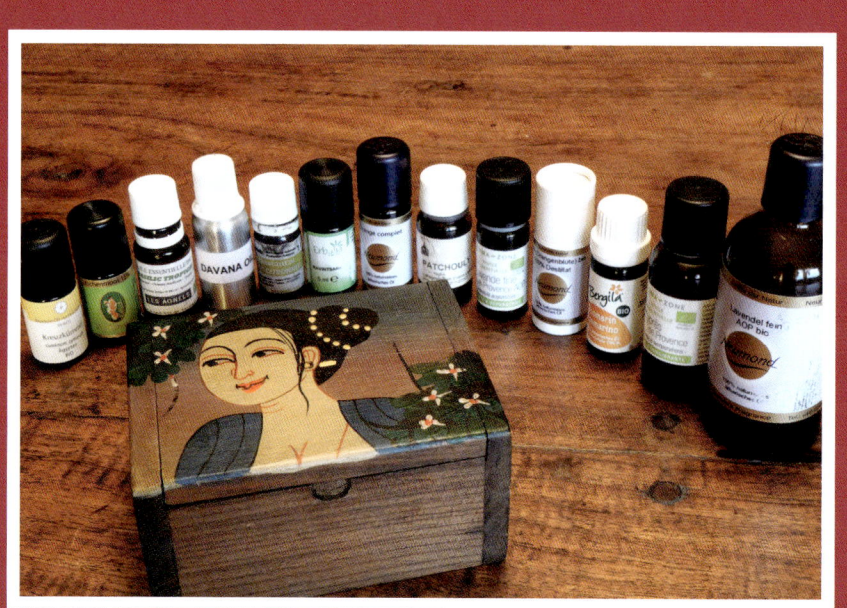

WAS SIND ÄTHERISCHE ÖLE UND WAS BEWIRKEN SIE

Ätherische Öle sind konzentrierte und hochwirksame Naturprodukte, die ganzheitlich auf Körper, Psyche und Seele wirken.

Die pflanzeneigenen Wirkstoffe sind für die Pflanze überlebensnotwendig und ermöglichen es ihr, sich in ihrer Umwelt zu behaupten, zu schützen und sich fortzupflanzen. Manche Pflanzen nutzen ihre Duftstoffe als Signalstoff zur Fortpflanzung, indem sie damit Bestäuber anlocken, oder sie setzen sie zur Abschreckung von Fressfeinden ein.

Mit ihrer *hauseigenen* Apotheke hält sich die Pflanze gesund, sie heilt Verletzungen (z. B. tritt Weihrauchharz aus, wenn die Rinde verletzt wurde) und schützt sich vor Krankheiten, die durch Viren, Pilze und Bakterien verursacht werden.

Ätherische Öle werden durch verschiedene Verfahren aus Pflanzen gewonnen.

⌀ Am häufigsten wird die **Destillation** verwendet.

⌀ **Kaltpressung**, auch *Expression* genannt, wird bei den Schalen von Zitrusfrüchten angewandt.

⌀ Die **Extraktion** wird mithilfe flüchtiger Lösungsmittel für Pflanzenmaterial eingesetzt, dessen Duftmoleküle für das Destillationsverfahren zu groß sind, dessen ätherische Öle dafür zu hitzeempfindlich sind oder weil der Ertrag zu gering ausfallen würde.

Bei der *Kohlendioxid-* oder *CO_2-Extraktion* werden die Duftmoleküle bei geringer Temperatur und unter hohem Druck aus der Pflanze gelöst.

Das Ergebnis des Extraktionsverfahrens sind *Absolues* (z. B. aus Jasmin, Champaca, Rose) und *Resinoide* (z. B. aus Weihrauch, Myrrhe, Benzoe).

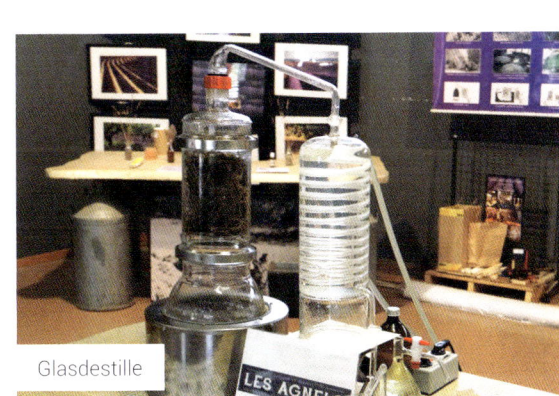

Glasdestille

INFOBOX

DESTILLATION ÄTHERISCHER ÖLE

Bei der Destillation wird das Pflanzenmaterial in Wasser (*Wasserdestillation*) oder in ein Sieb über dem Wasser (*Wasserdampfdestillation*) gegeben. Das Wasser wird erhitzt, dabei *entreißt* der aufsteigende Dampf der Pflanze die flüchtigen ätherischen Öle. Bei diesem Transformationsprozess verändern sich auch die nicht hitzebeständigen Moleküle. Beispielsweise entsteht aus dem ursprünglichen Matricin der Schafgarbe und der Deutschen Kamille (*Matricaria reticulata*) das stark entzündungshemmende blaue *Chamazulen*. Bei der Destillation von Rosenblüten wird auf demselben Weg das für Rosenöl charakteristische *Rosenoxid* gebildet. Das Gemisch aus Dampf und ätherischen Ölen wird über ein Kühlsystem in einen zweiten Behälter geleitet, in dem es kondensiert, d. h. abkühlt und sich wieder verflüssigt. Das Destillat ist nun fertig: Die meisten ätherischen Öle schwimmen auf dem Pflanzenwasser, auch Hydrolat genannt. Das Hydrolat enthält ebenfalls Spuren des ätherischen Öls: zwischen 0,05 und 1 %.

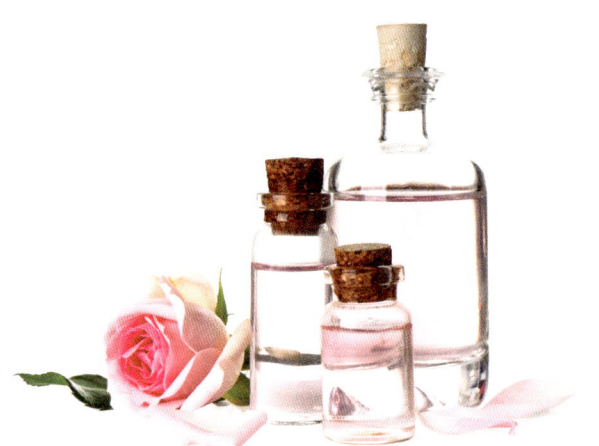

INFOBOX

PFLANZENTEILE FÜR DESTILLATION

Ätherische Öle werden je nach Pflanze aus verschiedenen Pflanzen-teilen wie Blüte, Rinde oder Wurzel gewonnen.

<u>Blüten</u>: Rose, Jasmin, Magnolie
<u>Samen</u>: Karotte, Koriander, Pfeffer
<u>Fruchtschalen</u>: alle Zitrusfrüchte
<u>Blätter</u>: Zitronenmyrte, Patchouli
<u>Gras</u>: Lemongras, Palmarosa
<u>Nadeln</u>: Kiefer, Fichte, Wacholder
<u>Gesamte Pflanze</u>: Pfefferminze, Basilikum, Lavendel
<u>Holz</u>: Zeder, Sandelholz, Rosenholz
<u>Rinde</u>: Cassia, Zimtrinde
<u>Harz</u>: Weihrauch, Myrrhe, Benzoe
<u>Wurzeln, Rhizome</u>: Vetiver, Angelikawurzel, Ingwer

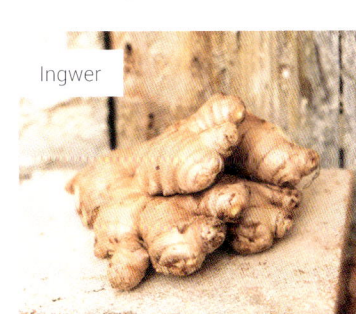
Ingwer

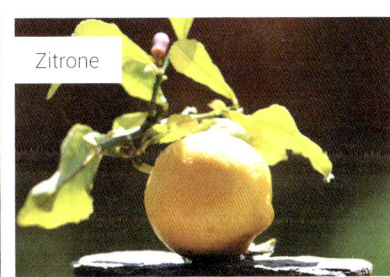
Zitrone

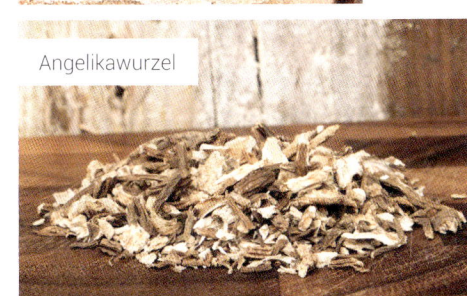
Angelikawurzel

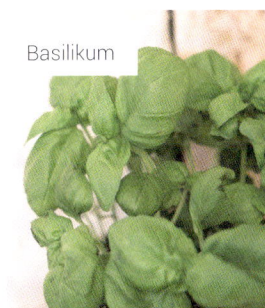
Basilikum

INFOBOX

JEDE MENGE PFLANZENMATERIAL

Für die Destillation ätherischer Öle werden je nach Pflanze unterschiedliche Mengen an Material benötigt. Das Ergebnis sind hochkonzentrierte Wirksubstanzen, bei denen oft schon 1 Tropfen in der Anwendung genügt.

Um 1 kg ätherisches Öl zu erhalten, benötigt man diese Mengen an Pflanzenmaterial:

  8 Millionen Jasminblüten
  4000 kg Rosenblütenblätter
  1000 kg Neroliblüten
  6 kg getrocknete Nelken-Blütenknospen
  50 kg Fenchelsamen
  2000 Grapefruits
  3 kg Vanilleschoten
  50 kg Lemongrass
  170 kg Cistrosenblätter und -zweige
  50 kg Zweige und Blätter von Eukalyptus globulus
  500 kg blühendes Immortellenkraut
  300 kg Latschenkiefer-Zweige
  70 kg Zypressenholz
  20 kg Sandelholz
  150 kg getrocknete Zimtrinde
  20 kg Myrrheharz
  50 kg Vetiverwurzel

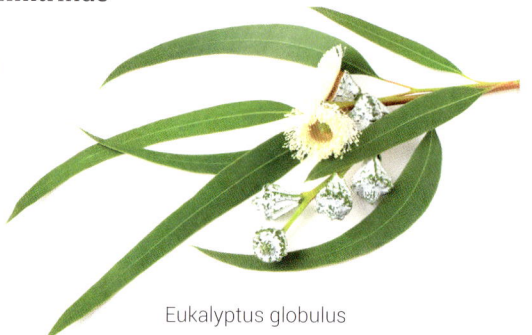

Eukalyptus globulus

INFOBOX

GANZHEITLICHE WIRKUNG

Ätherische Öle wirken ganzheitlich. Sie sprechen Körper, Psyche und Geist gleichermaßen an, bringen den menschlichen Organismus wieder ins Gleichgewicht, lindern Schmerzen, heilen Beschwerden und sorgen dafür, dass wir uns wohl in unserer Haut fühlen.

<u>Körper</u>: schmerzlindernd, entzündungshemmend, zellregenerativ, wundheilend, durchblutungsfördernd, hormonregulierend, antiseptisch, reinigend, hautpflegend, entkrampfend, schleimlösend, auswurffördernd, verdauungsregulierend, immunstimulierend, anti-bakteriell, anti-viral, anti-fungal etc.

<u>Psyche</u>: anregend, konzentrationsfördernd, tonisierend, entspannend, beruhigend, ausgleichend und stimmungsaufhellend, stressmindernd usw.

<u>Geist</u>: unterstützend in spirituellen Praktiken wie Meditation, Yoga und Gebet sowie bei Achtsamkeitspraktiken und Atemtechniken; reinigt Blockaden in den Chakren, den körpereigenen Energiezentren.

Ätherische Öle sind Vielstoffgemische mit bis zu 400 verschiedenen Einzelinhaltsstoffen wie bei der Rose. Die einzelnen Inhaltsstoffe und ihre Synergie untereinander stellen die pharmazeutische Wirkgrundlage dar, weshalb ihre Wirkung die Summe der einzelnen Inhaltsstoffe übersteigt. Die Duftforschung weiß mittlerweile, dass nicht immer der größte Anteil eines Einzelstoffs ausschlaggebend ist, sondern dass auch ein geringer Einzelwirkstoffanteil, sogenannte *Spurenstoffe*, starken Einfluss auf den menschlichen Organismus haben kann. Die chemischen Inhaltsstoffe sind für die Wirkung ätherischer Öle verantwortlich. Monoterpene, Aldehyde & Co. bestimmen, ob ein ätherisches Öl bei Infektionen hilft und belebt (*Monoterpene*), entkrampfend (*Ester*) und schleimlösend (*Oxide*) oder entgiftend (*Ketone*) wirkt. Ob es stimmungsaufhellende und anti-allergische (*Sesquiterpene*), anti-infektiöse (*Aldehyde*) oder blutverdünnende sowie blutdrucksenkende (*Cumarine*) Qualitäten besitzt, als natürliches Antibiotikum (*Phenole*) eingesetzt werden kann oder über stärkende und regenerierende (*Monoterpenole*) Eigenschaften verfügt.

Lavendel ist nicht gleich Lavendel

Das Öl ein und derselben Pflanze kann sowohl in seinem Duft als auch in seiner Wirkung variieren. Dabei verhält es sich wie bei gutem Wein. Faktoren wie Anbaugebiet, Bodenbeschaffenheit, Klima und Niederschlagsmenge bestimmen über Qualität und Inhaltsstoffe ätherischer Öle. Kultivierungsmethode, Erntezeit und -methode sowie Verarbeitungstechniken üben einen ebenso großen Einfluss auf das Endprodukt aus. Ein *Lavandula officinalis* aus der Provence unterscheidet sich in der Zusammensetzung seiner chemischen Inhaltsstoffe und duftet anders als ein *Lavandula offincinalis* aus Bulgarien oder Indien. **Die Pflanze ist ein lebendiger Organismus und als solcher Teil ihrer Umgebung.**

Bei manchen Pflanzen wirken sich die unterschiedlichen klimatischen und Standortbedingungen sowie der Erntezeitpunkt so stark aus, dass eine Spezies Varietäten entwickelt, sogenannte *Chemotypen*, kurz *CT*. Der Hauptinhaltsstoff eines ätherischen Öls bestimmt den jeweiligen Chemotyp. Durch ihn werden sowohl sein Duftcharakter als auch seine therapeutische Wirkung geprägt. Dies ist beispielsweise bei Rosmarin (siehe Seite 51) und Thymian der Fall.

Thymian/Thymian vulgaris

Thymian CT Linalool
milder, zitroniger, frischer Duft
Wirkung: haut- und schleimhautverträglich, beruhigend, ausgleichend, für Kinder geeignet

Thymian CT Geraniol
krautig und kräftiger Duft
Wirkung: wie *CT Linalool*, für Kinder geeignet

Thymian CT Carvacrol
scharfer und feuriger Duft
Wirkung: stark hautreizend, nicht für Kinder geeignet

Thymian CT Thymol
scharfer und stechender Duft
Wirkung: stark hautreizend, nicht für Kinder geeignet

NUR DAS BESTE: QUALITÄT ÄTHERISCHER ÖLE

Die beste Qualität ätherischer Öle ist diejenige, die als *100 % naturrein* oder *genuin* bezeichnet wird. Auf dem Etikett sollte das auch stehen. In Deutschland gilt der Begriff *naturrein* als rechtlich verbindlich und bedeutet so viel wie unverfälscht, dem Öl wurden keine Inhaltsstoffe zugegeben oder entzogen. Es handelt sich um ein *unverändertes Naturprodukt.*

∅ Kaufen Sie nach Möglichkeit ätherische Öle in Bio-Qualität, also **kbA zertifizierte Öle**. Ein zuverlässiges Siegel ist wichtig, denn die Bezeichnung *Bio* ist nicht geschützt. Sie tun damit Ihrer Gesundheit Gutes, da Sie sich nicht mit Giftstoffen belasten, gleichzeitig schonen Sie die Umwelt und unterstützen faire Arbeitsbedingungen und einen fairen Handel.

∅ Steht **natürlich** auf dem Etikett, ist nicht sichergestellt, ob nicht auch andere ätherische Öle beigemischt wurden.

∅ Die Bezeichnung **rein** ist irreführend, denn auch künstliche Substanzen können rein sein.

Einen großen Anteil auf dem Markt nehmen mittlerweile *synthetische* und *naturidentische* Öle, also Nachbildungen aus dem Labor, ein.

Sie sind preiswert und verfügen über keinerlei therapeutische Wirkung. Im Gegenteil findet die Duftforschung immer mehr Hinweise darauf, dass diese künstlichen Duftstoffe Allergien und Asthma begünstigen sowie die Abwehrkräfte und den Hormonhaushalt schwächen.

∅ Bei **naturidentischen Ölen** werden natürliche Duftmoleküle aus der Pflanzenwelt kopiert. Der Geruch dieser designten Laborprodukte ähnelt naturreinen Ölen, sie haben jedoch keinen therapeutischen Nutzen. Aus Kostengründen werden meist nur die Hauptbestandteile naturreiner Öle im Labor *nachgebaut*. So besteht ein naturidentisches Rosmarinöl aus etwa 11 Bestandteilen, während ein 100 % naturreines ätherisches Rosmarinöl über rund 150 Einzelinhaltsstoffe verfügt.

Kleinere Fraktionen oder noch unbekannte chemische Bestandteile werden außen vorgelassen, obwohl diese für Duft und Wirkung ebenso ausschlaggebend sind. Eine Synergie der einzelnen Inhaltsstoffe findet nicht statt.

ø Oft werden bei diesen Laborprodukten auch Moleküle entwickelt und kombiniert, die reine **Fantasieprodukte** sind und in der Natur nicht vorkommen. Dies kann man immer häufiger in Waschmitteln und Kosmetika, auf Restaurant-Toiletten und in Einkaufszentren riechen, wo es einem den Atem verschlägt. Auch in Deos, Duschgels und Shampoos finden diese gesundheitlich bedenklichen Labordüfte immer stärker Verwendung. Sie werden auch als *Aromaöl*, *Parfümöl* oder *Duftöl* verkauft.

ø Ätherische Öle, die dem **Standard des Deutschen Arzneibuchs (DAB)** entsprechen, werden zwar streng auf Reinheitskriterien wie Pestizidrückstände und Schwermetalle getestet, doch sie werden im Gegensatz zu *naturreinen ätherischen Ölen* weder nach Herkunft oder Anbauweise differenziert, da sie einer Standardisierung bestimmter Inhaltsstoff-Mengen unterliegen. Da ein *naturreines ätherisches Öl* ein Naturprodukt ist, unterscheidet es sich je nach Standort, Bodenbeschaffenheit, Erntezeit etc. in seiner chemischen Zusammensetzung. Bei arzneibuchkonformen Produkten wird das ätherische Öl manipuliert, d. h. es ist erlaubt,

dass unerwünschte Mengen eines Inhaltsstoffs entfernt oder erwünschte Inhaltsstoffe dazugegeben werden, bis der vorgeschriebene Standard erreicht ist. Derzeit sind im Deutschen Arzneibuch rund 30 standardisierte ätherische Öle gelistet.

ø **Gepanschte Öle** sind Verschnitte aus *natürlichen ätherischen Ölen* mit preiswerten Substanzen und/oder *synthetischen Ölen*.

Das kostbare Rosenöl wird beispielsweise oft mit Geranie und Zitronengras imitiert oder vermischt. Melissenöl, das in der Produktion sehr aufwendig und kostspielig ist, wird häufig mit Citronella gestreckt.

Gute ätherische Öle sind niemals billig. Naturreine ätherische Öle sind konzentrierte Pflanzenessenzen und haben ihren Preis. Für einen Tropfen Rosenöl werden 30 Rosen destilliert, die vorher per Hand geerntet wurden, für einen Tropfen Rosmarinöl benötigt man einen Korb des duftenden Krauts und für einen Tropfen Bergamottöl müssen die Schalen von rund 11 Früchten abgerieben werden. Der Preis eines ätherischen Öls richtet sich nach verschiedenen Faktoren wie Anbaugebiet und Anbauart, Herstellungsaufwand, Firma und kann zwischen 1 Euro pro Milliliter für günstige Zitrusschalenöle und mehr als 35 Euro pro Milliliter für kostbare Blütenöle variieren.

Bei dieser Menge an Einflussfaktoren entsteht Unsicherheit. Am besten kaufen Sie bei *Händlern Ihres Vertrauens*. Ich persönlich bevorzuge kleine Firmen, die häufig eine bessere Qualität anbieten und mehr auf Nachhaltigkeit und fairen Handel achten als große Öleanbieter. Eine Bezugsquellen-Liste finden Sie im Anhang. Es lohnt sich, bei verschiedenen Firmen zu bestellen, da jedes Unternehmen seine Spezialitäten hat. *Lassen Sie die Finger von Billigprodukten, die Sie auf Märkten, in Drogerien und Discountern finden.*

INFOBOX

GUTE ETIKETTEN

Je nachdem, ob ein ätherisches Öl als Kosmetikum, Bedarfs- oder Lebensmittel zugelassen ist, variiert die Deklarationspflicht auf dem Etikett. Um verlässlich hochwertige Qualität zu kaufen, sollten Sie auf diese Informationen auf dem Etikett achten:

<u>Name der Ursprungspflanze</u>: *Deutscher und botanischer (lateinischer) Name, ggf. auch Chemotyp (CT) wie Rosmarin CT verbenon oder Rosmarin CT 1,8 Cineol*

<u>Bezeichnung</u>: *100 % naturreines ätherisches Öl*

<u>Gewinnungsverfahren</u>: *Wasserdampfdestillation, Expression oder Extraktion*

<u>Pflanzenteil</u>, *aus dem das ätherische Öl gewonnen wurde: Blüte, Blatt, Wurzel etc.*

<u>Ursprungsland der Pflanze</u>: *das Anbaugebiet der Ursprungspflanze ist für die Qualität und deren Duftcharakter ausschlaggebend. Provenzalisches Lavendelöl duftet anders als bulgarisches. Duft und chemische Zusammensetzung differieren je nach Herkunftsgebiet.*

Auf der nächsten Seite geht's weiter.

Anbau der Pflanze: konventionell, kontrolliert biologisch-kbA, Wild-sammlung, demeter-zertifiziert. Demeter-zertifizierte Bio-Qualität und kbA bedeuten, dass auf synthetische Dünge- und Pflanzen-schutzmittel verzichtet wurde. Das ist vor allem für Körperanwen-dungen und bei allen Zitruschalenölen empfehlenswert.

Zertifizierung bzw. Kontrollstelle: Demeter, Natrue etc.

Verdünnungsverhältnis: bei zähflüssigen oder kostbaren Ölen wie Rose bulgarisch 5 % in Bio-Weingeist

Lösungsmittel: Angabe des Lösungsmittels bei Ölen, die durch Ex-traktion gewonnen wurden.

Füllmenge und Chargennummer

Verwendungsdauer nach dem Öffnen oder **Ablaufdatum**

Allgemeine Sicherheitshinweise: Nicht für Schwangere geeignet, Vor Kindern sicher aufbewahren.

Gefahrenstoffzeichen laut EU-Verordnung, je nach Öl unterschied-lich

Bei Zulassung des Öls als Kosmetikum: Inhaltsstoffe/INCI und Dosierungsempfehlung: z. B. X Tropfen in X ml Trägeröl

INFOBOX

QUALITÄT ÄTHERISCHER ÖLE UND GESETZLICHE VORGABEN

Nach dem Lebensmittelgesetz (LGM) dürfen nur nach LMG deklarierte ätherische Öle, Würzessenzen oder Ölmischungen für den öffentlichen Gebrauch in Cafés, Bars oder Restaurants verwendet werden. Dabei geht es um Haftung und rechtliche Absicherung im Kontrollfall. Das Unternehmen *Vegaroma*, ein Tochterunternehmen der ätherischen Ölfirma *primavera*, bietet beispielsweise speziell diese nach LGM deklarierten Öle an, ebenso wie *Baldini* von *Taoasis*. Für die private Küche kön-nen die ätherischen Öle aller seriösen Anbieter wie *Neumond*, *Feeling*, *Oshadi*, *Farfalla* usw. verwendet werden.

DER BOTANISCHE NAME ZÄHLT!

Wenn Sie ein Öl kaufen, auf dem nur **LAVENDEL** steht, gibt dies keinen Aufschluss darüber, um welche **Lavendelart** es sich handelt.

Ist es ein **Lavendel fein**/*Lavandula angustifolia*, ein **Speiklavendel**/*Lavandula spica* oder gar ein **Lavandin**/*Lavandula hybrida*? Die verschiedenen Arten unterscheiden sich in ihrer chemischen Zusammensetzung und damit auch in ihrer Wirkung und Anwendung.

Unterschiedliche ätherische Öle können durchaus von ein und derselben Pflanze stammen, jedoch aus einem anderen Pflanzenteil destilliert sein. Das Resultat unterscheidet sich nicht nur in Duft, Wirkung und Anwendung, sondern auch in seiner Haltbarkeit.

Aus der **BITTERORANGE**/*Citrus aurantium ssp. amara* werden beispielsweise drei verschiedene Öle hergestellt:

- **Bitterorangenöl**/*Citrus aurantium ssp. amara* wird aus der Schale gepresst.
- **Nerol**/*Citrus aurantium ssp. amara flos* wird aus den Blüten der Bitterorange destilliert.
- **Petitgrain**/*Citrus aurantium ssp amara fol* wird aus den Blättern, Zweigen und unreifen Früchten destilliert.

Die Angabe des botanischen Namens verhindert Verwechslungen.

Das günstige, zitronig duftende **CITRONELLAÖL**/*Cymbopogon nardus* wird oft als **Melissenöl** oder **indische Melisse**/*Melissa indicum* angeboten. Auch wenn es entfernt nach Melisse duftet, hat es weder die Duft- noch die Wirkeigenschaften des kostbaren echten **Melissenöls**/*Melissa officinalis*.

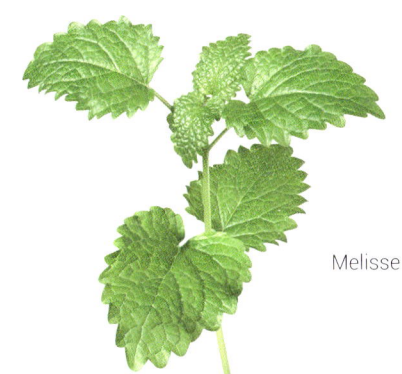

Bitterorangenblüten

Melisse

Was Sie schon immer wissen wollten: Fakten, Tipps und Tricks

PFLANZEN WÄSSER

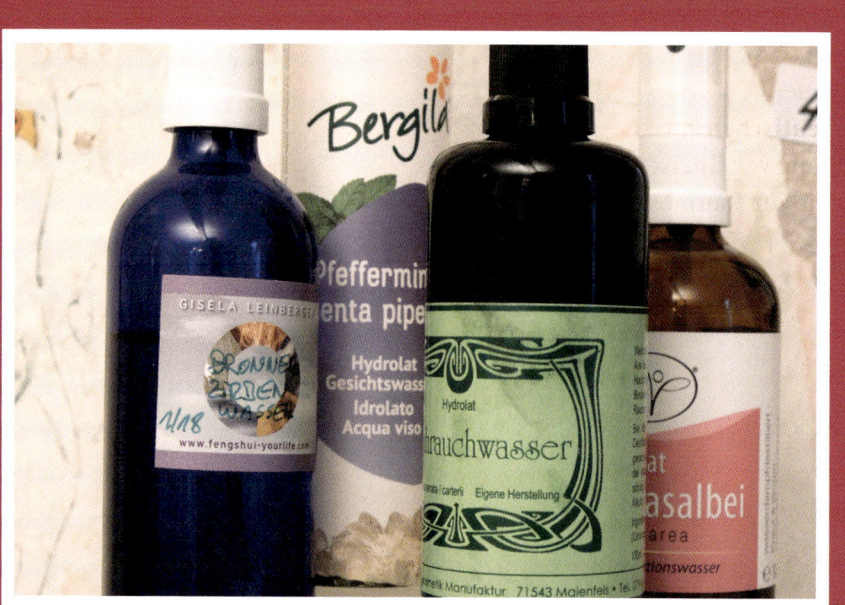

PFLANZENWÄSSER, DIE SANFTE KRAFT

Pflanzenwässer, auch Hydrolate genannt, entstehen wie die meisten ätherischen Öle bei der Destillation von Pflanzen und haben eine ähnliche, wenngleich viel sanftere Wirkung wie ätherische Öle.

Sie enthalten meist nur Spuren des ätherischen Pflanzenöls (0,05–1 %), weitere wasserlösliche Inhaltsstoffe sowie solche, die erst durch die Destillation entstehen.

Hydrolate entfalten ihre sanften Wirkkräfte, ohne die Haut zu reizen.

Reine Hydrolate ohne Zusätze oder Konservierungsstoffe eignen sich zur **kosmetischen Anwendung**, zu **therapeutischen Zwecken**, bei der Zubereitung von **Speisen und Getränken** sowie zur **Raumbeduftung**.

Sie können sowohl bei Kleinkindern als auch bei sensiblen und alten Menschen angewandt werden.

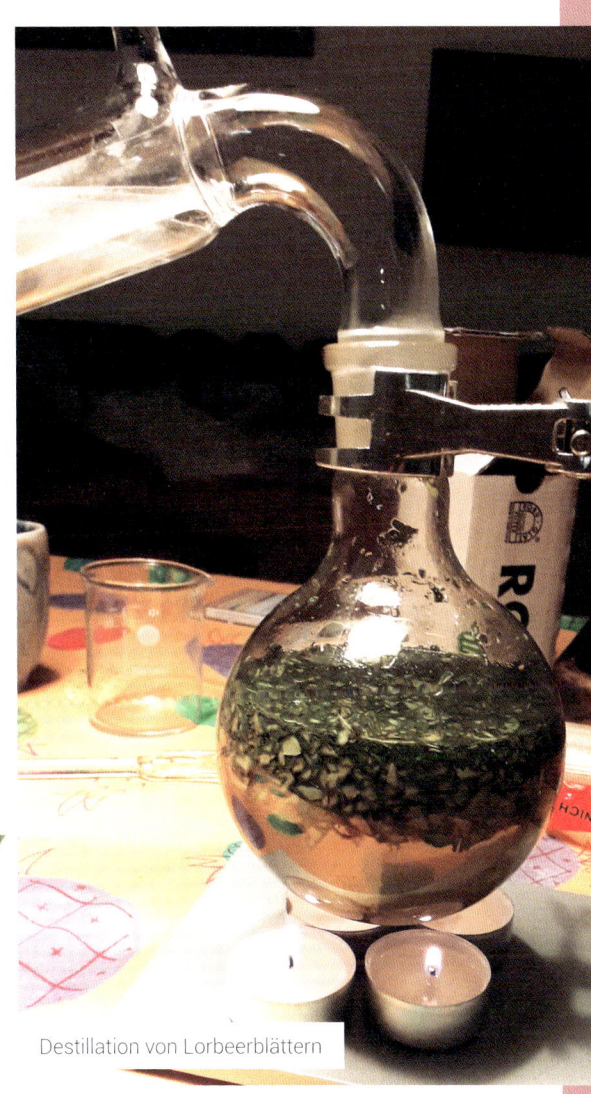
Destillation von Lorbeerblättern

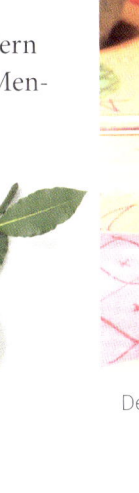
Lorbeerblätter

QUALITÄT, LAGERUNG UND HALTBARKEIT

⌀ Pflanzenwässer sind generell kürzer haltbar als ätherische Öle.

⌀ Pflanzenwässer sind sehr empfindlich und reagieren noch sensibler auf Licht und Luft als ätherische Öle.

Wenn sich in der Flasche zu viel Luft befindet, verkürzt dies die Lebenszeit des Hydrolats ebenfalls.

⌀ Lagern Sie sie kühl, lichtgeschützt und trocken bei gleichbleibender Temperatur. Dies kann im Keller oder bei geringster Kühlleistung im Kühlschrank sein. Kühle und lichtgeschützte Lagerung verlängert ihre Haltbarkeit.

⌀ Benutzen Sie 100 % reine Hydrolate in Bio-Qualität oder aus Wildsammlung.

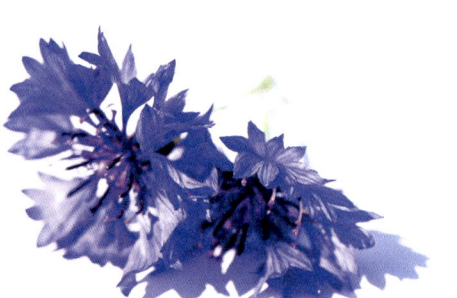

Kornblume

⌀ Hydrolate ohne Konservierungsstoffe wie Alkohol haben nur eine kurze Lebensdauer von einem halben bis höchstens 2 Jahren. Bei unsachgemäßer Handhabung und Lagerung verkeimen Hydrolate schneller.

Am ehesten verhindern Sie eine schnelle Verkeimung, wenn Sie die Flasche sofort nach dem Kauf mit einem Sprühaufsatz versehen, damit das Hydrolat möglichst selten mit Sauerstoff und Keimen in Kontakt kommt.

⌀ Ob ein Hydrolat verkeimt ist, erkennen Sie entweder an seinem veränderten Duft oder wenn sich Schlieren oder Trübungen darin gebildet haben, die auf Verkeimung oder Pilzbefall hindeuten.

Bakterien zerstören die aromatischen Bestandteile und das Hydrolat riecht entweder gar nicht mehr oder entwickelt einen essigartigen Geruch. Andererseits können weiße Fasern auch daher rühren, dass das Hydrolat nach der Produktion durch einen Kaffeefilter filtriert wurde. In diesem Fall ist das Pflanzenwasser nicht verdorben.

⌀ Entsorgen Sie verdorbene Pflanzenwässer.

◊ Hydrolate werden zu Konservierungszwecken häufig mit 12–15 % Weingeist (*Ethanol*) versetzt, um ihre Haltbarkeitsdauer zu verlängern. Diese Pflanzenwässer können Sie als Raumduft und bei geschlossenen Verletzungen wie Verstauchungen oder Prellungen anwenden sowie zur Hautpflege vor allem bei fettiger und unreiner Haut. Trockene, sensible und reife Haut können diese Hydrolate austrocknen.

◊ Reine Hydrolate ohne Alkoholzusatz können Sie ohne Bedenken pur auf die Haut auftragen. Sie eignen sich vor allem bei sensibler, trockener und reifer Haut. Vor allem Rosenblüten-, Kornblumen- und Kamillehydrolat ist für gereizte, trockene Augen eine kühlende Wohltat. Auch Bindehautentzündung der Augen lässt sich damit gut behandeln.

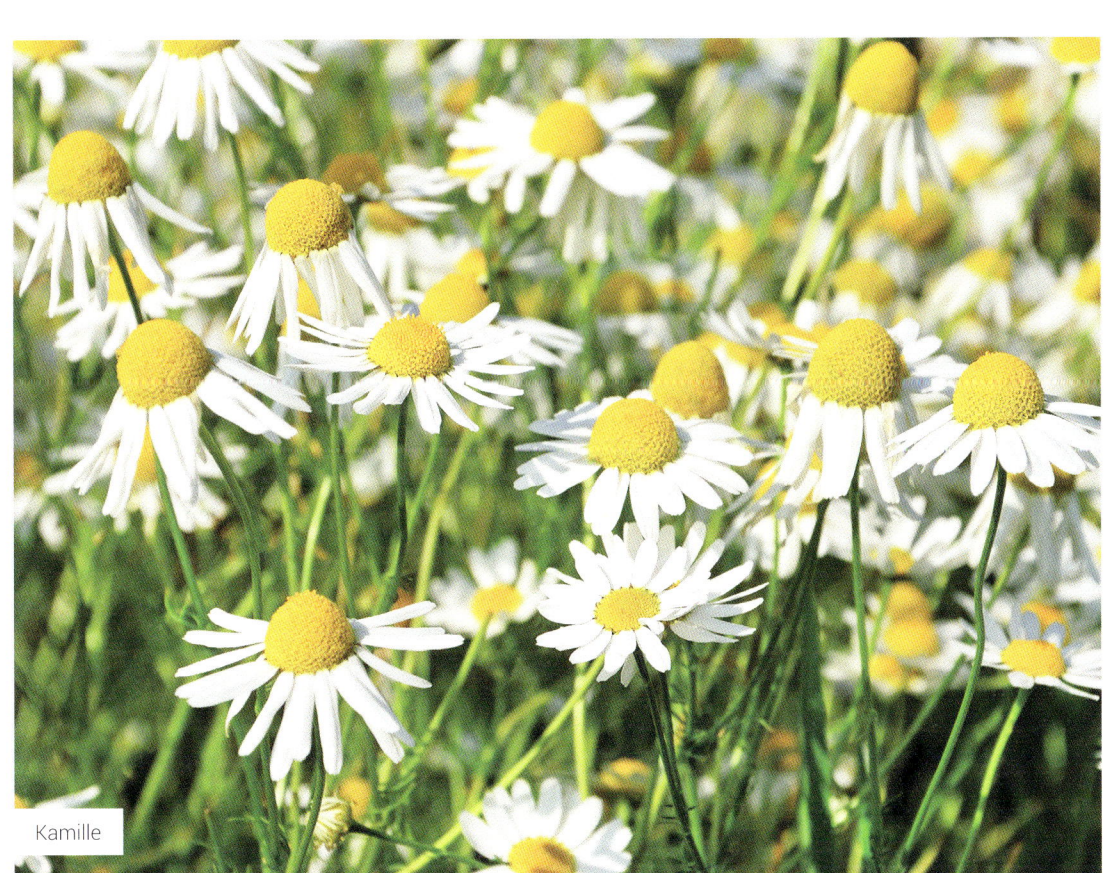

Kamille

Was Sie schon immer wissen wollten:
Fakten, Tipps und Tricks

TRÄGER SUBSTANZEN

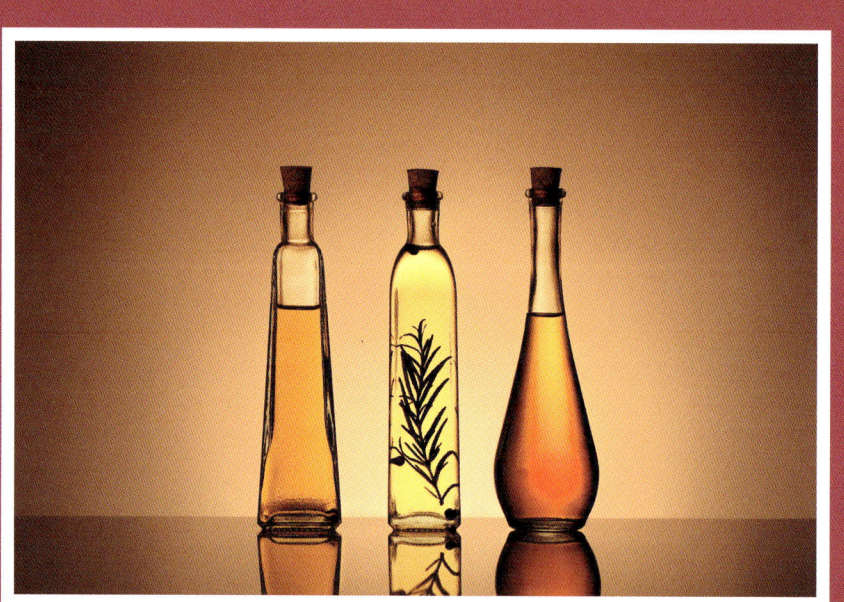

WARUM BRAUCHEN ÄTHERISCHE ÖLE TRÄGER-SUBSTANZEN – UND WELCHE?

Pflanzliche Basisöle wie Mandel- oder Jojobaöl sind ein Mittel, um ätherische Öle zu verdünnen. Sie werden aus Samen und Früchten gewonnen oder durch Mazeration, bei der ein Heilkraut in einem Pflanzenöl ausgezogen wird. Basisöle haben neben gesättigten und ungesättigten Fettsäuren, Vitaminen etc. ein breites Spektrum an Wirkstoffen.

DIE DOSIS BESTIMMT DIE WIRKUNG

Ätherische Öle als hochkonzentrierte und hochwirksame Essenzen müssen auf eine *physiologische* Konzentration von 0,5–3 % verdünnt werden. Dabei wird die Wirkung des kostbaren Öls nicht abgeschwächt, im Gegenteil, die Moleküle entfalten sich in ihrer ganzen Duft-Schönheit und der Körper kann sie nebenwirkungsfrei aufnehmen und von der therapeutischen Wirkung profitieren. Die Dosis bestimmt also die Wirkung.

Fette Pflanzenöle eignen sich zudem bestens für eine nachhaltige Pflege und unterstützen die Aufnahme ätherischer Öle über die Haut. Auch andere flüssige und trockene Trägersubstanzen wie Hydrolate, Alkohol oder Zucker bilden eine gute Basis für duftende Anwendungen. Trägersubstanzen fungieren auch als Emulgator, da ätherische Öle als flüchtige Stoffe nicht wasserlöslich sind.

GEEIGNETE TRÄGERÖLE

Pflanzlichen Öle in Bio-Qualität, die nativ, sprich kalt gepresst wurden, sind als Trägersubstanzen für ätherische Öl-Mischungen die beste Wahl. Sie haben pflegende und regenerierende Eigenschaften, weil sie zahlreiche Vitamine und Begleitstoffe enthalten, und werden meist aus Nüssen, Samen und Früchten gewonnen. Diese Öle wirken innerlich wie äußerlich, indem sie Nervensystem, Herz und Kreislauf unterstützen, regenerierend auf Haut und Schleimhaut wirken, Juckreiz und Entzündungen mildern, die Haut geschmeidig halten, Alterungsprozesse verlangsamen, um nur einige der Wirkungen zu nennen.

Vor allem bei Hautproblemen können die Wirkstoffe in Arganöl, Granatapfelsamenöl & Co. ihre Wirkkraft entfalten. Pflanzliche Öle ziehen in die Haut ein, werden vom menschlichen Organismus verstoffwechselt und wieder ausgeschieden.

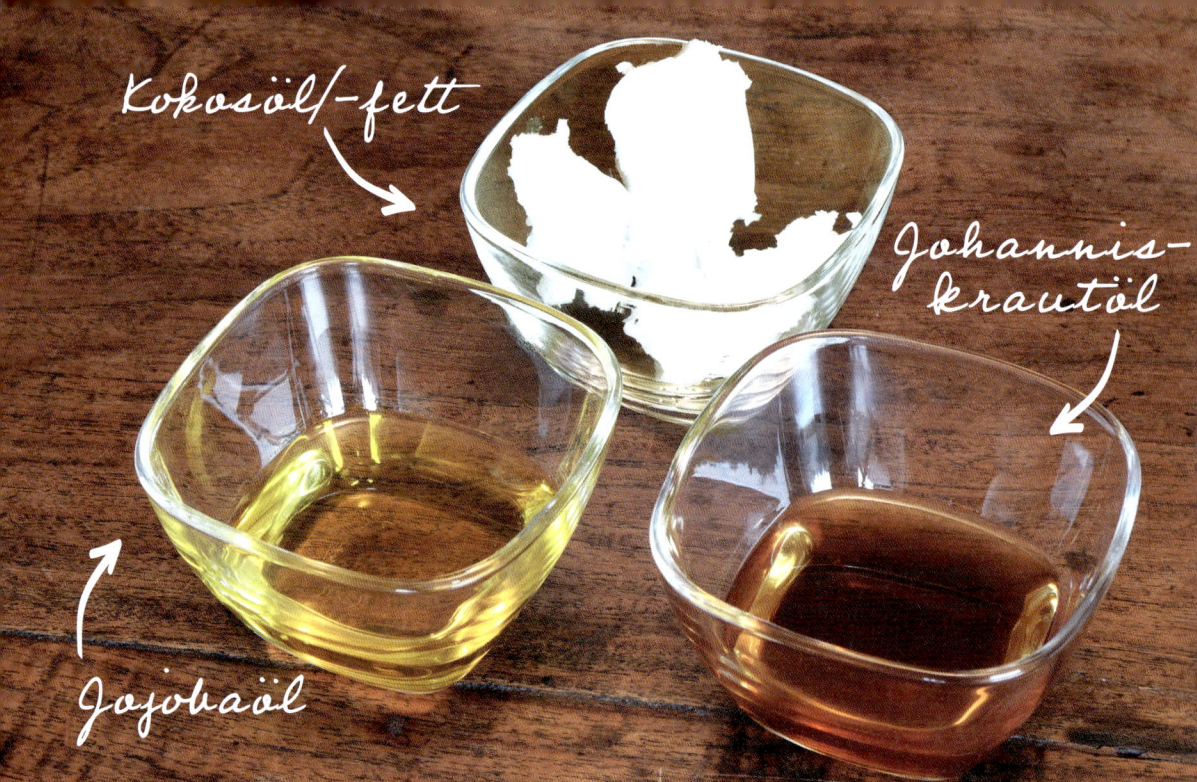

Kokosöl/-fett

Johannis-krautöl

Jojobaöl

EINE AUSWAHL AN TRÄGERÖLEN

Im Prinzip können Sie jedes qualitativ hochwertige, kalt gepresste **Olivenöl** (*Olea europaea*) als Basis für viele Anwendungen benutzen – mit Ausnahme bei Neurodermitis. Es pflegt Haut, Haar und Nägel und spendet viel Feuchtigkeit. Wenn Sie Anwendungen für die Psyche mischen oder Wert darauf legen, auch den Duft ätherischer Öle in Ihren Mischungen zu genießen, ist der intensive Eigenduft eines guten nativen Olivenöls jedoch zu dominant. In dem Fall können Sie zu folgenden Basisölen greifen:

Jojobaöl (*Simmondsia chinensis*), eigentlich ein flüssiges Wachs, bietet jedem Hauttyp Tiefenwirkung und Barriereschutz. Vor allem trockene, reife, raue und aufgesprungene Haut profitiert von seinem hervorragenden Feuchtigkeitsschutz, denn es reguliert den Feuchtigkeitshaushalt und stabilisiert den Feuchtigkeitsmantel. Das Resultat ist eine glatte und geschmeidige Haut. Jojobaöl verfügt über entzündungshemmende und wundheilende Eigenschaften, lindert Sonnenbrand, reduziert Fältchen und ist das Mittel der Wahl bei juckender Haut, Neurodermitis und Haarausfall. Ein paar Tropfen ins Haar massiert, verleiht ihm neuen Glanz, eine schuppige Kopfhaut wird wieder weich. Als Hautreiniger und Make-up-Entferner hinterlässt Jojobaöl ein angenehmes Hautgefühl und spendet Feuchtigkeit. Die Anwendung sollte nur äußerlich stattfinden, da das Wachs nicht verstoffwechselt werden kann. Da Jojobaöl über einen sehr geringen Eigenduft und lange **Haltbarkeit (2–3 Jahre)** verfügt, ist es ein sehr beliebtes Öl.

Mandelöl (*Prunus dulcis*) hat ein ähnliches Wirkungsspektrum wie Jojobaöl und verleiht der Haut mit seinen hautpflegenden und feuchtigkeitsbewahrenden Eigenschaften weiche Geschmeidigkeit. Es ist für alle Hauttypen und vor allem für sensible Haut geeignet. Weil es langsam einzieht, ist es ein beliebtes Massageöl, beruhigt gereizte Haut und schützt trockene, irritierte Haut. Es ist wie Oliven- und Sonnenblumenöl für die Hautpflege von Babys und Kleinkindern gut geeignet, vor allem bei Windelausschlag und Milchschorf. Als Make-up-Entferner hinterlässt es eine weiche und geschmeidige Haut. Es sollte schnell verbraucht werden, da es schnell ranzig wird und seine **Haltbarkeit mit 1 Jahr** recht kurz ist.

Kokosöl/-fett (*Cocos nucifera*) ist mit seinem feinen Kokosduft Genuss pur. Ein echtes Wohlfühlöl, das gleichermaßen in der Körperpflege und in der Küche angewandt werden kann. Kokosöl passt für alle Haut- und Haartypen, trockenes Haar & Haut pflegt es besonders gut.

Benutzen Sie rohes, unraffiniertes und ungebleichtes Kokosöl mit seinem unvergleichlichen Aroma. Es schmilzt bei Körpertemperatur und zieht schnell und tief in die Haut ein. Kokosöl nährt, schützt sie vor Feuchtigkeitsverlust und ist dabei trotzdem leicht.

Es ist eine wahre Wohltat, denn es kühlt und beruhigt *hitzige* Hauterkrankungen, Sonnenbrand und Neurodermitis ebenso wie rötliche, irritierte und warme Haut.

Es macht aufgesprungene Lippen wieder weich und pflegt rissige Hände und Füße. Aufgrund seiner entzündungshemmenden Eigenschaften hilft es, Wunden und Hautausschläge zu heilen, und lindert das Brennen nach der Rasur.

Nutzen Sie es auch als natürlichen Make-up-Entferner und in der Mund- und Zahnpflege (siehe Infobox *Ölziehen mit Kokosöl und Sesamöl*).

Als Haarpflegemittel verleiht es dem Haar Geschmeidigkeit und

Glanz, hilft bei Schuppen und wirkt entschlackend auf die Kopfhaut. Und es wird als natürlicher Zeckenschutz empfohlen. Bei 24 Grad Raumtemperatur schmilzt Kokosöl und verfestigt sich wieder bei kühleren Temperaturen. **Seine Haltbarkeit beträgt etwa 2 Jahre.**

Sesamöl (*Sesamum indicum*) ist ein wärmendes, durchblutungsförderndes Öl, das Stoffwechselvorgänge fördert und vor Hautalterung schützt. Seine schützenden und hautverjüngenden Eigenschaften helfen, den Feuchtigkeitshaushalt vor allem der trockenen Haut zu regulieren. Juckende, brennenden und entzündete Haut wird beruhigt. Das tief in die Haut eindringende Öl unterstützt die Zellreparation, verbessert die Durchblutung und verleiht der Haut wieder frischen Glanz. Bei Sonneneinstrahlung schützt Sesamöl die Haut vor freien Radikalen.

Im Ayurveda nimmt das stärkende Sesamöl in Massagen einen hohen Stellenwert ein, um Entgiftungsprozesse des Körpers zu unterstützen. Seine beruhigenden und wärmenden Eigenschaften vermindern zudem Stress und fördern guten Schlaf. **Haltbarkeit ca. 1 Jahr.**

Aprikosenkernöl (*Prunus armeniaca*) ist ein leichtes, kalt gepresstes Öl, das den Feuchtigkeitshaushalt der Haut ausgleicht. Es hinterlässt auf der Haut keine öligen Rückstände, zieht schnell ein und ist daher ein beliebter Zusatz für Massageölmischungen und Nachtcremes. Vor allem trockene, juckende und reife Haut profitiert von seinen pflegenden Eigenschaften. Es verleiht der Haut wieder Elastizität und glättet Fältchen. Es beruhigt empfindliche Haut und ist ein gutes Babypflegeöl. In die feuchte Gesichtshaut eingearbeitet, nimmt es unangenehmes Ziehen. *Fliegende* Haare und Haarspliss können mit Aprikosenkernöl effektiv behandelt werden, wenn man einige Tropfen in das feuchte Haar massiert und es an der Luft trocknen lässt. **Haltbarkeit ca. 1 Jahr.**

Aprikosenkerne

Arganöl (*Argania spinosa*) ist ein echter Allrounder in Sachen Feuchtigkeitspflege. Es bietet einen starken Schutz gegen Umwelteinflüsse wie Wind und Sonneneinstrahlung, verhindert vorzeitige Hautalterung, kräftigt das Bindegewebe, stärkt das Immunsystem der Haut

Arganfrüchte

und lindert Juckreiz und Entzündungen. Tagsüber bildet es eine gute, nicht ölige Make-up-Grundlage, als Nachtpflege fördert es die Hautregeneration und macht spröde, rissige Lippen wieder kusszart. Hände und Fingernägel profitieren von seinen pflegenden Eigenschaften ebenso wie glanzloses, trockenes Haar. **Haltbarkeit ca. 1 Jahr.**

INFOBOX

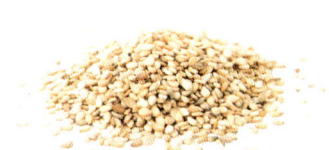

Sesamsamen

ÖLZIEHEN MIT KOKOSÖL UND SESAMÖL

Ölziehen wirkt auf den gesamten Körper entgiftend und stärkend. Im Mund reduziert es Bakterien und Infektionen, verringert Zahnbeläge, beugt Zahnfäule vor und sorgt für einen guten Atem. Bevor Sie die Anwendung beginnen, nehmen Sie Prothesen heraus.

Der beste Zeitpunkt zum Ölziehen ist morgens auf nüchternem Magen. Trinken Sie vor dem Ölziehen nichts, auch kein Wasser. Nehmen Sie einen Esslöffel Bio-Sesamöl oder Bio-Kokosöl in den Mund.

Spülen Sie das Öl für 15 bis 20 Minuten im Mund hin und her. Bleiben Sie dabei entspannt und unverkrampft. Halten Sie das Öl in Bewegung und ziehen Sie es schlürfend und saugend durch Ihre Zähne. Zwischendurch können Sie immer wieder eine Pause einlegen, in der sich das Öl im Mund verteilen und einwirken kann. Legen Sie Ihren Kopf nicht zum Gurgeln in den Nacken und schlucken Sie das Öl nicht!

Gegen Ende der Anwendung wird die Öl-Speichel-Mischung in Ihrem Mund immer dünnflüssiger und färbt sich weiß. Jetzt können Sie es in ein Papiertaschentuch ausspucken und in den Müll werfen. Anschließend spülen Sie Ihren Mund mehrmals mit warmem Wasser aus und spucken die Flüssigkeit immer wieder aus. Putzen Sie abschließend Ihre Zähne.

ÖLE MIT STARKER WIRKKRAFT

Calophyllumöl (*Calophyllum inophyllum*) ist ein Öl mit starker Wirkkraft, wenn es um Krampfadern, Narbenpflege, Herpes Zoster, entzündliche Hauterkrankungen, Akne und schlecht heilende Wunden geht. Seine stark schmerzstillenden Eigenschaften entfalten sich besonders gut in Kombination mit Johanniskrautöl. Nehmen Sie als Mischverhältnis 20 % Calophyllumöl und 80 % eines anderen Basisöls oder Mazerats. **Haltbarkeit ca. 2 Jahre.**

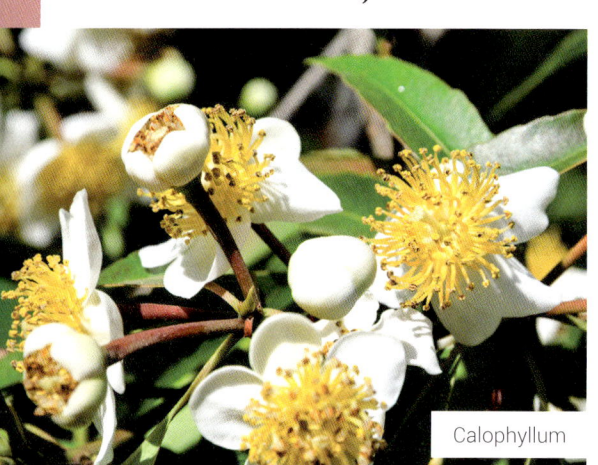

Calophyllum

Hagebuttenkernöl (*Rosa rubiginosa*), auch *Wildrosenöl* genannt, ist als stark hautregenerierendes und entzündungshemmendes Öl gut für die Narbenpflege geeignet. Augenfältchen, Couperose, Altersflecken, Schwangerschaftsstreifen, Besenreiser und Schuppenflechte profitieren von seinen zell- und geweberegenerierenden Eigenschaften. Bei Akne und Pickel gleicht es den Ölhaushalt der Haut aus, bei großporiger Haut schafft es ein feines Hautbild. Trockene und juckende Haut beruhigt es. Es reicht bereits eine 10 %-Verdünnung mit einem anderen Pflanzenöl, um seine Wirkung voll zu entfalten. Lassen Sie sich nicht von der Bezeichnung *Wildrosenöl* irritieren, es duftet nicht nach Rose und hat nichts mit ätherischem Rosenöl zu tun! **Haltbarkeit ca. 9 Monate.**

Weizenkeimöl (*Triticum aestivum*) mit seinem hohen Vitamin-E-Gehalt ist nicht nur ein gesundes Nahrungsergänzungsmittel, sondern auch ein hervorragendes Öl zur Stärkung des Bindegewebes und gegen die Alterung der Haut. Zur Narbenpflege ist dieses zähe, orange-rötliche Öl mit seinem grasig-nussigen Duft ebenso geeignet wie bei Akne, Ekzemen oder Psoriasis. Mischen Sie einen Teil Weizenkeimöl mit neun Teilen eines anderen Pflanzenöls oder einer Pflanzenölmischung. **Haltbarkeit ca. 1 Jahr.**

Sanddornfrüchte

Sanddornfruchtfleischöl (*Hippophae rhamnoides*) ist ein stark gegen Umwelteinflüsse schützendes Öl und regeneriert Hautschädigungen, deren Ursachen Sonneneinstrahlung, Strahlentherapie oder Verbrennungen sind. Es lindert Schmerzen bei Ekzemen und Entzündungen und heilt überbeanspruchte Schleimhaut (Mund- und Vaginalschleimhaut). Es beugt vorzeitiger Hautalterung vor und pflegt trockene und irritierte Haut. Da es stark abfärbt, sollte es auf der Haut verdünnt angewandt werden. 5 Tropfen auf 50 ml sind bereits ausreichend. Seine immunstärkende Kraft können Sie auch innerlich nutzen, wenn Sie einige Tropfen Ihrem Orangensaft oder Frühstücksjoghurt beigeben. **Haltbarkeit ca. 1 Jahr.**

Granatapfelsamenöl (*Punica granatum*) wirkt stark wundheilend, zellaktivierend, pflegend und entzündungshemmend. Es stärkt das Immunsystem und reguliert den Hormonhaushalt. In der Hautpflege lindert es zahlreiche Hautprobleme und sollte in keiner *Anti-Aging*-Mischung fehlen. Es sorgt für gute Vernarbung von Wunden, hilft bei trockener Intimschleimhaut und aktiviert die Barrierefunktion der Haut. Seine wunderbar stärkende und ausgleichende Wirkung entfaltet es bereits in 10 %iger Verdünnung mit anderen Pflanzenölen. Es kann auch innerlich eingenommen werden. **Haltbarkeit ca. 6–9 Monate.**

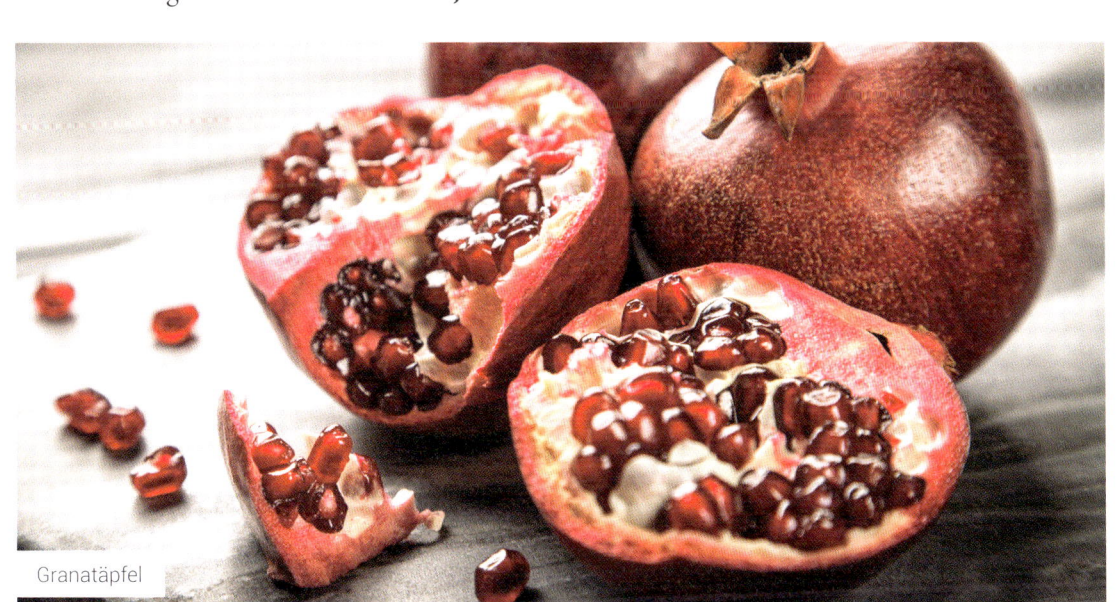

Granatäpfel

MAZERATE

Zwei Mazerate sollten in keinem Haushalt fehlen: **Johanniskraut** und **Ringelblume**. Bei dieser Technik handelt es sich um ein traditionelles Auszugsverfahren, bei dem die Pflanzen ihre Heilkräfte an ein fettes Basisöl wie Olivenöl abgeben.

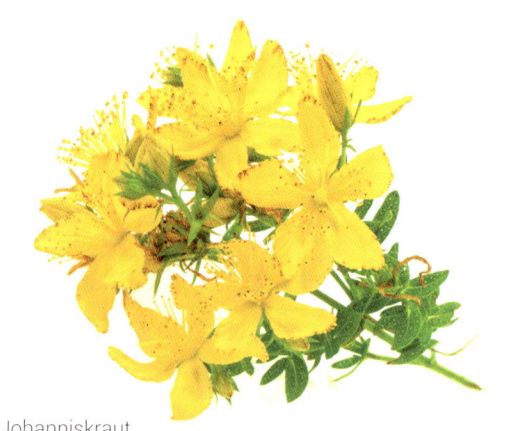

Johanniskraut

Für **Johanniskrautöl** (*Hypericum perforatum*) werden die Blüten des Johanniskrauts in Olivenöl ausgezogen. ø Es ist ein gutes **Schmerzöl**, das bei Muskel- und Gelenkschmerzen stark entspannt und die **Durchblutung fördert** sowie bei rheumatischen Beschwerden stark schmerzlindernd wirkt.

ø Es beruhigt **Nervenschmerzen**, entzündete Gelenke und reduziert Entzündungen bei kleineren Verbrühungen, Schnitten und Hautabschürfungen.

ø In der **Hautpflege** wird dieses Mazerat wegen seiner wundheilenden, beruhigenden und **pflegenden Eigenschaften** auch bei trockener, irritierter Haut, schmerzender, entzündeter und ekzematischer Psoriasis ebenso geschätzt wie bei Sonnenbrand und Juckreiz.

ø In **Massageölmischungen** entfaltet sich seine beruhigende Wirkung ebenso wie in Rezepturen bei Nervosität, Depressionen, prämenstruellen und klimakterischen Symptomen.

Da Johanniskrautöl leicht **photosensibilisierend** wirkt, sollte man einige Stunden nach der Anwendung direkte Sonneneinstrahlung meiden. **Seine Haltbarkeit beträgt rund 2 Jahre.**

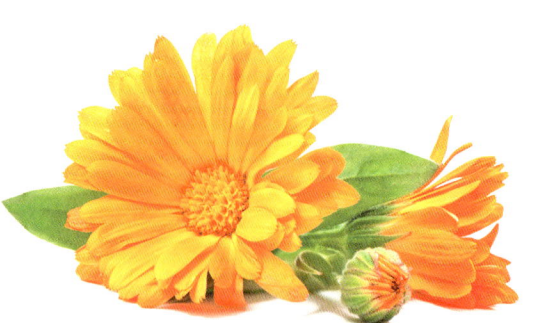

Ringelblume

Ringelblumenöl/Calendulaöl
(*Calendula officinalis*) wird traditionell aufgrund seiner hautregenerierenden Wirkung geschätzt.

ø Es verfügt über **entzündungshemmende**, **schmerzlindernde** und **wundheilende Eigenschaften** und pflegt verletzte Haut und Babypopos.

ø Es hilft bei Verbrennungen, Prellungen, Quetschungen und Wundliegen.

ø Vor allem sensibler und trockener Haut schenkt es **Geschmeidigkeit**. Schnitte und Ekzeme heilen schneller ab.

ø Bei **Sonnenbrand** regeneriert Calendulaöl die Haut und reduziert Entzündungen.

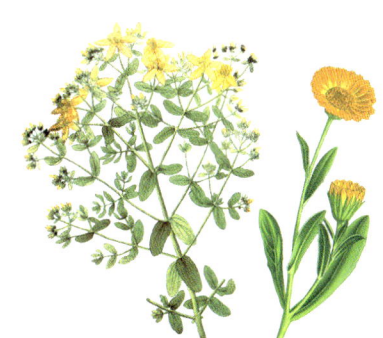

REZEPT

SCHNELLE HEILUNG

Mischen Sie sich eine Heilsalbe aus Ringelblumen-, Johanniskrautöl und Bienenwachs, die das Ausheilen von Wunden und geschädigter Haut beschleunigt.

Das brauchen Sie dazu:

- ✗ 25 ml Johanniskrautöl
- ✗ 25 ml Calendulaöl
- ✗ 5 g Bienenwachs

1. Schmelzen Sie das Bienenwachs im Wasserbad und geben Sie die Ölmischung dazu.
2. Füllen Sie die noch flüssige Mischung in Cremedosen ab und lassen Sie sie aushärten.

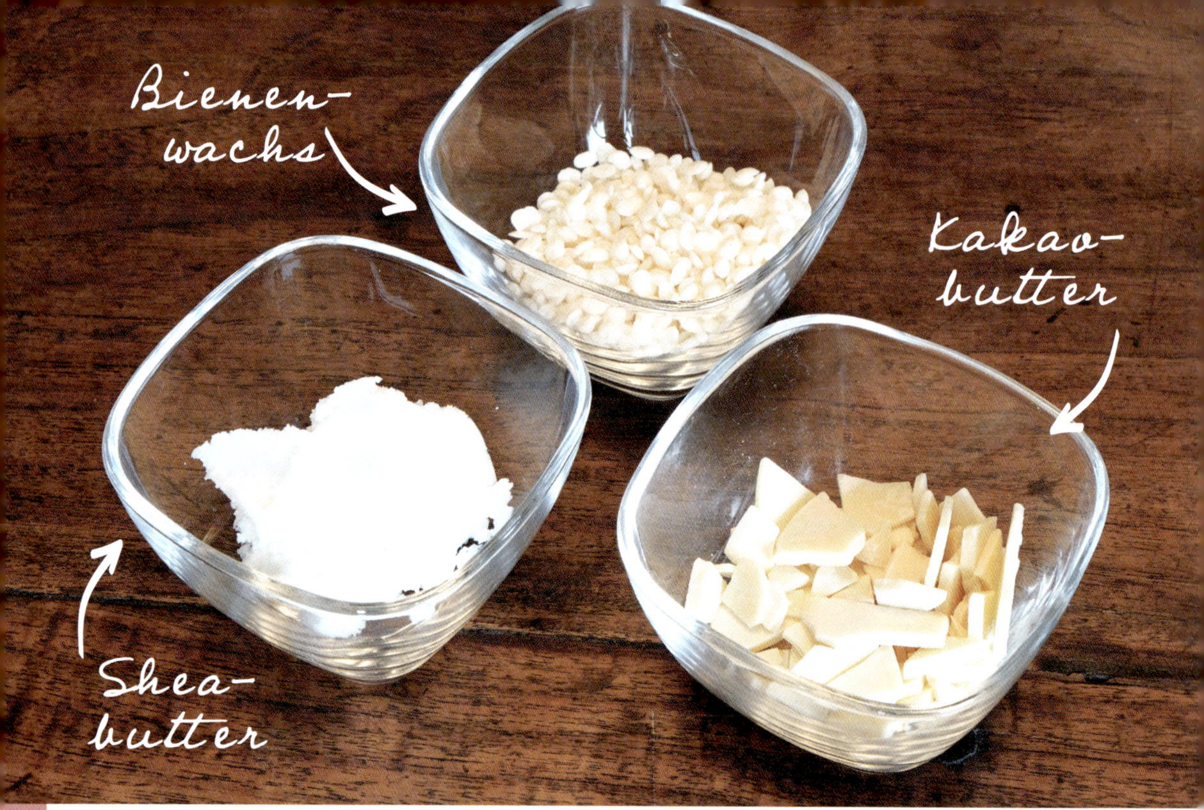

Bienen-wachs

Kakao-butter

Shea-butter

KONSISTENZGEBER FÜR CREMES UND BALSAME

Sheabutter und **Kakaobutter** sind wunderbare Hautpflegesubstanzen, die wie Bienenwachs Cremes und Salben eine feste Konsistenz verleihen.

Sie geben der Haut einen guten Barriereschutz und sind stark rückfettend. Deswegen sollten sie nicht bei fettiger Haut angewandt werden.

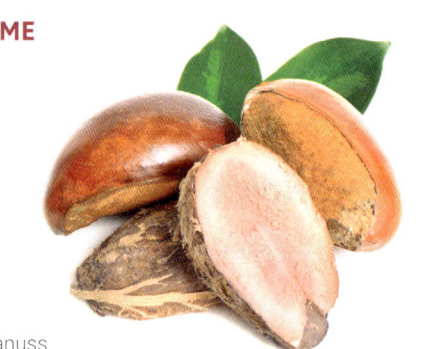

Sheanuss

Sheabutter (*Vitellaria paradoxa*) als universell einsetzbares Hautpflegefett ist zellregenerierend, schützt die Haut vor Flüssigkeitsverlust und spendet viel Feuchtigkeit.

Ø Das aus den Nüssen des afrikanischen Sheabutterbaums gewonnene Fett verleiht der Haut **Weichheit** und **Geschmeidigkeit** und wirkt vorbeugend gegen Hautalterung und Faltenbildung.

ø Schwangerschaftsstreifen und trockene, rissige Haut an Lippen, Ellbogen, Knien und Fersen können mit Sheabutter ebenso gut behandelt werden wie **Hautallergien**, **Schuppenflechte** und **Neurodermitis**. Außerdem beruhigt sie trockene, juckende Kopfhaut.

ø Als Bestandteil einer selbst hergestellten **Rasiercreme** macht sie die Rasur geschmeidig und verursacht weniger Irritation. Diese Eigenschaften machen Sheabutter zu einer beliebten Grundlage für Cremes und Balsame, denen sie eine feste Konsistenz verleiht.

Der Geruch des Rohfettes ist sehr gewöhnungsbedürftig, die desodorierte Variante riecht neutral. **Im Kühlschrank aufbewahrt, hat sie eine Haltbarkeit von etwa 2 Jahren,**

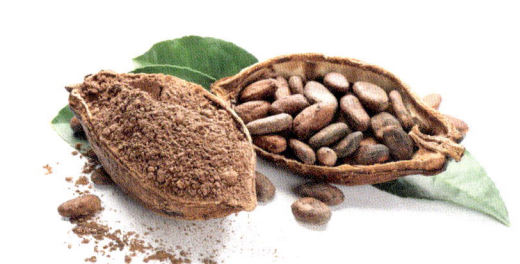

Kakaobohne

Kakaobutter (*Theobroma cacao*) schenkt Babys ebenso wie alten Menschen sinnliche und reichhaltige Hautpflege.

ø Neben ihrem betörenden Kakaoduft verfügt sie über eine stark **pflegende Wirkung**, ist **antibakteriell** und **wundheilend**.

ø Sie verhindert den **Feuchtigkeitsverlust** der Haut und schützt gegen Umwelteinflüsse.

ø Kakaobutter erhält die Elastizität der Haut, beugt Falten vor und reduziert **Schwangerschaftsstreifen**.

ø **Haaren** verleiht sie Feuchtigkeit und Geschmeidigkeit.

ø Da sie Poren verstopfen kann, ist sie **weniger** für Akne- und Pickelhaut **geeignet**.

ø Aufgrund ihrer Reichhaltigkeit pflegt sie trockene und empfindliche sowie spröde und rissige Haut besonders gut. Das macht sie zu einem wirkungsvollen Inhaltsstoff für Lippen- und Fußbalsame als auch Gesichtscremes.
Kakaobutter ist etwa 2 Jahre haltbar.

Bienenwachs wird bei der Herstellung von Cremes und Salben als traditioneller Konsistenzgeber verwendet. Es legt sich wie ein Schutzfilm über die Haut, nährt sie und reduziert ihren Wasserverlust, gleichzeitig reguliert es den Feuchtigkeitshaushalt der Haut. All diese Eigenschaften machen die Haut zart und geschmeidig. Es wirkt antibakteriell, entzündungshemmend und zellerneuernd und lindert Hautreizungen und -irritationen.

FLÜSSIGE UND GELARTIGE TRÄGERSUBSTANZEN

Hydrolate oder **Pflanzenwässer** bilden eine wunderbar pflegende Grundlage für Gesichts-, Körper- und Raumsprays und können auch in Cremes verarbeitet werden. In der Küche verleihen sie Gerichten und Getränken das gewisse Etwas (siehe Pflanzenwässer ab Seite 24).

Neutraler **Alkohol** wie Weizenkorn oder Wodka mit 38 % Alkohol kann als Konservierungsmittel für **Hydrolate-Mischungen** und Basis für **Raumsprays** und **Parfums** verwendet werden. Sie können auch hochprozentiges **Ethanol** aus der Apotheke nehmen und es mit Wasser verdünnen.

Aloe Vera-Gel wird aus dem Wasserspeichergewebe der Blätter der gleichnamigen Pflanze gewonnen. Das Gel lässt sich pur auftragen, in Cremes einarbeiten oder Pflanzenwässern beimischen. Es wirkt stark kühlend und feuchtigkeitsspendend. Es beruhigt irritierte und Neurodermitishaut, lindert Schmerzen bei Sonnenbrand und leichten Verbrennungen und fördert den Hautstoffwechsel.

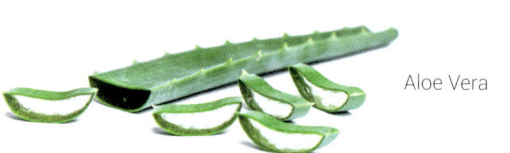

Aloe Vera

TROCKENE TRÄGERSUBSTANZEN FÜR PEELINGS, RIECHSALZ & CO.

Rohrzucker, **weißer Zucker** und **Salz** sind eine sehr effektive, natürliche Grundlage für Körperpeelings ganz ohne Mikroplastik.

Damit der **pflegende Aspekt** nicht zu kurz kommt, benutzen Sie auf 1 EL Peeling-Grundlage 1–2 EL fettes Basisöl, in dem Sie die ätherischen Öle verdünnen. Kaffeesatz, Reismehl und Haferflockenmehl eignen sich

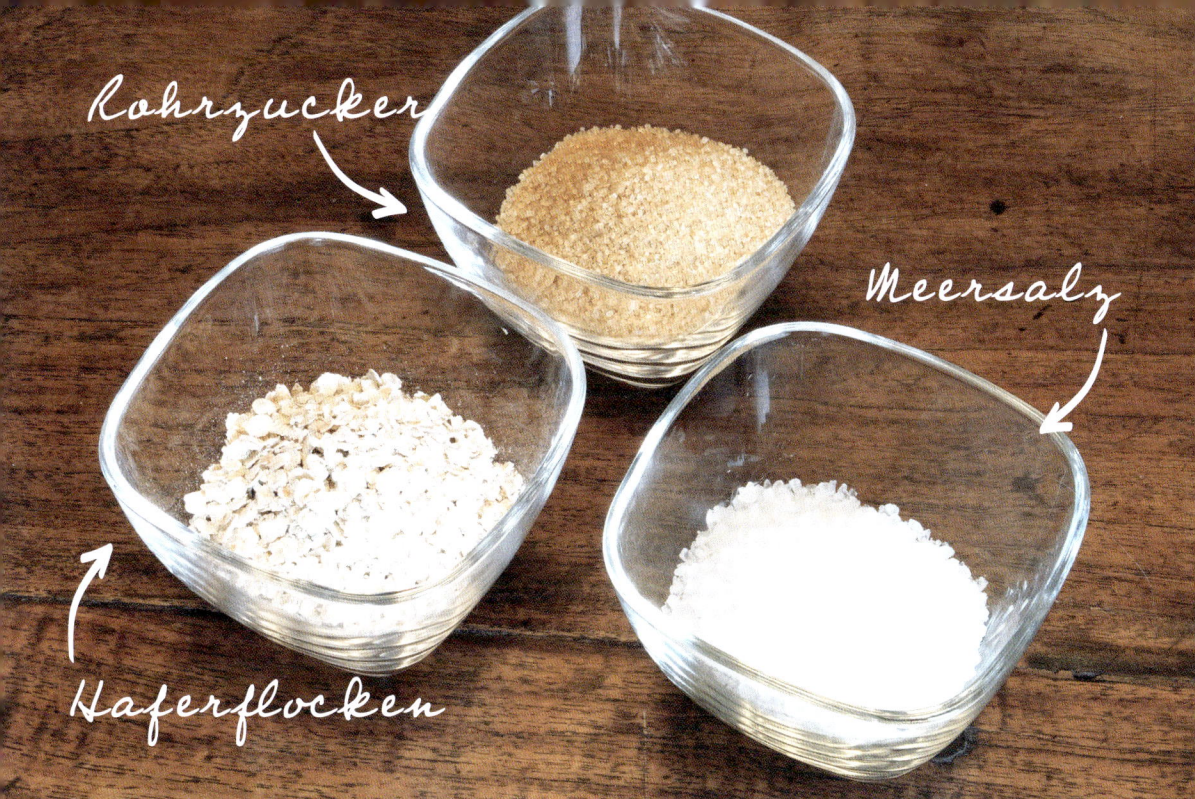

Rohrzucker

Meersalz

Haferflocken

ebenfalls vorzüglich als duftende Gesichts- und Körperpeeling-Grundlage.

Grobes Meersalz ist zudem eine **reinigende Zutat** für ein Fuß- oder Vollbad. Geben Sie dafür die ätherischen Öle mit etwas fettem Öl zuerst in ein Schraubglas und benetzen Sie die Wände damit. Dann füllen Sie das Schraubglas mit grobem Meersalz auf und schütteln kräftig, bis das Salz die Öle gründlich aufgenommen hat.

Wenn Sie ein Fan von **Riechsalz** sind, das Sie in einem kleinen Fläschchen oder Döschen in der Handtasche bei sich tragen, verfahren Sie dabei ebenso: Benetzen Sie die Wände zuerst mit den ätherischen Ölen, geben dann grobes Meersalz dazu und schütteln Sie kräftig. Verwenden Sie für Riechsalz kein fettes Öl. Sie können sich stärkende, erfrischende oder entspannende Mischungen herstellen.

Heilerden sind eine sehr pflegende Basis für Gesichtsmasken, Haarpflegemittel oder duftende Körper- und Fußpuder.

DOSIERUNG, SICHERE HANDHABUNG UND HALTBARKEIT ÄTHERISCHER ÖLE

DAS 1 X 1 GUTER PRODUKTE

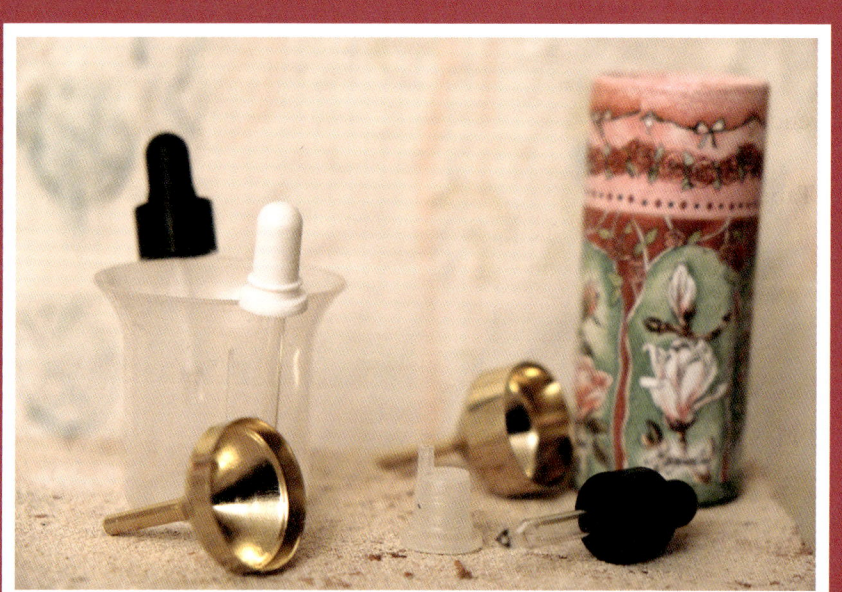

DIE MENGE MACHT'S: SO DOSIEREN SIE ÄTHERISCHE ÖLE

Eine verantwortungsvolle Dosierung dieser hochkonzentrierten ätherischen Substanzen ist für Wirkung und Wohlbefinden ausschlaggebend.

ø **Faustregel 1**: Je empfindlicher, älter, schwächer, kränker, jünger ein Mensch ist, umso geringer sollte die Dosierung ausfallen.

ø **Faustregel 2**: Bei gesunden Erwachsenen, akuten Schmerzen und Erkrankungen sowie für Sport-Anwendungen kann die Dosierung kurzfristig höher ausfallen.

ø **Faustregel 3**: Für psychische Anwendungen reicht meist eine geringere Dosierung als für rein körperliche Anwendungen.

Die Tabelle stellt eine Richtlinie dar. Sachverstand und Augenmaß sind bei jeder Anwendung gefragt.

ø **Bis 0,5 %**: sehr empfindliche Haut, Gesichtspflege; potentiell hautreizende Öle wie Zimt, Nelke, Thymian CT thymol

ø **0,5–1 %**: Kleinkinder, Schwangere, alte Menschen; Körperanwendungen wie Körpercreme und Wohlfühl-Massageöl; langfristige Anwendungen, chronische Erkrankungen, Entspannungsmischungen

ø **1–2 %**: Peelings und Duschgels; Schmerzöle und Teilkörper-Anwendungen

ø **2–3 %**: bei akuten Schmerzen; Anwendung punktuell und kurzzeitig

ø **5–10 %**: Naturparfum

VERDÜNNUNGSTABELLE FÜR ÄTHERISCHE ÖLE

DOSIERUNG in %	10 ml BASISÖL 1 EL	20 ml BASISÖL 2 EL	50 ml BASISÖL 5 EL	100 ml BASISÖL 10 EL
0,5 %	1 Tropfen	2 Tropfen	5 Tropfen	10 Tropfen
1 %	2 Tropfen	4 Tropfen	10 Tropfen	20 Tropfen
2 %	4 Tropfen	8 Tropfen	20 Tropfen	40 Tropfen
3 %	6 Tropfen	12 Tropfen	30 Tropfen	60 Tropfen

SICHER IST SICHER: EIN PAAR WORTE ZUR SICHEREN HANDHABUNG ÄTHERISCHER ÖLE

Beachten Sie Ihrer Gesundheit zuliebe diese Regeln:

⌀ Bewahren Sie Ihre duftenden Kostbarkeiten außerhalb der Reichweite von Kindern auf.

⌀ Bringen Sie ätherische Öle nicht in die Nähe der Augen.

⌀ Tragen Sie ätherische Öle grundsätzlich nicht unverdünnt auf Haut oder Schleimhaut auf. Was in geringer Dosierung durchblutungsfördernd und belebend wirkt, kann bei Überdosierung die Haut reizen.
Die einzigen Ausnahmen von dieser Regel sind Lavendel-, Teebaum- und Sandelholzöl. Teebaumöl sollte ausschließlich frisch und nach Öffnen des Fläschchens nur 1 Jahr unverdünnt angewendet werden.

⌀ Wenn Sie empfindliche Haut haben, probieren Sie ihre verdünnte Mischung in der Ellbogenbeuge aus. Wenn nach 15 Minuten keine Hautreaktion erfolgt, steht einer Anwendung nichts im Wege.

⌀ Sollten Sie ein ätherisches Öl doch ins Auge bekommen oder auf die Haut aufgetragen haben, spülen Sie ausgiebig mit kaltem Wasser nach.
Zur Beruhigung von Augen und Haut können Sie anschließend Rosenhydrolat pur, aber ohne Alkohol sprühen oder mit einem Wattepad auftragen. Beruhigen Sie Ihre Haut in der Folge mit Mandel- oder Kokosöl.

⌀ **Keine innere Anwendung ohne fachkundige Beratung!** Ausnahme bildet das Aromatisieren von Speisen und Getränken mit den geeigneten Ölen in entsprechender Dosierung.

DAMIT SIE LANGE DARAN FREUDE HABEN: TIPPS ZU AUFBEWAHRUNG UND HALTBARKEIT

Achten Sie auf die Haltbarkeit Ihrer ätherischen Öle. Es gibt Öle mit kurzer, mittlerer und langer Haltbarkeit. Berücksichtigen Sie dies beim Kauf und bei der Verwendungsdauer.

⌀ Orientieren Sie sich am Herstellungs- oder Ablaufdatum, das auf dem Fläschchen steht.

∅ Oft ist auf dem Fläschchen verzeichnet: *Nach dem Öffnen X Monate haltbar.* Notieren Sie das Öffnungsdatum auf der Flasche.

∅ Kaufen Sie kleine Mengen (5 ml).

∅ Benutzen Sie lichtgeschützte Braun- oder Blauglasflaschen – die ätherischen Öle sind extrem licht- und luftempfindlich.

∅ Bewahren Sie Ihre Fläschchen kühl und trocken auf.

∅ Lassen Sie Ihre ätherischen Öle nicht offen stehen, sondern verschließen Sie sie sofort nach Gebrauch.

INFOBOX
ÄTHERISCHE ÖLE UND IHRE HALTBARKEIT

Die Haltbarkeitsdauer ätherischer Öle hängt von ihrem Alter ab. Ist sie abgelaufen, sollten sie nicht mehr verwendet werden.

<u>Bis 1 Jahr</u>: *Zitrusschalenöle* sind besonders empfindlich gegenüber Licht, Luft und Wärme und sollten schnell aufgebraucht werden. Nach dem Ablaufdatum in Haushaltsreinigern benutzen. Orangenöl ist ein guter Lösungsstoff für hartnäckige Etiketten.
  Teebaumöl sollte immer frisch verwendet werden und knapp ein Jahr nach Öffnung des Fläschchens nicht mehr mit der Haut in Berührung kommen.

<u>1,5–2 Jahre</u>: *Nadelöle wie Fichte, Latschenkiefer, Tanne*

<u>2–3 Jahre</u> *halten sich Düfte wie Lemongrass, Melisse, Cajeput, Myrte*

<u>3–4 Jahre</u>: *Minzen, Rosmarin, Basilikum, Lavendel, Rosengeranie, Lorbeer*

<u>4–6 Jahre</u>: *Harze wie Weihrauch, Benzoe*

<u>5–10 Jahre</u>: *Blütenöle wie Rose, Neroli, Jasmin*

<u>10 Jahre und länger</u>: *Holzöle wie Sandelholz, Zedernholz und schwere Düfte wie Patchouli und Vetiver. Diese Öle sind wie guter Wein, sie reifen mit der Zeit und werden besser, runder und voller.*

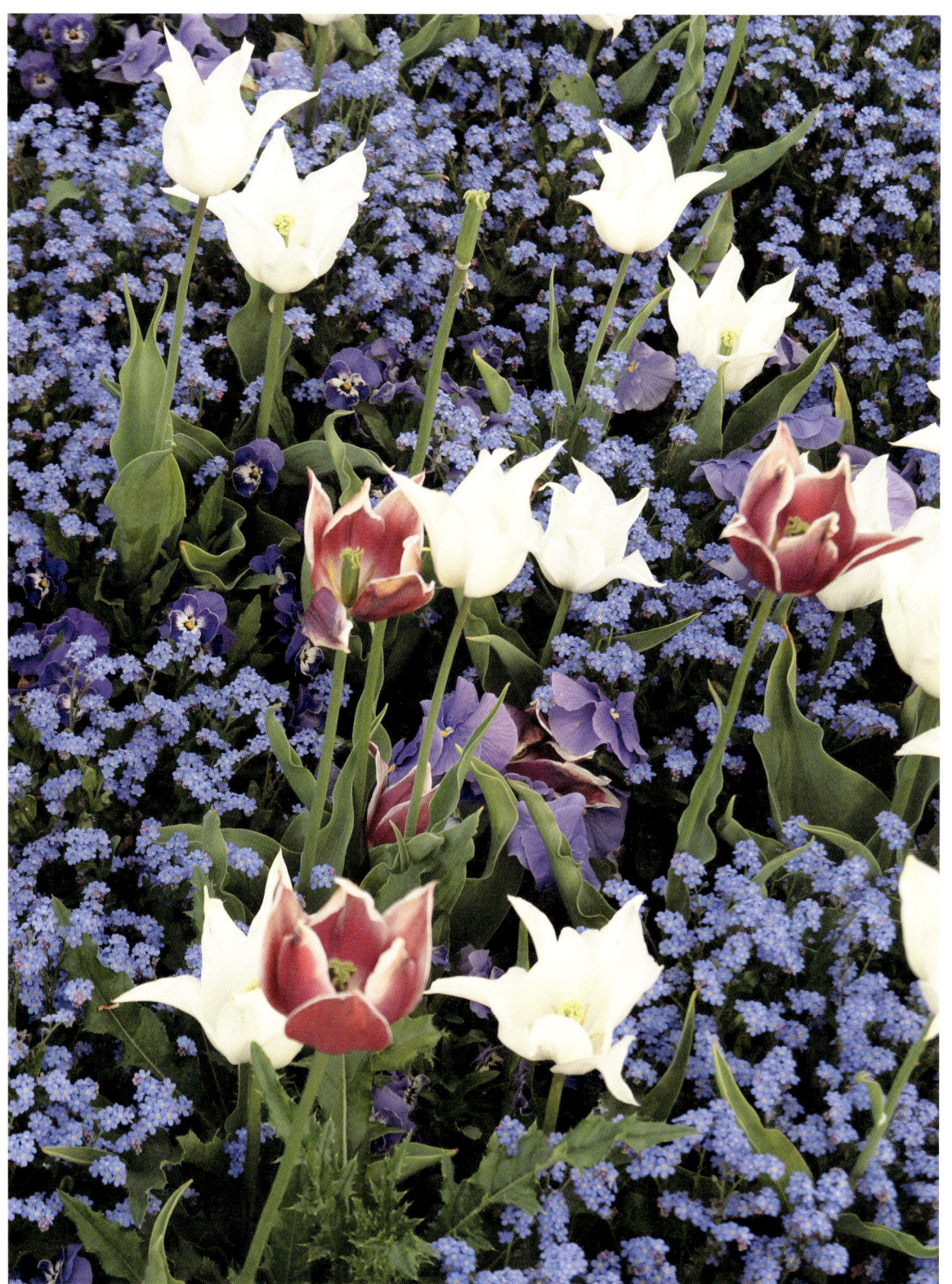

Der Frühling

ZEIT DES AUFBRUCHS UND DER REINIGUNG

Die Natur erwacht aus ihrem Winterschlaf. Nach der Zeit der Stille und des Rückzugs beginnt der Zyklus der Jahreszeiten von Neuem.

So wie der Frühling die Natur wach küsst, erleben auch wir Menschen Zeiten des Aufbruchs und Neuanfangs. Die Reinigung und das Loslassen von Altem, die Hinwendung zu dem, was werden will, benötigen jetzt unsere volle Aufmerksamkeit. Mut, Entschlossenheit und Kreativität sind gefragt. Damit das Neue Gestalt annehmen kann und all die Wünsche ihren Ausdruck finden, laufen Planungs- und Gestaltungsprozesse auf Hochtouren. Etwas Neues kommt in die Welt. Neue Ideen finden ihre Form.

Der Gestaltungswille ist der Geist des Frühjahrs.

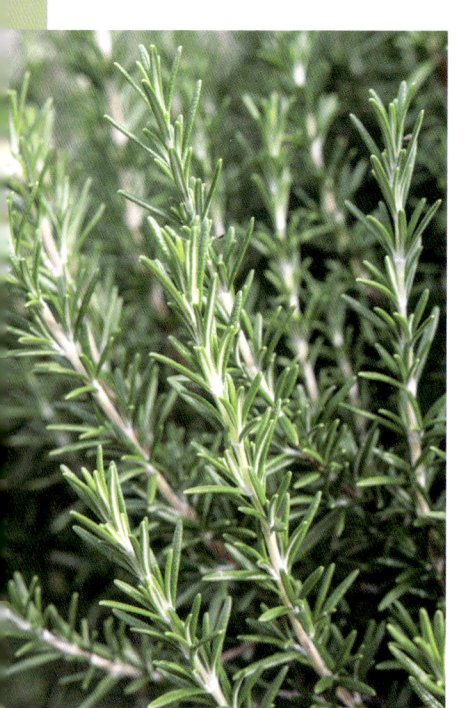

MÄRZ – ROSMARIN
Salvia rosmarinus

Der **Rosmarin** steht für den Aufbruch im März. Er ist Impulsgeber für das Frühlingserwachen in uns und erleichtert es uns, durchzustarten: Im Frühjahr, wenn nach langen Wintermonaten die Sonnenstrahlen wieder wärmen, und bei allen Anfängen, mit denen wir es in unserem Leben zu tun haben. Sei es eine neue Arbeit, eine junge Beziehung, eine neue Wohnung. Die Energie und Entschlossenheit, die wir für Anfänge aller Art benötigen, spiegelt sich in den *Macher-Qualitäten* des Rosmarins wider.

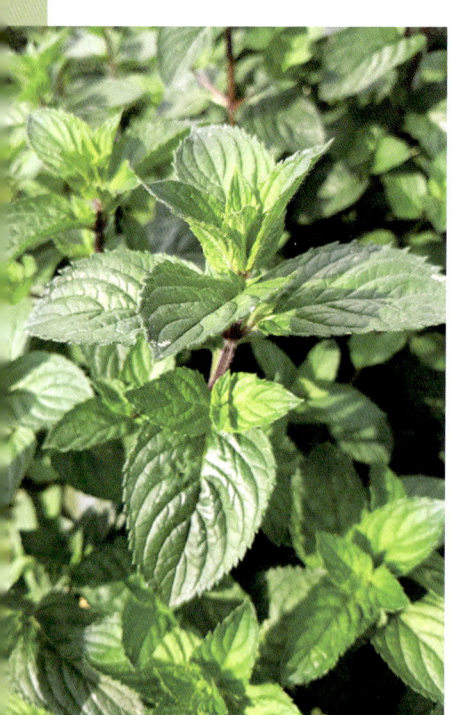

APRIL – PFEFFERMINZE
Mentha piperita

Im April bringt die **Pfefferminze** die reinigende Kraft des Frühlings mit sich, und das auf allen Ebenen, ganz egal ob es sich um Kopfschmerzen oder Verdauungsprobleme handelt. Sie putzt alles durch. Sie hat erstaunliche Durchsetzungsfähigkeiten. Wenn sie aus dem Boden bricht und ihre frischen, grünen Triebe ins Licht reckt, gibt es kein Zurück mehr. Wenn wir an einer Sache dranbleiben wollen, ist sie diejenige, die sagt: „Gut so, mach weiter!" Sie verleiht uns Frische und Konzentration und hat für alle Ablenkungen auf dem Weg nur ein Schulterzucken übrig. Ihre Zielstrebigkeit ist ein Segen für unser Tun. Auf körperlicher wie auf geistiger Ebene.

MAI – TULSI
Ocimum sanctum

Tulsi, *die Unvergleichliche*, das heilige Kraut
der Inder, ist die Dritte im Frühlingsbunde. Sie
ist, wie der Wonnemonat Mai, dafür zuständig,
dass wir uns selbstbewusst und voller Vertrau-
en im Leben behaupten. Wenn sich die Natur
im Mai mit ihrer ganzen Kraft entfaltet, ist das
auch für uns anspornend. Tulsi verleiht uns
Elan und Stabilität und schenkt uns diesen
ganz besonderen Kick Freude in allem, was
wir tun. Tulsi gibt Mut für unsere Vorhaben.
Als exotische Verwandte des mediterranen
Basilikums (das ursprünglich auch aus Indien
stammt) sorgt sie dafür, dass wir dabei entspannt und trotzdem hellwach bleiben.

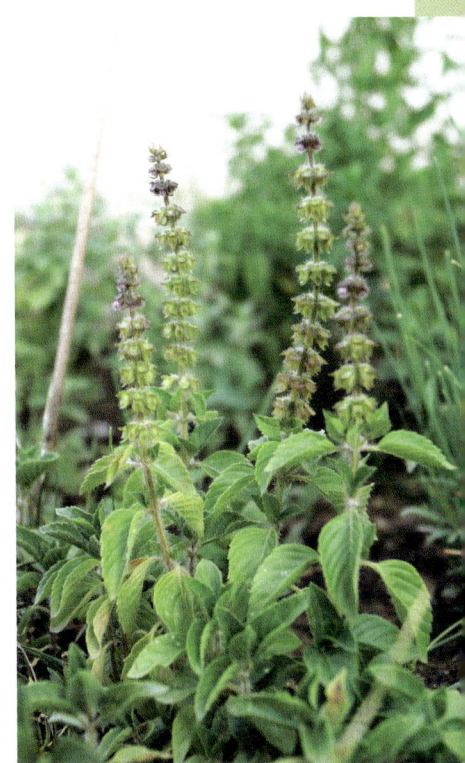

THEMATISCH VERWANDTE ÖLE

Konzentration: Eukalyptus radiata, Kardamom, Zirbelkiefer
Reinigung: Zitrone, Wacholder, Ingwer, Estragon
Kreativität: Grapefruit, Neroli, Muskatellersalbei, Koriandersamen,
　　　　　　　Weihrauch

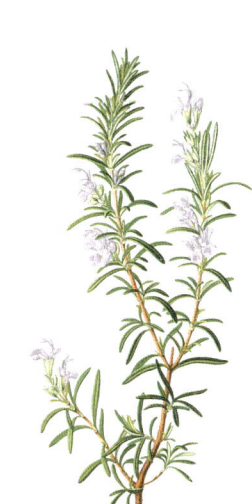
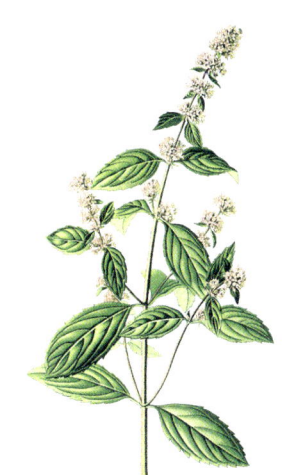
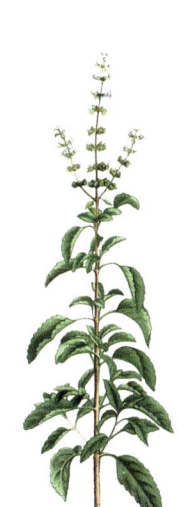

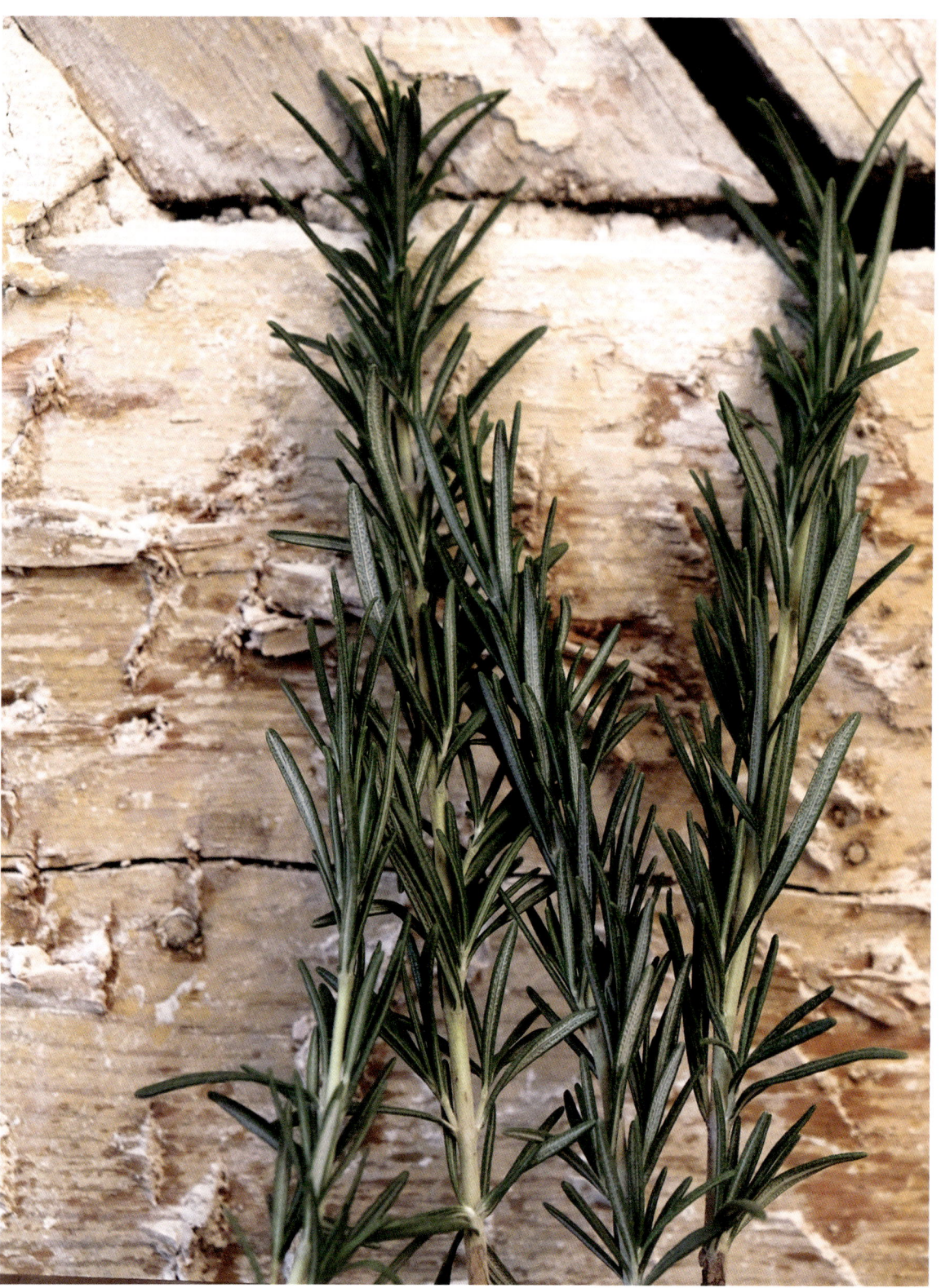

MÄRZ – ROSMARIN, DER MACHER

Marias Schutz und Meeres Tau

Es gibt ein Kirchenlied, das mit den Worten *Maria breit den Mantel aus* beginnt und von der schützenden Kraft der Gottesmutter handelt. Melodie und Text berühren, ebenso wie die Legende, nach der Maria auf einer Rast ihren Mantel über einen Rosmarinstrauch legte. Als sie ihren Weg fortsetzte, hatte dort eine Verwandlung stattgefunden. Seit dieser Begebenheit, so heißt es, blühen die kleinen Blüten des krautigen Halbstrauchs nicht mehr weiß, sondern in zartem Hellblau. Als wäre etwas von der schützenden Marienkraft auf das duftende Heilkraut übergegangen. In mediterranen Gefilden bringt man die zarte Blütenfarbe mit seinem Standort an den sonnigen Berghängen des Mittelmeers in Zusammenhang: *ros marinus*, wie der *Tau des Meeres* leuchten seine Blüten in einem sanften Azur.

So wie diese Legenden beeindruckt auch die lange Wirkungsgeschichte des Rosmarinstrauchs. Ob Kirche, Küche oder Heilbehandlungen – bereits die antike Welt nutzte die anregenden Kräfte dieses alten Mittelmeer-Bewohners. Ägypter, Griechen und Römer und viel später auch die christliche Kirche schätzten die grünen nadelförmigen Blätter für ihre Reinigungs- und Schutzrituale. Als Kraut des Übergangs und der Ahnen fand Rosmarin sowohl auf Hochzeiten als auch auf Beerdigungen seine Verwendung. Die Pharaonen nahmen ihn mit auf ihre Jenseits-Reise, die katholische Kirche praktizierte exorzistische Riten und mittelalterliche Heiler setzten ihn zur Desinfektion in Pestzeiten ein. Bis ins 20. Jahrhundert desinfizierte der grüne Rauch die Krankenzimmer französischer Hospitäler.

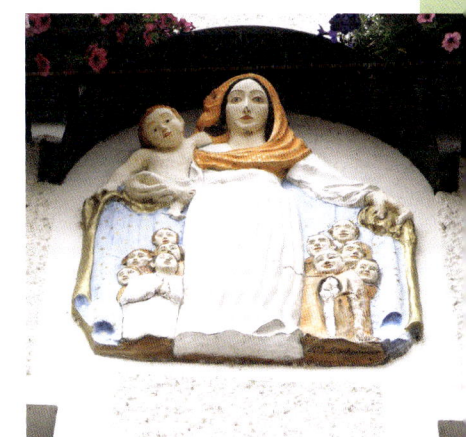

In Griechenland nannte man den *Tau des Meeres* auch *Weihrauch der Armen*. Da der kostbare Import-Weihrauch den Reichen vorbehalten blieb, erkor die mittellose Landbevölkerung den heimischen Rosmarin zum rituellen Kraut und verbrannte ihn an heiligen Stätten.

DER MÄRZ UND SEINE KRAFT

Wie aus dem Nichts, mit einem großen Paukenschlag, wird es jetzt Frühling. Darauf haben Mensch, Tier und Pflanzenwelt lange gewartet. Die Natur bahnt sich ihren Weg. Alles lebt auf und drängt hinaus Richtung Sonnenstrahlen.

Der Rosmarin trägt diese Aufbruchstimmung in sich. Seine feurige Kraft bringt die Dinge in Bewegung, verleiht Durchsetzungswillen und bündelt alle Energien, um ans Ziel zu gelangen.

DIE BOTSCHAFT DES ROSMARINS: *Jetzt ist es Zeit, meinen Weg zu gehen.*

BOTANISCHER NAME	bisher: *Rosmarinus officinalis*, neu: *Salvia rosmarinus*
DUFT	aromatisch, intensiv krautig, feurig
ERTRAG	80 kg destillierte Zweigspitzen ergeben 1 kg ätherisches Öl
VERBREITUNG	Mittelmeerraum: Frankreich, Spanien, Kroatien, Tunesien, Marokko
KÖRPERLICHE WIRKUNG	stärkt und belebt den gesamten Organismus, stimuliert Herz-Kreislauf bei niedrigem Blutdruck; stark durchblutungsfördernd und entstauend bei Muskelschmerzen, bei Rheuma; stärkt Haut und Haar, bei fettiger und Aknehaut; bei Erkältungsbeschwerden und Bronchitis, schleimlösend; entgiftet Leber und Galle, entkrampft bei Menstruationsproblemen und in der Menopause; fördert die Verdauung

PSYCHISCHE WIRKUNG	stimuliert Gedächtnis, Konzentration und geistige Beweglichkeit; weckt Lebensgeister, schenkt neuen Elan, wenn die Batterien leer sind; aktiviert Ich-Kräfte, verbessert Willens-, Widerstands- und Durchsetzungskraft bei mangelnder Antriebskraft, fördert Selbstvertrauen, gibt Zuversicht und Mut; löst Blockaden und verleiht Durchhaltevermögen
SPIRITUELLE WIRKUNG	stärkt die Aura; schützt gegen negative Energien, löst Blockaden; aktiviert Solarplexus und 3. Auge, fördert spirituelle Klarheit
RAUMWIRKUNG	reinigend und keimtötend bei abgestandener Luft, z. B. im Krankenzimmer

ROSMARIN IST SALBEI

Im November 2019 ließ die britische Royal Horticultural Society (RHS) die Bombe platzen: Die seit nahezu 300 Jahren als *Rosmarinus officinalis* bekannte Pflanze gilt nicht mehr als eigene Gattung, sondern wird künftig der Gattung der *Salvia*, dem *Salbei*, zugeordnet. Dies kommt einer Revolution in der Welt der Botanik gleich, denn **Rosmarin** (*Rosmarinus officinalis*) und **Salbei** (*Salvia*) gehören seit Beginn der internationalen Nomenklatur für Pflanzen im Jahr 1753 zwei verschiedenen Gattungen an. Neueste wissenschaftliche Erkenntnisse, so

die britische Autorität in botanischen Angelegenheiten, belegen, dass der Unterschied der Staubblätter beider Pflanzen nicht groß genug ist, um sie verschiedenen Gattungen zuzuordnen. Der botanische Name lautet deshalb nicht mehr *Rosmarinus officinalis*, sondern *Salvia rosmarinus*.

Auch wenn jetzt botanische Nachschlagewerke korrigiert und botanische Gärten und Gärtnereien im großen Stil Pflanzenetiketten austauschen müssen, darf der seit 7000 Jahren bekannte Rosmarin seinen volkstümlichen Namen behalten.

KOMBINATIONEN

Das etwas herb-krautige Aroma des Rosmarins verwandelt sich in der richtigen Kombination mit anderen Düften in spritzige Frische, würzigen Kick oder feurige Freuden. Finden Sie Ihren Lieblingsmix!

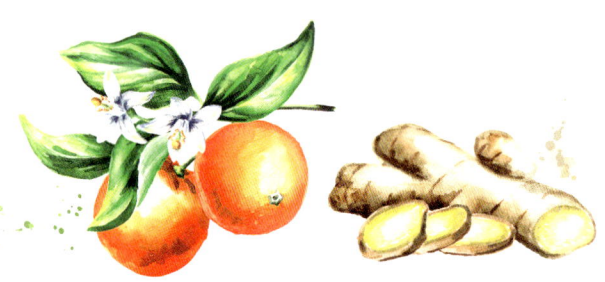

- ◊ **Zitrusfrische für einen klaren Kopf**: Lemongrass, Orange, Grapefruit, Zitrone, Petitgrain, Bergamotte, Zitronenverbene, Litsea cubeba
- ◊ **Würze und anregend**: Pfefferminze, Basilikum, Tulsi
- ◊ **Durchatmen und reinigend**: Zirbelkiefer, Douglasie, Wacholder, Zeder, Eukalyptus radiata
- ◊ **Feuriges**: mit Ysop, Pfeffer, Ingwer

DREAM TEAM
Roll-on zum Durchatmen

Der Klassiker unter den Rosmarin-Freunden ist Lavendel fein. Diese Mischung hilft vor allem bei mentaler Erschöpfung. Sie erfrischt und lässt durchatmen, gibt Energie und stellt das innere Gleichgewicht wieder her.

Geben Sie in ein 10-ml-Roll-on:

- ✗ *10 ml Korn oder Wodka*
- ✗ *je 3 Tropfen Rosmarin und Lavendel fein*

» Schütteln und fertig ist die allzeit bereite Handtaschen-Hilfe.

Durchstarten
OHNE KOFFEIN

Wussten Sie, dass Rosmarin morgens den Kaffee ersetzen kann?

» Geben Sie 1 TL Rosmarinhydrolat in ein Glas Wasser und trinken Sie es schluckweise.

» Dieser erfrischende Drink verleiht Energie und kurbelt die Verdauung an.

ROSMARIN-ESPRESSO

Eine einfache und schnelle Methode, um morgens den Kreislauf auf Touren zu bringen, ist ein kaltes Armbad.

Füllen Sie ein Waschbecken oder eine Schüssel mit kaltem Wasser (ca. 15 Grad) und geben Sie 2 EL Rosmarinhydrolat hinein.

» Tauchen Sie Ihre Unterarme für rund 40 Sekunden ins erfrischende Nass, bis Sie ein Kältegefühl spüren.

» Atmen Sie währenddessen ruhig und tief. Nehmen Sie anschließend die Arme aus dem Wasser und trocknen Sie sie gründlich ab.

ACHTUNG!

∅ **Schwangere, Babys, Kleinkinder bis 6 Jahre und Epileptiker sollten Rosmarinöl und -hydrolat nicht verwenden!**

∅ **Schwache Dosierung ist bei Menschen mit Bluthochdruck angezeigt.**

∅ **Bei empfindlichen Menschen kann das Öl in hoher Dosierung hautreizend wirken.**

Rundum-Frische mit ROSMARINHYDROLAT

» Wenn Sie schwere Beine haben oder unter Jetlag leiden, gibt es kaum Wohltuenderes als einige Sprühstöße Rosmarinhydrolat auf Waden und Dekolleté.

» Bei schweißtreibender Sommerhitze bringt eine 1:1-Mischung aus Rosmarin- und Pfefferminzhydrolat rasch die ersehnte Abkühlung.

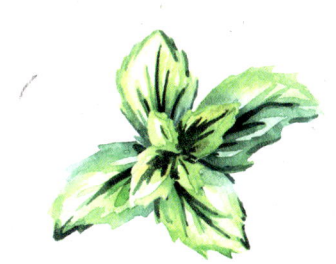

DREI MUSKETIERE

Es gibt drei verschiedene Rosmarin-Chemotypen (CT) mit unterschiedlichen Wirkschwerpunkten.

ELAN & KRAFT
R. officinalis CT Cineol 1,8

∅ **Ist gut verträglich.** Menschen mit Bluthochdruck sollten es aufgrund seiner anregenden Wirkung dennoch sparsam einsetzen und keine Bäder damit nehmen.

- **Das richtige Öl bei Erkältungen und Atemwegsproblemen.** Fördert Abhusten und löst Schleim, stärkt die Abwehrkräfte in Grippezeiten.

- **Durchblutungsfördernd und schmerzlindernd** bei Muskelkater, Verspannungen und rheumatischen Beschwerden.

- **Entkrampfend und regulierend** bei Menstruations- und Wechseljahrs-Beschwerden.

- **Anregend**, besonders geeignet für die Langsamstarter am Morgen.

- Bei **Erschöpfung** gibt er Elan und Kraft.

LEBER & BALANCE
R. officinalis CT Verbenon

- **Der mildeste und verträglichste Rosmarin-Typ**, da er kaum Kampfer enthält und dadurch für empfindliche Menschen gut verträglich ist.

- **Stärkt Leber und Galle**, z. B. nach Fastenkuren: Einreibungen und Leber-Bauchwickel.

- Eine gute Wahl bei **hormonellen Problemen** in der Menopause und bei Schwierigkeiten mit dem Menstruationszyklus.

- **Verdauungsfördernd, aktivierend, entkrampfend** z. B. bei Bauchkrämpfen.

- Gut bei **nervöser Müdigkeit** und Erschöpfungszuständen.

- Wirkt stark **regenerierend** auf die Haut; Rosmarinhydrolat: bei Hautproblemen und Akne.

- **Ausgleichende Wirkung** bei inneren Konflikten.

HERZ & SCHMERZ
R. officinalis CT Kampfer

- **Sollte nur von erfahrenen Aromakundigen angewendet werden.**

- Wirkt am stärksten bei niedrigem **Blutdruck** und **Kreislaufproblemen**.

- Besonders hilfreich bei **Muskel-** und **Nervenschmerzen**.

- Menschen mit Bluthochdruck sollten die anderen beiden Chemotypen nutzen, da der Kampfer-Rosmarin stark **blutdrucksteigernd** wirkt.

- ⊘ **Stimuliert** Herz, Kreislauf und Atmung, vor allem in Kombination mit *Lavendel fein*.

- ⊘ In niedriger Dosierung **anregend**, in hoher Dosierung **beruhigend**.

WOHLTUENDES FÜR DEN KÖRPER

Erfrischende MUSKEL- und GELENKTINKTUR

Diese erfrischende Einreibung bringt Muskeln und Gelenke auf Vordermann.

- ✗ 25 ml Johanniskraut-Tinktur
- ✗ 25 ml Rosmarinhydrolat
- ✗ 5 Tr. Pfefferminzöl

1. Geben Sie das ätherische Öl in die Johanniskraut-Tinktur und schütteln Sie diese gründlich.

2. Füllen Sie den Flacon anschließend mit Rosmarinhydrolat auf und verschütteln Sie alle Zutaten noch einmal.

» Reiben Sie schmerzende Muskeln und Gelenke damit ein.

KÖRPERÖL – Lockere Muskeln

Nicht nur bei Sportskanonen lockert diese Mischung Muskelverspannungen und lindert Schmerzen.

- ✗ 50 ml Johanniskrautöl
- ✗ 6 Tr. Rosmarin CT Cineol
- ✗ 5 Tr. Pfefferminze
- ✗ 4 Tr. Lavendel fein
- ✗ 5 Tr. Wacholderbeere
- ✗ 3 Tr. Majoran süß

Tropfen Sie die ätherischen Öle ins Johanniskrautöl und verschütteln Sie alle Zutaten gründlich.

» Reiben Sie vor und nach dem Sport oder anstrengender Gartenarbeit Ihre Muskeln damit ein.

» Massieren Sie bei Muskelkater oder muskulären Verspannungen die betroffenen Stellen 3 Mal täglich.

» Befeuchten Sie die schmerzhaften Stellen vorher mit der erfrischenden Muskel- und Gelenktinktur.

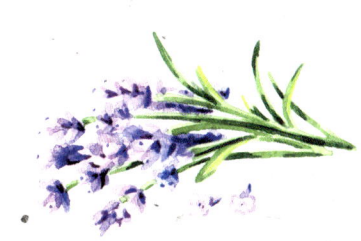

JUNGBRUNNEN
Ungarisches Wasser

Eine wunderbare Heilung und Verjüngung soll einst Königin Elisabeth von Ungarn erfahren haben. Von Rheuma geplagt, badete die greise Herrscherin in einer Essenz aus in Alkohol destilliertem Rosmarin. Die seitdem als **Ungarisches Wasser** bekannte Tinktur genießt bis heute einen legendären Ruf, denn sie soll der revitalisierten Regentin den Antrag des polnischen Königs eingebracht haben.

Bis heute sind zahllose Rezepturen im Umlauf, in denen Rosmarin den Hauptbestandteil bildet. Schnuppern wir heute im 21. Jahrhundert den würzigen Duft dieses alten Krauts, atmen wir, wie schon die ungarische Königin, eine Heilkraft ein, die uns ihre feurige Energie schenkt und Kopf und Körper in Bewegung bringt.

HALLO WACH!
Stimulierendes Duschgel

Tropfen Sie:

x je 6 Tr. Rosmarin CT Cineol, Pfefferminze
x 8 Tr. Zitrone

in 100 ml neutrales Duschgel

» Wecken Sie Ihre Lebensgeister mit dieser **Hallo-Wach-Mischung**!

MORGENMAGIE
für Langsam-Starter

Mischen Sie:

x je 50 ml Rosmarin- und Pfefferminzhydrolat

geben Sie dazu:

x 5 ml Apfelessig
x 1 Tr. Rosmarin CT Cineol
x 2 Tr. Orange
x 1 Tr. Rosengeranie

» Erfrischen Sie Ihren Körper nach dem Aufstehen mit einer Ganzkörperwaschung, indem Sie 2–3 EL dieser Mischung in 2 Liter Wasser geben.

» Bewahren Sie diese **Morgenmagie** in einer lichtundurchlässigen Flasche im Kühlschrank auf und schütteln Sie sie vor jedem Gebrauch.

STARKE KOPFHAUT, GESUNDES HAAR

Rosmarin hat eine lange Tradition als **Kopfhaut**- und **Haartonikum**. Er regt die Durchblutung an und regeneriert den Haarboden, hilft bei Haarausfall, fettiger Kopfhaut und bei Schuppen. Als **Haarspülung** verleiht er vor allem dunklen, stumpfen Haaren neuen Glanz.

HAARPFLEGE –
Fettige, feine und glanzlose Haare

Wenn Sie unter fettigen, feinen oder glanzlosen Haaren leiden, wenden Sie diese Haarkur regelmäßig an:

Waschen Sie Ihre Haare mit einem Mix aus:

- ✗ 50 ml Rosmarinhydrolat
- ✗ 50 ml Neutralshampoo

HYDROLATE-MIX
für gesunde Kopfhaut und Haarwachstum

» Im Anschluss an die Haarwäsche massieren Sie zu gleichen Teilen Rosmarin- und Zedernhydrolat in den Haarboden ein.

» Nicht ausspülen.

Diese Rosmarin-Zedernhydrolat-Mischung beruhigt auch die Kopfhaut und fördert das Haarwachstum bei Haarausfall, entgiftet den Haarboden und stärkt die Haarstruktur.

HAARSPÜLUNG –
Strapaziertes, stumpfes und gefärbtes Haar

Diese Haarspülung ist eine gute Pflege für gefärbtes und strapaziertes Haar, dem der Glanz fehlt.

Geben Sie:

- ✗ 3 EL Apfelessig
- ✗ 3 Tr. Rosmarin CT Cineol

in eine Literflasche mit Wasser.

» Im Anschluss an die Haarwäsche spülen Sie Ihr Haar damit oder besprühen das noch feuchte Haar und massieren das Duftwasser gut ein.

Duftendes HAARWASSER
bei trockenen Haaren

Dieses Haarwasser regeneriert trockene Haare und den Haarboden.

Mischen Sie:

- ✗ 50 ml Rosmarinhydrolat
- ✗ 50 ml Ylang-Ylang-Hydrolat

» Massieren Sie diesen duftenden Traum nach dem Waschen sanft ein.

HAUT- und GESICHTSWASSER

Das erfrischende Pflanzenwasser des Rosmarins tonisiert, belebt und regeneriert die Haut. Es stimuliert die Zellerneuerung und bringt graue und schlaffe Haut wieder zum Strahlen. Vor allem ein großporiges, schlecht durchblutetes Hautbild profitiert davon.

Rosmarinhydrolat lindert zudem Beschwerden bei unreiner, fettiger, entzündeter und Aknehaut. Seine antiviralen und entzündungshemmenden Eigenschaften wirken der Talgproduktion entgegen, verfeinern das Hautbild und verleihen ihm neue Frische. Viele Männer lieben es als Rasierwasser.

DUFTLAMPE in der Erkältungszeit

Zur Raumdesinfektion und -erfrischung in der kalten Jahreszeit.

Geben Sie in die Duftlampe:

- x 3 Tr. Rosmarin CT Cineol
- x 3 Tr. Zitrone
- x 2 Tr. Eukalyptus

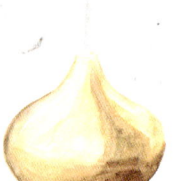

HUSTEN- und BRONCHIENÖL

In der Erkältungszeit lindert dieses Brust- und Rückenöl Husten und Schmerzen.

- x 50 ml Johanniskrautöl
- x je 5 Tr. Rosmarin CT Cineol, Lorbeer und Ravintsara

Vermischen Sie alle Zutaten in einer Flasche.

» Reiben Sie bei Husten und akuter Bronchitis mehrfach täglich Brust und Rücken ein. Eine Wärmflasche verstärkt die lindernde Wirkung.

SCHNELLE HILFE BEI KALTEN FÜSSEN mit Rosmarinhydrolat

Eine sanfte, durchblutungsfördernde Einreibung wärmt kalte Füße im Handumdrehen, ebenso wie dieses Fußbad.

- x 9 EL Rosmarinhydrolat
- x 1 Liter warmes Wasser

Geben Sie das Hydrolat in das warme Wasser.

» Baden Sie Ihre Füße ca. 10 Minuten darin. Müdigkeit und Frösteln verschwinden, die wärmende Wohltat lässt nicht lange auf sich warten.

Duft des Monats

LOS GEHT'S – Riechfläschchen

Diese Motivations-Mischung gibt bei Antriebslosigkeit wertvolle Starthilfe.

- ✗ 2 Tr. Rosmarin CT Cineol
- ✗ 2 Tr. Lemongrass
- ✗ 1 Tr. Tulsi

Tröpfeln Sie die ätherischen Öle auf einen Wattebausch und stecken ihn in ein Fläschchen oder eine kleine Dose.

» Wenn Sie unmotiviert und unruhig sind und die inneren Konflikte wachsen, vitalisiert Sie dieser frische und würzige Duft.

GUTES FÜR DIE PSYCHE

KONZENTRATION & KLARE GEDANKEN mit Rosmarinwasser

Rosmarin genießt seit alters her den Ruf, das Gedächtnis zu stärken.

- ✗ 2 Tr. Rosmarin CT Cineol
- ✗ Taschentuch

Geben Sie das Rosmarinöl auf ein Taschentuch und legen Sie es neben sich auf den Schreibtisch.

» Schnuppern Sie nach Lust und Laune daran, um wach und konzentriert zu bleiben.

HYDROLATEKUR – Frühjahrsputz für Kopf und Körper

Rosmarinhydrolat kurmäßig angewandt ist ein guter Begleiter für Ihre Frühjahrs- oder Fastenkur. Es unterstützt die Entgiftungsvorgänge im Körper, kurbelt den Kreislauf an, verbessert die Konzentration und lässt die Müdigkeit verfliegen.

In der Menopause eignet sich diese Kur zur Stoffwechselbelebung.

Geben Sie in:

- ✗ 250 ml Wasser (1 Glas)
- ✗ 1 TL Rosmarinhydrolat

» Trinken Sie 3 Wochen lang 2 Mal täglich ein Glas Rosmarinwasser.

» Die sanftere Variante für ältere Menschen – 1 Mal jährlich 3 Wochen lang täglich 1 Glas Rosmarinwasser schluckweise zu sich nehmen.

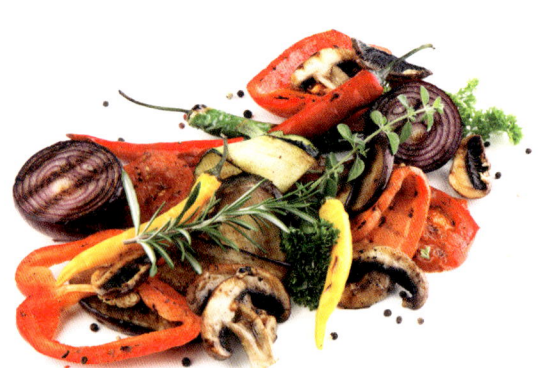

KULINARISCHE FREUDEN

Traditionell wird Rosmarin nicht nur als Medizin und zu rituellen Zwecken, sondern auch als Nahrungsmittel verwendet.

Er entfacht das Verdauungsfeuer, regt den Stoffwechsel an und verleiht Gerichten seine feine Würze.

ø Lammbraten:
Spicken Sie das Fleisch vor dem Garen im Backofen an verschiedenen Stellen mit 1 Rosmarinzweig, ½ Knoblauchzehe und ½ Anchovisfilet.

ø Verfeinern mit Öl und Sahne:
Fleisch-, Fisch- und Gemüsegerichte erhalten mit Rosmarinöl ein raffiniertes Finish. Emulgieren Sie 1 Tr. Rosmarinöl in 1 EL Olivenöl oder Sahne und geben Sie diese Mischung tröpfchenweise ans Essen.

ø Würzen Sie Kräuterquark & Joghurt mit einem oder mehreren Sprühstößen Rosmarinhydrolat.

ø Grillspieße:
Verwenden Sie Rosmarinzweige als Grillspieße, indem Sie Fleisch und Gemüse daran aufspießen. Streifen Sie die Nadeln vorher ab.

ø Gemüse:
Würzen Sie Karotten, Paprika, gekochte Kartoffeln oder Tomatensauce vor dem Servieren mit einem Hauch Rosmarinhydrolat. Mischen Sie je nach Gusto 1 TL–1 EL unter oder sprühen Sie das Hydrolat unmittelbar vor dem Servieren über das Gericht.

ø Vinaigrette & Marinaden:
Ein Sprühstoß Rosmarinhydrolat verleiht Salatsaucen und Fleischmarinaden ein mediterran-würziges Aroma.

ø Dufte Birnen:
Veredeln Sie Rotweinbirnen mit einem Sprühstoß Rosmarinhydrolat oder ein Glas Birnensaft mit 1 TL Rosmarinhydrolat.

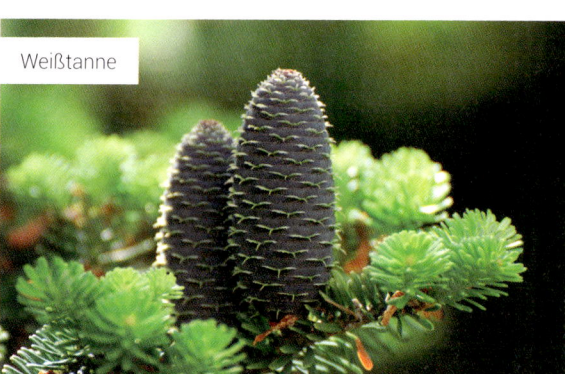

Weißtanne

RAUMSPRAY –
Essig der vier Räuber

Die Tradition des **Essigs der vier Räuber** geht auf die Pestepidemie zurück, in der Diebe die Häuser von Erkrankten ausraubten, ohne sich dabei anzustecken. Den Schutz bot ihnen eine Kräutermischung, in der auch Rosmarin enthalten war. Nach ihrer Verhaftung gingen die Diebe in die Geschichte ein. Ein Richter ließ sie gegen Lüftung ihres Geheimnisses mit der Begründung frei, dass sie mit ihrer Kräutermischung der Gesellschaft einen großen Dienst erwiesen hatten.

Diese Geschichte hat mich zu einem **raumreinigenden, geruchsbindenden** und **desinfizierenden** Raumspray inspiriert, der einige der berühmten Kräuter der **vier Räuber** enthält.

Sie brauchen dafür:

- ✗ 10 ml Alkohol 96 %
- ✗ 10 ml weißen Balsamico
- ✗ 80 ml abgekochtes Wasser
- ✗ 10 Tr. Rosmarin CT Cineol
- ✗ 8 Tr. Muskatellersalbei
- ✗ 5 Tr. Lavendel fein
- ✗ 3 Tr. Angelikawurzel
- ✗ 1 Tr. Pfefferminze

Verschütteln Sie alle Zutaten gut miteinander.

» Dieses Raumspray kann gut zur Desinfektion von Krankenzimmern und bei hartnäckigen Küchengerüchen eingesetzt werden.

RÄUME IN BEWEGUNG BRINGEN

Eine abgestandene Raumatmosphäre lässt sich mit Rosmarinhydrolat erfrischen. Stickige Kranken- und Arbeitszimmer profitieren von seiner reinigenden und aufbauenden Kraft. Eine frische Nuance erhält der Rosmarinduft, wenn Sie ihn mit dem ätherischen Öl oder Hydrolat von Litsea cubeba, Zitrone, Weißtanne oder Douglasie kombinieren.

Hier einer meiner Favoriten:

- ✗ 30 ml Rosmarinhydrolat
- ✗ 20 ml Weißtannenhydrolat
- ✗ 15 Tr. Zitrone

Mischen Sie Rosmarinhydrolat und Weißtannenhydrolat mit dem Zitronenöl.

» **Achtung!** Setzen Sie diese anregende Mischung nicht am Abend ein.

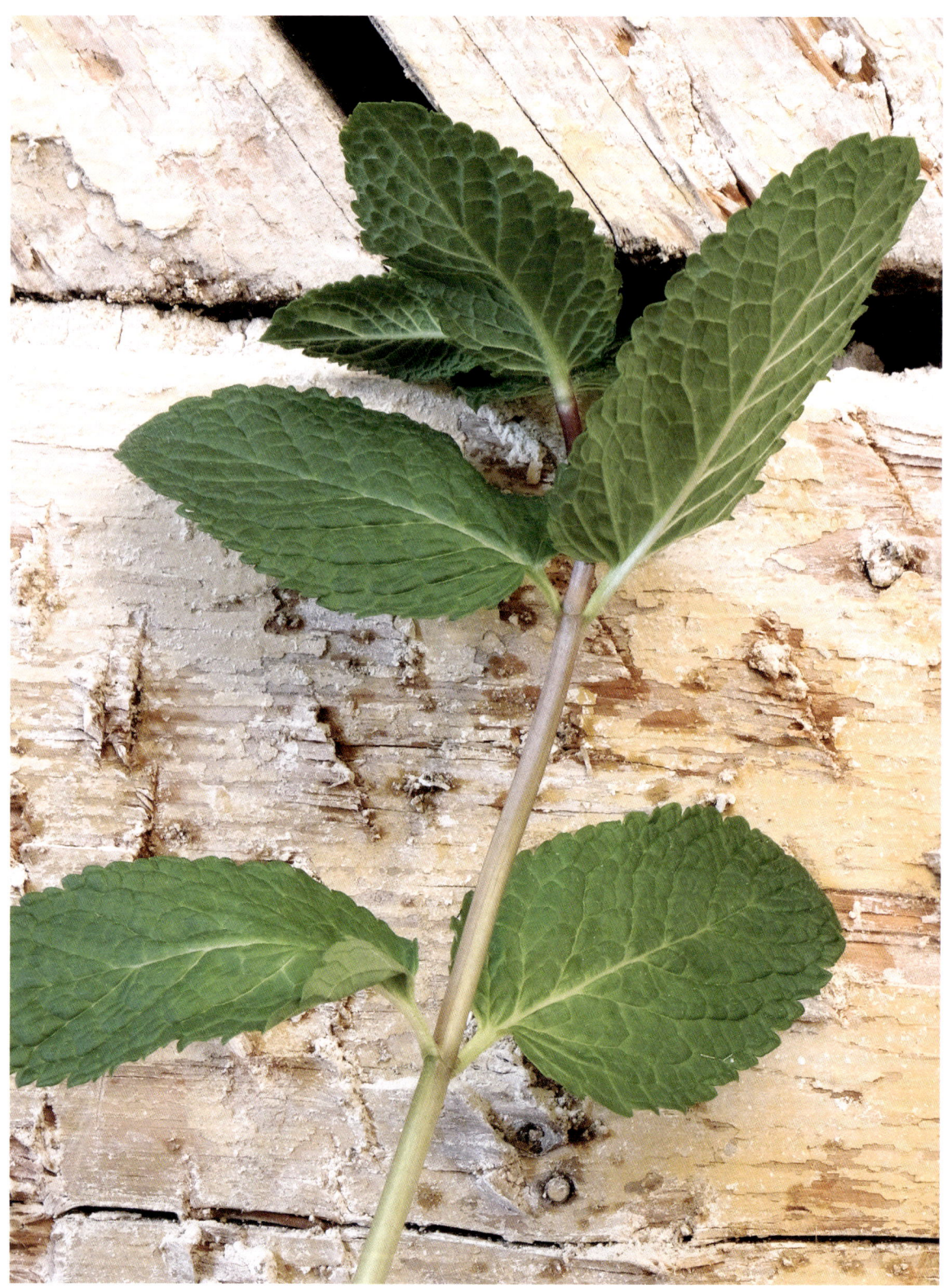

APRIL – PFEFFERMINZE, DIE REINIGENDE

Die Hüterin der Quellen

Bereits die griechische Mythologie setzte der Minze in Gestalt der Nymphe *Minthe* als Hüterin der Quellen ein Denkmal. Tatsächlich wissen seit der Antike bis heute fast alle Völker dieser Erde die reinigende Kraft des Lippenblütlers zu schätzen. Er wirkt schnell und unkompliziert und gilt nahezu als Allheilmittel. Sei es bei Kopfschmerzen oder schweren Beinen, Verdauungsproblemen oder Hitzewallungen.

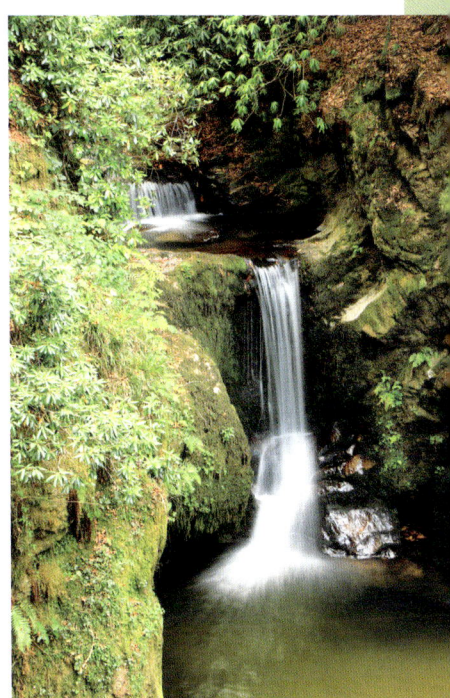

In der Duftkommunikation wird die Pfefferminze auch für ihre seelische Verdauungsstärke geschätzt. Ihr würzig-pfeffriges Aroma hilft, heikle Themen zu verarbeiten, Anspannungen zu lösen und die innere Neuausrichtung zu fördern. Reinigung und zielgerichtetes Vorwärtsstreben auf allen Ebenen ist ihr Motto. Sie verbindet Gefühl und Verstand und sorgt für einen klaren Blick auf den Horizont.

DER APRIL UND SEINE KRAFT

Im April kommt der Frühling richtig in Fahrt. Die Natur richtet sich neu aus. Frühjahrsblumen und Obstbäume zeigen sich in ihrem schönsten Blütengewand. Die ersten Schmetterlinge tummeln sich in diesem Blütenmeer aus sanften Tönen. Vergessen ist die dunkle Jahreszeit. Was zählt, ist das Licht. Die Pfefferminze strebt als eine der ersten dem Neuen, dem Lichten entgegen. Ihr wohnt die reinigende Kraft des Frühjahrs inne. Vorwärtsstrebend und unbeirrbar verleiht uns ihr ätherisches Öl Elan und Frische.

DIE BOTSCHAFT DER PFEFFERMINZE: *Ich bin wach und voller Tatendrang.*

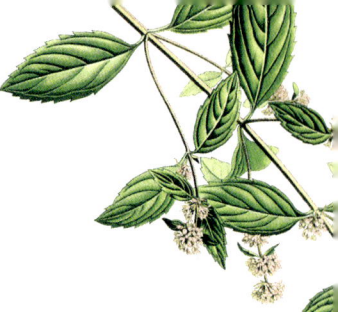

BOTANISCHER NAME	Mentha x piperita
DUFT	frisch, klar, minzig, etwas kampfrig
ERTRAG	100 kg destilliertes Kraut ergeben 1 Liter ätherisches Öl
VERBREITUNG	weltweit, u. a. Indien, Deutschland, England, Frankreich
KÖRPERLICHE WIRKUNG	schmerzlindernd bei Kopfschmerz und Migräne; verdauungsfördernd und entkrampfend bei Übelkeit; kühlend bei starkem Schwitzen und Fieber; schmerzstillend bei Muskel- und Nervenbeschwerden; bei Infektionen und verstopften Nasennebenhöhlen; Lymphe reinigend und Kreislauf stimulierend; hautreinigend
PSYCHISCHE WIRKUNG	klärt den Geist und steigert die Konzentrationsfähigkeit und Gedächtnisleistung, belebend bei geistiger Erschöpfung, Überarbeitung, Benommenheit; bei Ängsten und Schock, Nerven beruhigend, Selbstwertgefühl und Intuition stärkend
SPIRITUELLE WIRKUNG	bringt Ordnung, klärt den Geist

WICHTIGE ARZNEIPFLANZE

Bekannt wurde die Pfefferminze erst im 17. Jahrhundert im Südosten Englands, doch ist die Heilkraft der Minze viel älter, wie die griechische Sage um die Nymphe *Minthe* belegt.

Heute sind 2000 Minzarten bekannt, wobei die Pfefferminze ganz oben in der Beliebtheitsskala zu finden ist. Eines ihrer wichtigsten Anbaugebiete war bis vor rund 60 Jahren westlich von München zu finden.

Heute gehört der aromatische Lippenblütler zu den weltwirtschaftlich wichtigsten Arzneipflanzen und ist vor allem auf der nördlichen Halbkugel verbreitet.

KALT UND HEISS

Der hohe Mentholgehalt der Pfefferminze sorgt für ihre stark kühlende Wirkung. Dieser kühlende Effekt entsteht, wenn sich durch das Menthol die Kapillaren verengen. Gleich danach setzt die durchblutungssteigernde Wirkung ein und es verbreitet sich ein warmes Gefühl.

TAUSENDSASSA

Ob als Begleiter bei üppigen Gelagen oder auf dem Weg ins Paradies – schon im Altertum wusste man um die umfassende Heilkraft der Minze. Im 21. Jahrhundert gehört ihr ätherisches Öl neben Teebaum und Rose zu

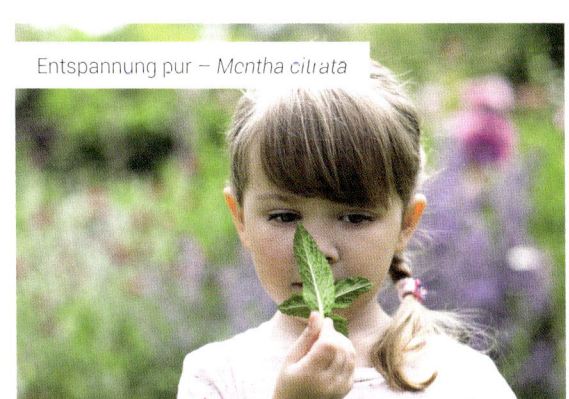

Entspannung pur – *Mentha citrata*

den am umfangreichsten dokumentierten und untersuchten Ölen. Vor allem seine völlig nebenwirkungsfreie Funktion als Schmerzmittel bei Spannungskopfschmerz konnte in Studien nachgewiesen werden.

MINZVIELFALT

Neben der Pfefferminze gibt es weitere Minzen mit unterschiedlichem Chemotyp, die sich in Duft und Wirkung unterscheiden.

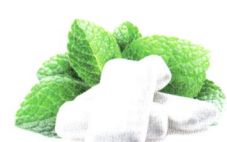

FRISCHER ATEM
Spearmint, Krauseminze
Mentha spicata

⌀ Eine **milde Alternative** zur Pfefferminze mit weniger Mentholgehalt. Die sanfte, entspannende *Spearmint* mit dem typischen Geruch nach Kaugummi hilft bei Atemwegs-Problemen.

⌀ Im **Gurgelwasser** beim morgendlichen Zähneputzen verleiht sie frischen Atem und sorgt für eine gesunde Mundflora.

ENTSPANNUNG PUR
Bergamottminze – *Mentha citrata*

⌀ Der **Duft** der auch als **Orange-** oder **Eau-de-Cologne-Minze** bekannten *Mentha citrata* erinnert an eine Mischung aus Lavendel und Zitrone.

⌀ Im Gegensatz zu anderen Minzen enthält sie **kein Menthol**.

⌀ Ihr feiner Duft **entspannt** und ist aufgrund seiner guten Verträglichkeit auch für **Kinder geeignet**.

WECKT LEBENSGEISTER
Nanaminze, Marokkanische Minze
Mentha spicata – *Marokko/Nane*

⌀ Als **Willkommensgeste** wird die *Marokkanische Minze* jedem Gast als Tee gereicht.

⌀ Ihr **süßes Aroma** lässt die verführerische Welt von 1001 Nacht auferstehen.

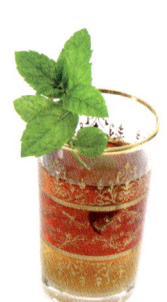

⌀ Ihr sanft-minziger Duftcharakter **mobilisiert müde Lebensgeister** und sorgt für eine klare Wahrnehmung.

⌀ *Nana* ist übrigens das arabische Wort für *Minze*.

DUFTE KOMBINATIONEN

⌀ **Reinigend und konzentrationsfördernd**: Rosmarin, Eukalyptus, Teebaum

⌀ **Helferkombis bei Übelkeit**: Ingwer, Rosmarin, Lavendel, Zitrone

⌀ **Abwehrkräfte stärkend**: Lavendel, Majoran, Cajeput

⌀ **Stabilisierend und stimmungsaufhellend**: Grapefruit, Benzoe, Bergamotte, Mandarine, Orange, Myrrhe, Rose, Zeder

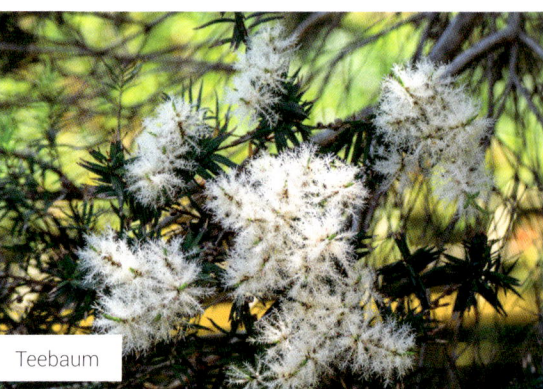

Teebaum

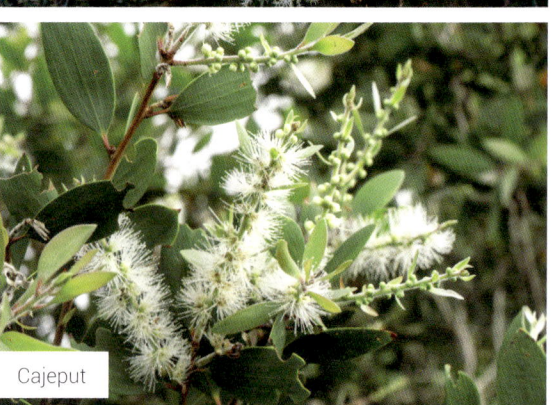

Cajeput

WOHLTUENDES FÜR DEN KÖRPER

- **Kopfhaut & Haare:** Erfrischt und belebt die Kopfhaut, pflegt fettige und schuppige Haare.
- **Gesicht**: Klärt Akne und fettige, unreine Haut.
- **Haut**: Beruhigt die Haut bei Juckreiz, Sonnenbrand, Mückenstichen und Gürtelrose.
- **Mundhygiene**: Bringt frischen Atem und pflegt entzündete Mundschleimhaut.
- **Bauch und Verdauung**: Löst Krämpfe und beruhigt den Magen bei Übelkeit und Reisekrankheit, hilft bei Blähungen.
- **Beine**: Stimuliert Lymphe, entspannt Venen und Krampfadern, erleichtert schwere und geschwollene Beine, lindert Schmerzen bei Verstauchungen und Prellungen.
- **Füße:** Erfrischt und belebt müde Füße.
- **Kopfschmerz & Müdigkeit**: Erfrischt den Geist und nimmt den Schmerz.
- **Erkältung und Grippe**: Wärmt und reguliert körpereigene Abwehrkräfte.
- **Schwitzen und Hitze**: Kühlt Gesicht und Dekolleté und verhindert Achsel-Schweißgeruch.

ACHTUNG!

Aufgrund des hohen Mentholgehalts ist Pfefferminzöl (*Mentha piperita*) **NICHT für Schwangere, Kleinkinder und Kinder mit chronischen Atemwegsbeschwerden geeignet.**

HITZE-HELFER!

Eiswürfel

Gefrorenes Pfefferminzhydrolat ist ein probates Mittel bei Sommerhitze.

Füllen Sie einen Eiswürfelbehälter mit dem aromatischen Wasser und frieren Sie es ein.

Reiben Sie mit dem geeisten Aroma über die verschwitzte Haut, Stirn und Unterarme. Denken Sie dabei auch an die gestauten Beine und die geschwollenen Gelenke, denen Sie wundervolle Kühlung an heißen Tagen bringen.

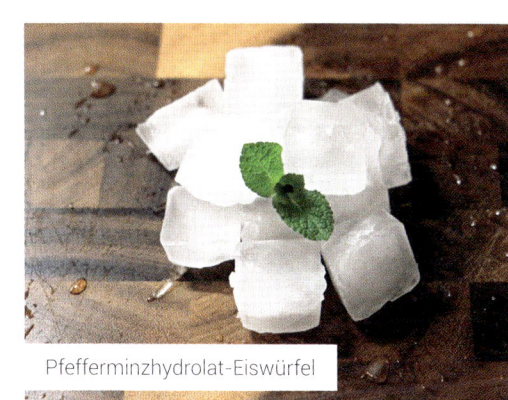

Pfefferminzhydrolat-Eiswürfel

BODY SPLASH-TO-GO

Wenn Sie unter starkem Schwitzen und Hitzewallungen leiden.

<u>Verschütteln Sie:</u>

x *Zu gleichen Teilen Pfefferminz-hydrolat und Salbeiwasser*

» Dieses Wunderwässerchen hemmt die Schweiß- und Geruchsbildung und kühlt das Mütchen, wenn's hoch hergeht. **Lagern Sie die Mischung im Kühlschrank.**

ERSTE-HILFE Riechfläschchen

Es gibt hin und wieder Situationen, die einfach zu viel sind. Pfefferminze hilft schnell und unkompliziert, sogar in Extremsituationen. Als Erste-Hilfe-Maßnahme bei Schock oder Übelkeit sollte es in keiner Handtasche fehlen.

x *grobes Meersalz*
x *20-ml-Döschen*
x *7 Tr. Pfefferminze*

1. Geben Sie das Meersalz in das Döschen und träufeln Sie das ätherische Öl dazu.

2. Verschütteln Sie die Mischung kräftig.

MINZPRINZ – Frische-Roll-on

Dieser Prinz ist zur Stelle, wenn Sie lange Arbeitstage und jede Menge Herausforderungen zu bewältigen haben.

<u>Mischen Sie in einem 10-ml-Roll-on:</u>

x *10 ml Korn oder Wodka*
x *10 Tr. Pfefferminze*
x *1 Tr. Petitgrain*

» Wenn Sie erschöpft sind oder einfach mal durchatmen wollen, rollen Sie diese belebende Mischung auf Schläfen und Nacken. Das Petitgrain nimmt der Pfefferminze etwas die Schärfe und entspannt.

AFTER-SUN-GEL

Beruhigende Kühlung für die Haut nach dem Sonnenbaden.

x *50 ml Aloe-Vera-Gel*
x *4 Tr. Pfefferminze*
x *6 Tr. Lavendel fein*

Vermengen Sie die ätherischen Öle gründlich mit dem Aloe-Vera-Gel.

» Verwöhnen Sie Ihre feuchte Haut mit dieser wohltuenden Frische.

KOPF FREI! – Fußbadesalz

Wenn sich erste Anzeichen starker Kopfschmerzen oder einer Migräne einstellen, bringt dieses kühle Fußbad Erleichterung.

Sie brauchen dazu:

- ✗ 1 Schraubglas
- ✗ 8 EL grobes Meersalz
- ✗ 20 ml Johanniskrautöl
- ✗ 9 Tr. Pfefferminze
- ✗ 7 Tr. Melisse
- ✗ 5 Tr. Lavendel fein
- ✗ 5 Tr. Majoran süß
- ✗ 4 Tr. Rosmarin CT Cineol

1. Geben Sie das Johanniskrautöl ins Schraubglas und mischen Sie die ätherischen Öle unter.

2. Benetzen Sie mit der Mischung die Wände des Schraubglases, indem sie es drehen.

3. Geben Sie nach und nach das grobe Meersalz zu und schütteln Sie die Mischung immer wieder, bis alle Zutaten gut vermengt sind.

» Füllen Sie eine Fußbadewanne mit kühlem Wasser und geben Sie 1–2 EL des Fußbadesalzes dazu. Baden Sie Ihre Füße ca. 10 Minuten darin.

KLÄRENDES GESICHTS-DAMPFBAD

Gesichtsdampfbäder mit Pfefferminze reinigen und klären Aknehaut, da ihre leicht antiseptischen Eigenschaften die Ausbreitung der Bakterien eindämmen.

- ✗ 1 Liter heißes Wasser
- ✗ 6 EL Pfefferminzhydrolat

Füllen Sie das heiße Wasser in eine Schüssel und geben Sie das Pfefferminzhydrolat dazu.

» Halten Sie nun Ihren Kopf über die Schüssel und decken Sie ihn mit einem Handtuch ab, schließen Sie die Augen und atmen Sie die Dämpfe für rund fünf Minuten tief ein.

Auch Ihre Atemwege werden Ihnen diese Frische-Inhalation danken.

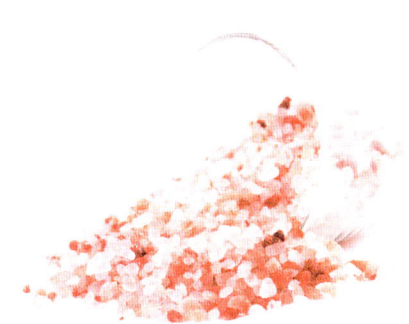

ESPRIT – Inhalation

Diese erfrischende Kombination fördert Konzentration und Geistesblitze. Souveränität und Überblick inklusive.

Geben Sie auf ein Taschentuch:

- x je 1 Tr. Pfefferminze, Zitrone und Rosmarin

» Inhalieren Sie den Duft während der Prüfung oder in der Arbeit.

Wenn das Tuch neben Ihnen auf dem Tisch liegt, schafft es in Ihrem unmittelbaren Umfeld eine konzentriert-anregende Atmosphäre.

DUFTE FRISCHE – Duftlampe

Wenn Sie sich träge und erschöpft fühlen, versorgt Sie dieser stimulierende Mix mit neuer Energie.

- x 2 Tr. Pfefferminze
- x 1 Tr. Eukalyptus globulus
- x 1 Tr. Zirbelkiefer
- x 1 Tr. Weisstanne

» Geben Sie die ätherischen Öle in die Duftlampe und erfreuen Sie sich der grünen Frische.

DURCHATMEN – Massageöl

Wenn Sie sich nach längerer mentaler Anstrengung angespannt fühlen und sich Kopfschmerzen ankündigen, wenn Sie müde sind und dringend einen Ausgleich benötigten, verwöhnen Sie sich mit dieser Energie spendenden Massage.

- x 50 ml Mandelöl
- x 4 Tr. Pfefferminze
- x 4 Tr. Lavendel fein
- x 4 Tr. Eukalyptus globulus
- x 3 Tr. Cajeput

Vermischen Sie alle Zutaten miteinander.

» Massieren Sie Ihren ganzen Körper mit dieser ausgleichenden Energiebalance-Mischung ein.

KULINARISCHE FREUDEN

Pfefferminzhydrolat sorgt nicht nur für geistigen und körperlichen Kick, sondern verleiht auch Getränken und Gerichten eine würzige Frische.

- ø **Genießen Sie an heißen Sommertagen** 1 Liter kühles Mineralwasser oder Apfelsaft mit 3–4 EL Pfefferminzhydrolat.

- ⌀ **Aromatisieren** Sie dunkle Schokolade, Vanilleeis oder Limonade mit Minzspray.

  Mischen Sie dafür *10 ml Alkohol mit 15 Tropfen ätherischem Pfefferminzöl* und geben Sie es tröpfchenweise der süßen Versuchung zu.

- ⌀ Echte **Gaumenüberraschungen** zaubert man mit einem *Sprühstoß puren Pfefferminzhydrolats* über frischen Obstsalat, säuerliches Zitronensorbet oder cremiges Schokodessert.

- ⌀ **Passionierte Grün- und SchwarzteetrinkerInnen** schätzen bisweilen die Abwechslung, wenn sie ihr geliebtes Heißgetränk mit *1 TL Pfefferminzhydrolat* verfeinern.

- ⌀ Ein Hauch Pfefferminze verleiht einem **Glas Sekt** eine exquisite Note. Geben Sie einen *Sprühstoß Hydrolat ins leere Sektglas*, das Sie anschließend mit dem prickelnden Nass auffüllen.

- ⌀ **Veredeln** Sie gegrillte Lammkoteletts, gedünsteten Fisch oder feuriges Wok-Gemüse kurz vor dem Servieren mit 2–3 Sprühstößen *Pfefferminzhydrolat*.

DUFTE RÄUME

Lassen Sie sich auch in Ihrem Zuhause von der reinigenden Kraft der *Mentha piperita* unterstützen. Spätestens wenn der Frühjahrsputz ansteht, kommt der frische Duft der Minze auf den Plan. Dasselbe gilt nach einer Krankheit oder wenn Sie zu neuen Ufern aufbrechen wollen. Pfefferminzwasser reinigt und erfrischt Räume, deren Atmosphäre sich abgestanden und verbraucht anfühlt.

Vergessen Sie auf keinen Fall, vorher gründlich zu lüften, aufzuräumen und zu putzen!

FRÜHLINGSGEFÜHLE – Raumspray

Dieses Spray kleidet triste Räume in ein neues, frisches Duftkleid.

- ✗ *25 ml Pfefferminzhydrolat*
- ✗ *25 ml Korn oder Wodka*
- ✗ *5 Tr. Pfefferminze*
- ✗ *5 Tr. Zitrone*
- ✗ *5 Tr. Zirbelkiefer*

» Verschütteln Sie die ätherischen Öle mit dem Alkohol und dem Hydrolat und erfrischen Sie den Raum mit einigen Sprühstößen.

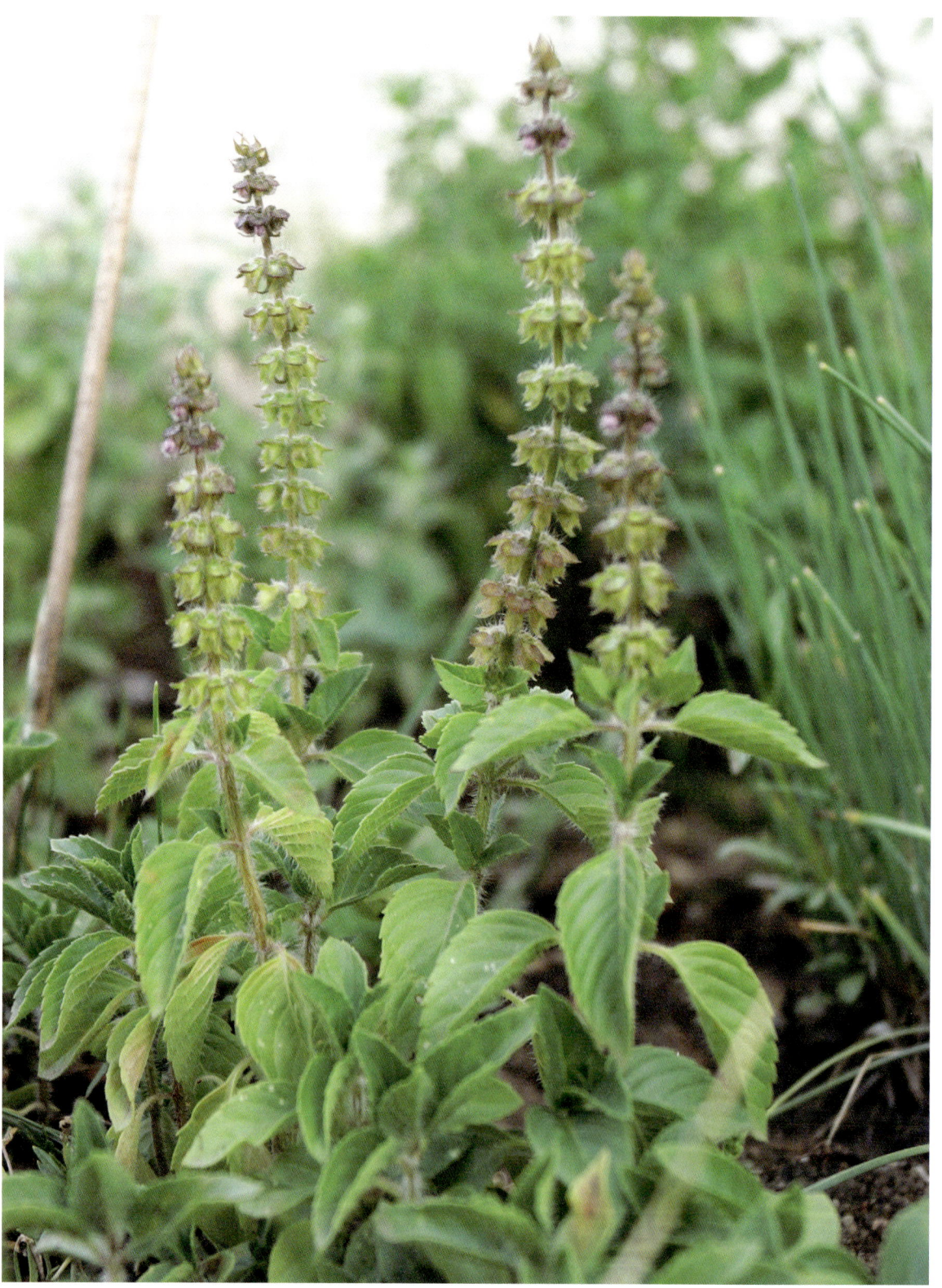

MAI – TULSI, DIE UNVERGLEICHLICHE

Die Königin der Kräuter

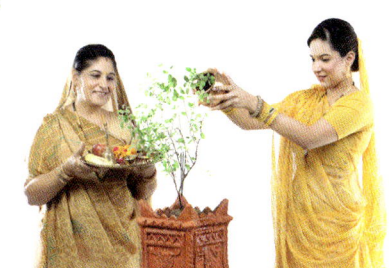

Wenn ich mein Tulsi-Fläschchen öffne, beschwöre ich den Geist Indiens herauf. Ich sehe mich im Gewirr von Großstädten wie Mumbai oder Hyderabad. In Prozessionen, in denen Frauen ihre heiligen Tulsi-Sträucher durch die Straßen tragen. Kein Zitrusduft hätte hier Bestand. Angesichts der erbarmungslosen Hitze und der omnipräsenten Geruchsintensität würde sich jedes Zitronen- oder Orangenaroma in Sekundenschnelle aus dem Staub machen. Sprichwörtlich verduften. Die *Königin der Kräuter*, wie das heilige Basilikum auch genannt wird, ist hingegen Indien pur. In seiner würzigen Komplexität und eindrucksvollen Präsenz lässt es sich nicht so leicht seines Platzes verweisen. Weder von der Hitze noch von den betörenden und stinkenden Alltagsgerüchen. Tulsi ist standhaft und weiß sich durchzusetzen. Seit Jahrtausenden gilt sie als unverzichtbare Pflanze des Ayurveda, als *Unvergleichliche*, so die Übersetzung ihres Namens. Kein Wunder also, dass dieses heilige Kraut gemeinsam mit dem Lotus als Nationalpflanze Indiens verehrt wird.

DER MAI UND SEINE KRAFT

Der Wonnemonat Mai ist da. Die Natur erobert ihren Raum, es grünt und blüht, soweit das Auge reicht. Der Frühling ist in vollem Gange, der Sommer ist nicht mehr weit. So wie sich die Natur im Mai ihr Terrain sichert, um zu wachsen und zu gedeihen, gibt es auch für uns Zeiten, in denen wir uns behaupten müssen, um voranzukommen und unsere Ziele zu erreichen. Dazu bedarf es Selbstbewusstsein und Tatkraft. Tulsi schenkt uns diesen Elan und verleiht in anstrengenden Situationen die notwendige Nervenstärke und gelassene Zuversicht.

DIE BOTSCHAFT DES TULSI: *Ich spüre meine Kraft und schreite selbstbewusst voran.*

BOTANISCHER NAME	*Ocimum sanctum*
DUFT	aromatisch, warm, würzig-frisch, exotisch
VERBREITUNG	Indien, tropische Regionen Asiens
KÖRPERLICHE WIRKUNG	entzündungshemmend, abwehrstärkend, bei Atemwegsproblemen, sehr stark antibakteriell und antiviral, stärkt das Herz und reguliert den Blutdruck, lindert Muskelschmerzen
PSYCHISCHE WIRKUNG	Balsam für Geist und Seele, bei Erschöpfung und Burn-out, Überforderung und Überarbeitung, ausgleichend und anregend, baut Stress ab, Nerventonikum, vitalitätssteigernd, angstlösend, stimmungsaufhellend, klärt Gedanken, fördert konzentriertes Arbeiten
SPIRITUELLE WIRKUNG	starke Schutzpflanze, erdet, schützt Räume vor negativer Energie, stärkt Aura und Ausstrahlung

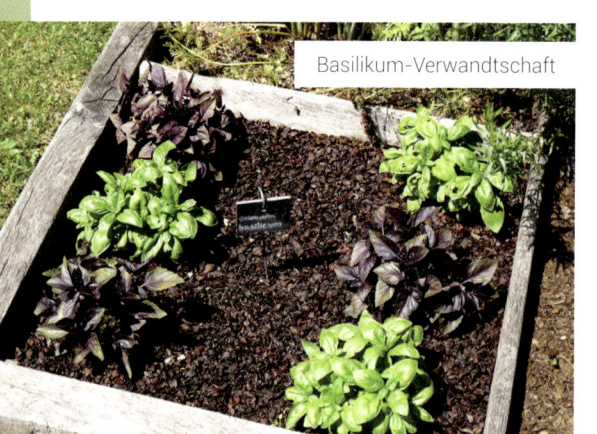

Basilikum-Verwandtschaft

HEIMAT INDIEN

Emigrierte Mittelmeer-Verwandte
Tulsi gehört zur Basilikum-Gattung.
Die Aromatherapie nutzt auch das
im Mittelmeerraum weit verbreitete
Basilikum *Ocimum basilicum*. Seine
Herkunft wird im Nordwesten Indiens vermutet, wo Basilikum bereits
vor 3000 Jahren als Heil-, Gewürz-
und Zierpflanze kultiviert wurde.

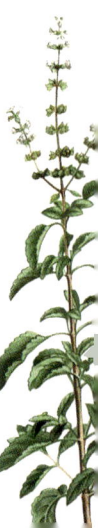

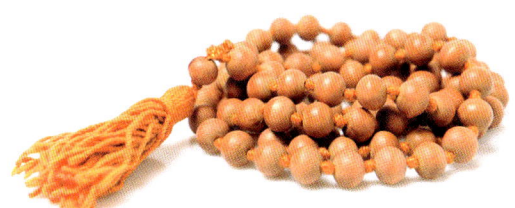

RITUELLE RUNDEN

Fast jede Familie in diesem Riesenreich hat ein Tulsi-Bäumchen vor dem Haus oder auf dem Balkon.

Traditionell umrunden die Frauen das pflanzliche Heiligtum morgens und abends. Sie bitten *Lakshmi* und *Vishnu* um Schutz und ein gutes Leben. Einige tragen dabei eine Tulsi-Mala, eine Gebetskette aus Tulsiholz.

Dieses hinduistische Ritual hat gleichzeitig eine medizinische Wirkung. Während dieser täglichen rituellen Runden reinigt die *Kräuterkönigin* ganz nebenbei auch Bronchien und Atemwege. Die Frauen, die in traditionellen Haushalten oft noch mit Holzkohle oder Tierdung kochen und sich damit steter Atemwegs-Belastung aussetzen, kombinieren auf diese Weise religiöse Hingabe mit praktischer Gesundheitspflege.

VITALITÄT IM AYURVEDA

Das Tulsikraut ist aus der traditionellen indischen Medizin nicht wegzudenken. Im Ayurveda gilt es als Lebenselixier, das die Vitalität steigert, den Geist klärt, das Herz öffnet und das Immunsystem stärkt.

Tulsi kräftigt die Atemwege, wirkt schleimlösend, stärkt die Immunkraft und besitzt blutreinigende Eigenschaften. Das Ayurveda behandelt mit der Pflanze auch Hautstörungen und setzt sie als desodorierendes Mittel ein.

Verdauungsfördernder Tee
Die Blätter dieser traditionellen Heilpflanze werden *gekaut*, als Tee *getrunken* oder *gegurgelt*.

Eine Tasse Tulsitee mit seiner verdauungsfördernden Wirkung bildet in der würzigen indischen Küche oft den Abschluss einer Mahlzeit. Sein sanfter Geschmack mit der leichten Zitrusnote und der milden Schärfe entfaltet sich in Kombination mit Ingwer besonders gut.

HIMMLISCHE KOMBINATIONEN

- **Erfrischung mit Zitrusdüften**: Limette, Orange, Zitrone
- **Stärkung mit Holzdüften**: Zeder, Zypresse
- **Sinnlichkeit mit Blütenölen**: Jasmin, Rose
- **Aktivierung**: Ingwer, Rosmarin
- **(Selbst-)Sicherheit**: Patchouli, Sandelholz
- **Entspannung**: Lavendel, Rosengeranie, Vanille, Muskatellersalbei

ACHTUNG!

- Ø Durch den hohen Anteil an Phenolen (v. a. *Eugenol*) ist Tulsi ein stark haut- und schleimhautreizendes Öl. Oft reicht für Körperöle schon 1 Tr. auf 50 ml Basisöl. Dosieren Sie Tulsi für Körperanwendungen nicht höher als 1 %.
- Ø Benutzen Sie es nicht langfristig.
- Ø In höherer Dosierung kann es neben seinen hautreizenden Eigenschaften die Haut auch stark austrocknen.
- Ø Nicht während der Schwangerschaft anwenden!

WOHLTUENDES FÜR DEN KÖRPER

STARK & AUFRECHT – Körperöl

Quälende Muskel- und Ischiasschmerzen erfahren durch diese Mischung Linderung.

- ✗ 50 ml Johanniskrautöl
- ✗ 2 Tr. Tulsi
- ✗ 3 Tr. Ingwer
- ✗ 5 Tr. Weihrauch
- ✗ 4 Tr. Majoran süß
- ✗ 5 Tr. Speiklavendel (Lavandula spica)

Mischen Sie die ätherischen Öle mit dem Johanniskrautöl.

» Reiben Sie die schmerzenden Stellen über mehrere Tage 2 Mal täglich ein, bis der Schmerz abklingt.

STARK & FRISCH – Duftlampe

Stimulieren Sie Ihre Abwehrkräfte mit dieser würzig-frischen Mischung und reinigen Sie gleichzeitig die Raumluft.

- ✗ 2 Tr. Tulsi
- ✗ 2 Tr. Lemongrass
- ✗ 2 Tr. Limette

» Geben Sie die ätherischen Öle in die Duftlampe oder den Streamer und lassen Sie sich von der zitronigen Frische anregen.

BRONCHITIS – Inhalierstift

Nutzen Sie zur Erleichterung bei Atemwegsproblemen diesen Inhalierstift.

- ✗ 1 Tr. Tulsi
- ✗ 2 Tr. Eukalyptus radiata
- ✗ 3 Tr. Atlaszeder

Geben Sie die ätherischen Öle auf den Docht Ihres Inhalierstifts.

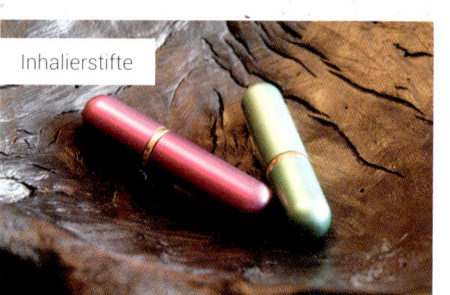
Inhalierstifte

GUTES FÜR DIE PSYCHE

KRAFTSTOFF – Körperöl

Ein Öl für Situationen, die alles von Ihnen fordern und Ihre Selbstsicherheit und Eigenmotivation stärken.

Mischen Sie:

- ✗ 20 ml Jojobaöl
- ✗ 2 Tr. Tulsi

» Tragen Sie das Öl vor Prüfungen und Situationen, die sportliche oder mentale Höchstleistungen fordern, auf die Fußsohlen auf und reiben Sie den Steißbeinbereich damit ein.

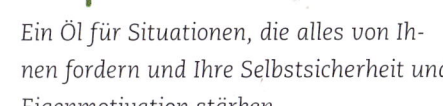

Duft des Monats

KLARER KOPF – Körperumfeldspray

Wenn Sie Ihrem Gedächtnis auf die Sprünge helfen wollen, ist dieses Körperumfeldspray auf Rosmarinhydrolatbasis eine Mischung, die Sie anfeuert und die Durchblutung Ihres Gehirns verbessert.

- ✗ 40 ml Rosmarinhydrolat
- ✗ 2 Tr. Tulsi
- ✗ 2 Tr. Ingwer
- ✗ 2 Tr. Salbei spanisch (Salvia lavandulifolia)
- ✗ 4 Tr. Grapefruit complet

Verschütteln Sie die ätherischen Öle mit dem Rosmarinhydrolat.

» Versprühen Sie diese vitalisierende Mischung auf Ihren Nacken und an Ihrem Arbeitsplatz, bevor Sie zur Tat schreiten.

REGENERATION – Seelenöl

Manchmal fällt es schwer, in die Gänge zu kommen. Wenn wenig Zeit für Pausen ist und die Kräfte nachlassen, wirkt dieses Öl als sanfter Kraftgeber.

- ✗ 20 ml Jojobaöl
- ✗ 5 Tr. Tulsi
- ✗ 3 Tr. Lorbeer
- ✗ 2 Tr. Grapefruit
- ✗ 2 Tr. Limette
- ✗ 1 Tr. Rose 10 %
- ✗ 1 Tr. Sandelholz

» Massieren Sie morgens Ihre Fußsohlen damit und reiben Sie tagsüber das Öl auf Ihren Puls.

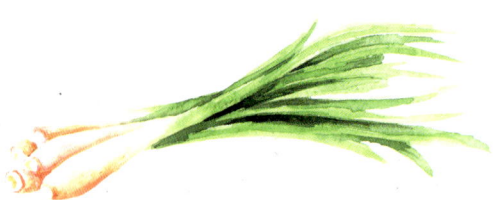

INDIEN! –
Seelenparfum

Dieses Rezept habe ich während einer Indienreise entwickelt. Wenn ich diesen Duft rieche, ersteht dieser bunte und vielfältige Subkontinent vor meinem inneren Auge – natürlich nur mit seinen schönsten Gerüchen …

Sie können dieses Seelenparfum für Ihre kleinen exotischen Fluchten verwenden oder wenn Sie sich wie im Auge des Orkans fühlen.

Dieses nervenstärkende Tonikum holt Sie von Überforderungsgefühlen runter und sorgt wieder für Klarheit in Ihrem Geist.

✗ 50 ml Korn oder Wodka
✗ 5 Tr. Tulsi
✗ 3 Tr. Schwarzer Pfeffer
✗ 3 Tr. Ingwer
✗ 2 Tr. Champaca
✗ 2 Tr. Lemongrass

Mischen Sie alle Zutaten und lassen Sie Ihr Seelenparfum einige Tage reifen.

» Suchen Sie sich ein stilles Plätzchen und sprühen Sie den Duft um Kopf und Oberkörper oder geben Sie ein paar Sprühstoße auf die Innenflächen Ihrer Unterarme.

» Atmen Sie tief durch und lassen Sie das Parfum einen Moment lang bei geschlossenen Augen wirken.

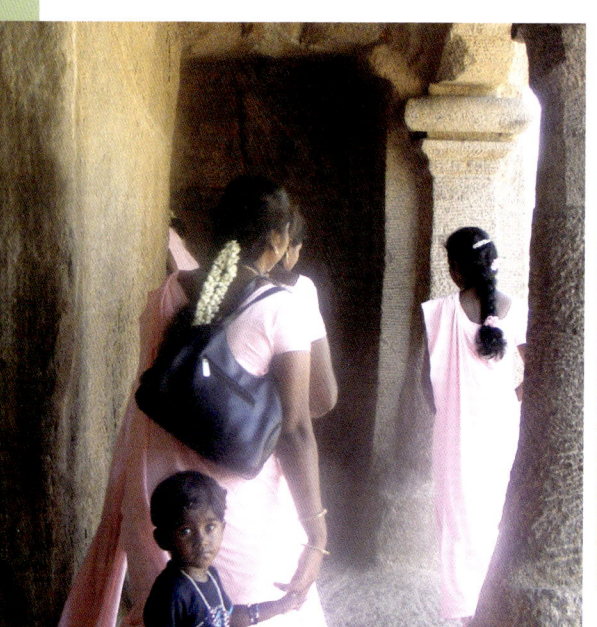

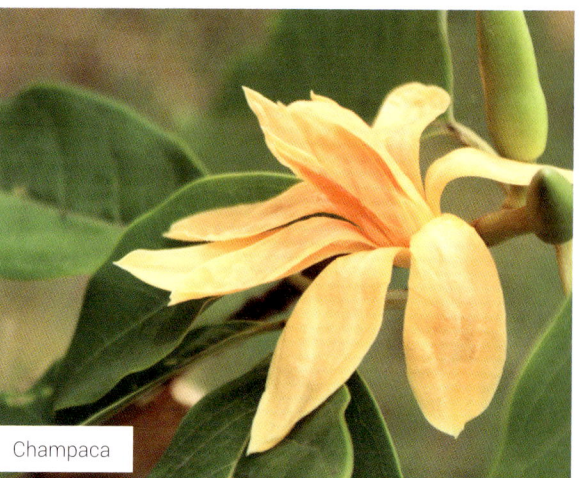

Champaca

SCHUTZ & STÄRKE – Raum- und Körperumfeldspray

Eine starke Schutzmischung bildet das heilige Basilikum zusammen mit Opoponax, einer Myrrhe-Art. Beide Öle werden seit Jahrtausenden für spirituelle Rituale verwendet und für Schutz, Stärke, Selbstvertrauen und Intuition eingesetzt.

- x 10 ml Korn oder Wodka
- x 40 ml Wasser
- x 4 Tr. Tulsi
- x 4 Tr. Opoponax

Geben Sie die ätherischen Öle in den Alkohol und füllen Sie den Flacon mit Wasser auf. Gut schütteln und einige Tage zum Reifen stehen lassen.

» Beduften Sie Ihr Körperumfeld und Räume mit dieser herben Mischung.

Opoponax

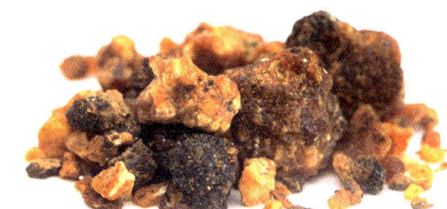

ERDUNG – Wurzelchakra-Öl

Wenn Sie in stürmischen Zeiten Standfestigkeit und Vertrauen in den Weg, den Sie gehen, benötigen, ist dieses Öl der passende Begleiter.

- x 50 ml Jojobaöl
- x 4 Tr. Tulsi
- x 3 Tr. Patchouli
- x 2 Tr. Jasmin Absolue 100 %
- x 4 Tr. Orange complet
- x 2 Tr. Atlaszeder

» Nutzen Sie dieses Öl auch bei Ihrer Wurzelchakra-Meditation, indem Sie sanft Ihren Unterbauch damit einreiben und tragen Sie es als Erdungs-Duft auf Ihre Fußsohlen und den Puls auf.

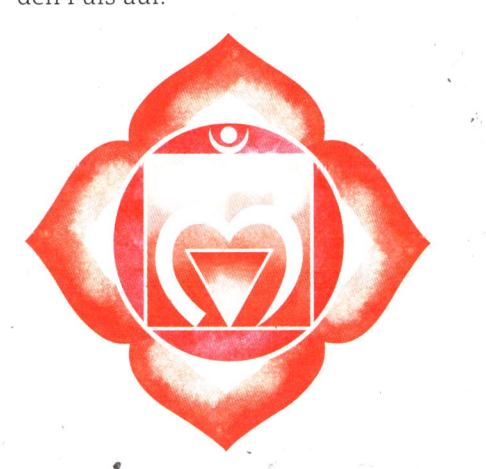

Wurzelchakra – Muladhara

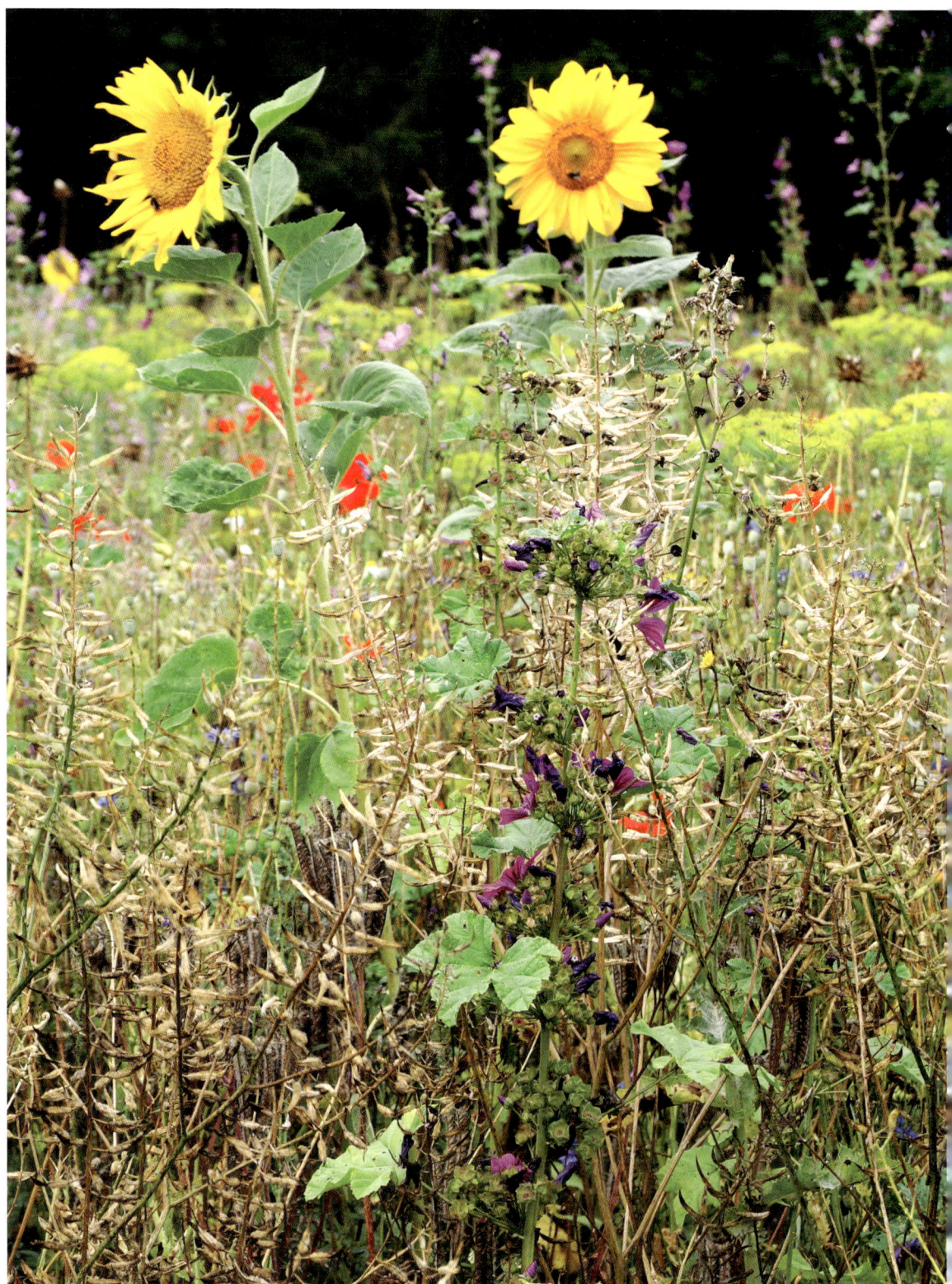

Nimm's leicht!

Der Sommer

ZEIT DES VERTRAUENS UND DER LEICHTIGKEIT

Der Sommer ist die Zeit des Lichts. Die Energie der Sonne entfaltet sich so kraftvoll wie nie. Die Natur geht ihren Weg der Reife mit unbändiger Kraft.

Alles blüht, gedeiht, viele Früchte werden geerntet – eine Zeit der emsigen Aktivität, in der die Natur nach der Initialzündung im Frühjahr mit großen Schritten voranschreitet. Mit der Sommersonnwende strebt alles seiner Reife entgegen. Die Wärme entspannt, der Tatendrang wächst, ob für die Gartenarbeit, ein Herzensprojekt oder unsere Beziehungen. Aktivität und Entspannung gehen Hand in Hand und wechseln einander ab. Wenn wir im Sommer draußen in der Natur leben, fühlen wir uns eins mit uns selbst und unserer Umgebung. Es ist die Zeit des Reifens und der Hingabe, die ungeahnte Kräfte freisetzt und uns trägt.

Leichtigkeit und Hingabe an unser Tun ist der Geist des Sommers.

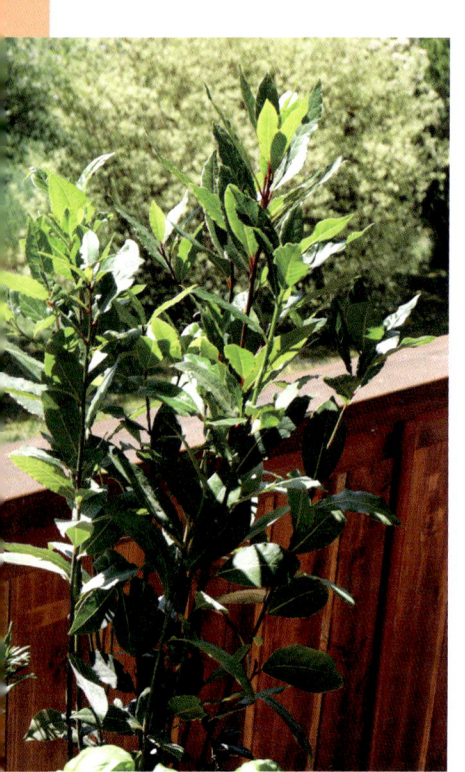

JUNI – LORBEER
Laurus nobilis

Der Juni webt das Band weiter, nachdem der Frühling die Weichen gestellt hat und die Dinge ihren Anfang genommen haben. Der **Lorbeer** ist das Heldenöl für diejenigen, die sich auf den Weg machen. Beherzt, mutig voranschreitend und zielstrebig. Er ist der Strukturgeber, der uns dazu anhält, zuversichtlich unseren Weg zu gehen. Wenn wir erschöpft sind, verleiht er neue Kraft und Energie.

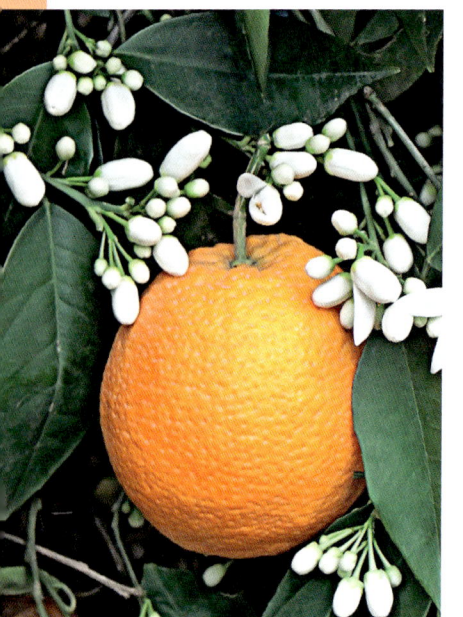

JULI – ORANGE
Citrus sinensis

Wenn im Juli die Hitze am größten und das Licht am hellsten ist, freuen sich Seele und Körper über eine lebensfrohe Begleiterin. Die **Orange** erfüllt diese Aufgabe wie keine andere. Leichtfüßig und beschwingt erinnert sie auch in schwierigen Zeiten an die sonnigen Seiten des Daseins. Sie zaubert ein Lächeln auf die Lippen, selbst wenn einem gar nicht danach ist. Sie ist das heitere Lachen im aromatischen Universum.

AUGUST – MELISSE
Melissa officinalis

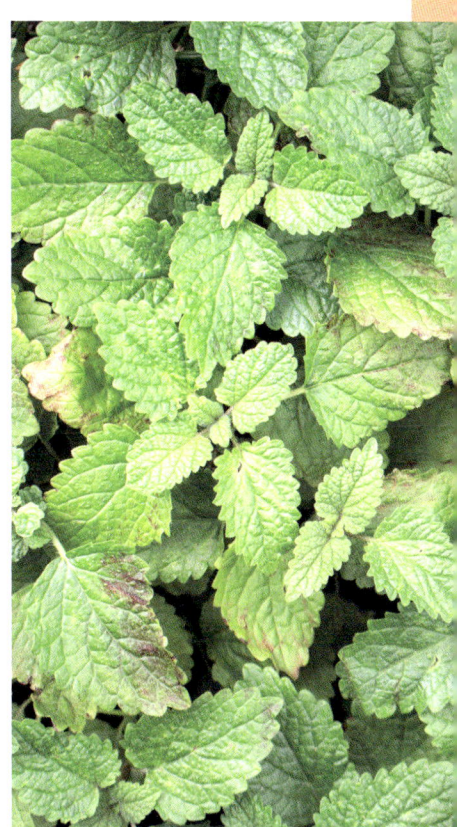

Im spätsommerlichen August wird es in der Natur etwas ruhiger. Es ist, als würde sie ausatmen. Alles ist auf den Weg gebracht, die Ernte steht vor der Tür. Es ist Zeit, einen Gang zurückzuschalten und die Sonnenstrahlen bewusst in sich aufzunehmen, bevor der Herbst an die Tür klopft. Es ist die Zeit der **Melisse**. Sie erinnert an unsere weiche Seite, die uns zuflüstert *Höre auf dein Herz, sei nachsichtig mit dir, lausche, was noch alles in dir steckt*. Die Melisse setzt die Dinge wieder ins richtige Verhältnis. Sie rührt an unser Herz und erinnert daran, dass wir keine reinen Leistungsträger sind, sondern Seelen, die von Freude und Liebe leben.

THEMATISCH VERWANDTE ÖLE

Beschwingtheit und Mut: Lemongrass, Weißtanne, Mandarine
Lebenslust und Heiterkeit: Litsea cubeba, Petitgrain, Zitronenverbene, Vanille
Herzensstärke. Rose, Jasmin, Zeder

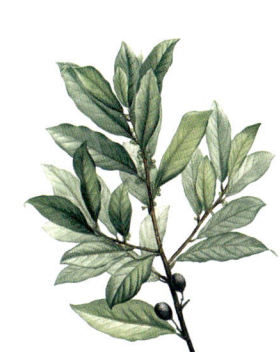
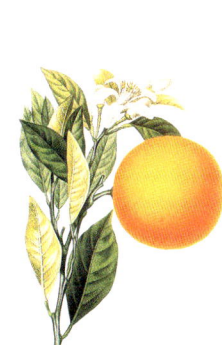
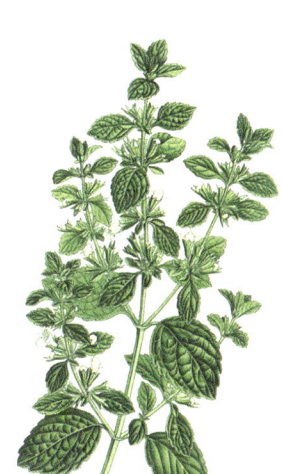

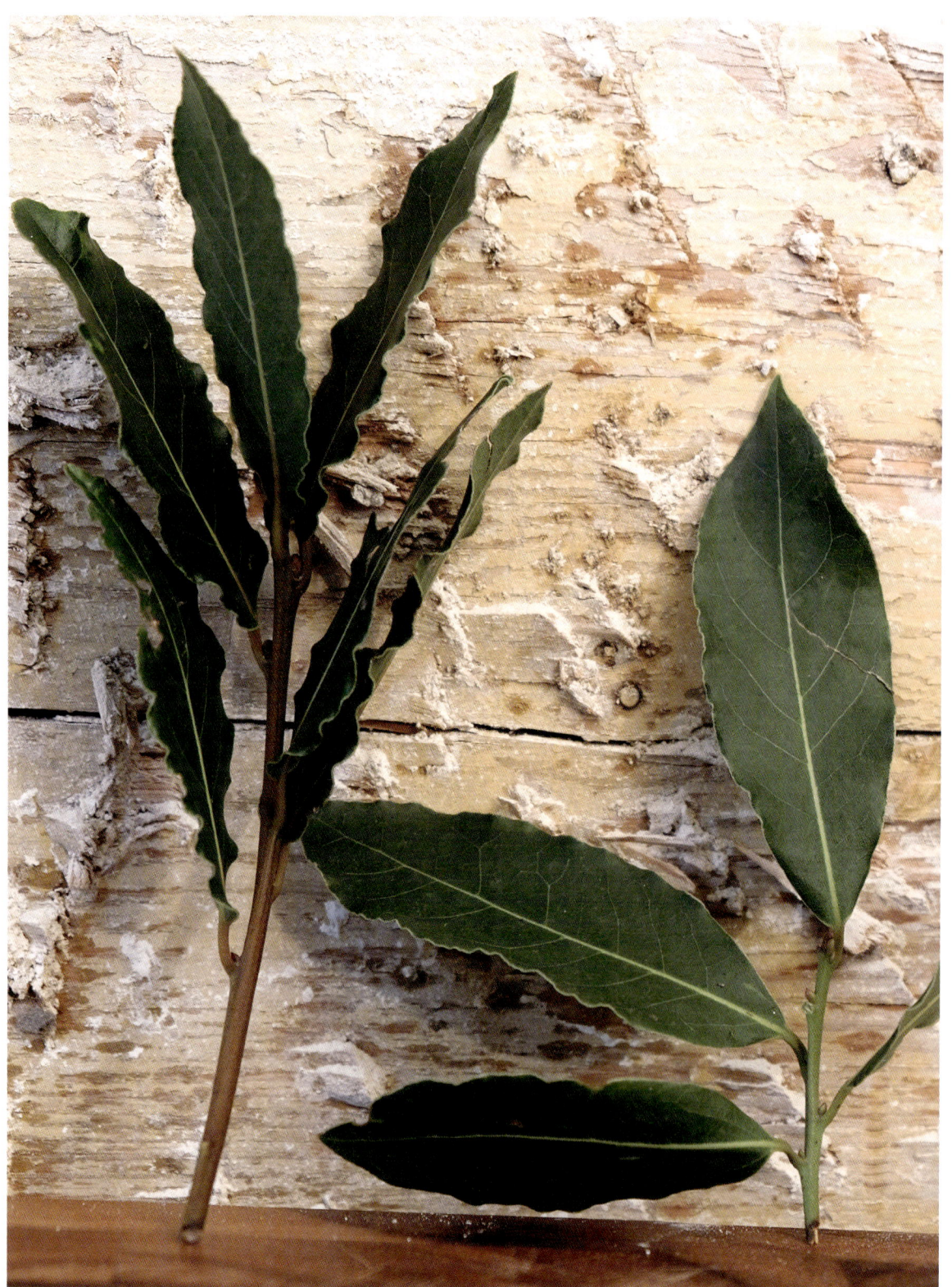

JUNI – LORBEER, DER WEGBEREITER

Den eigenen Weg gehen

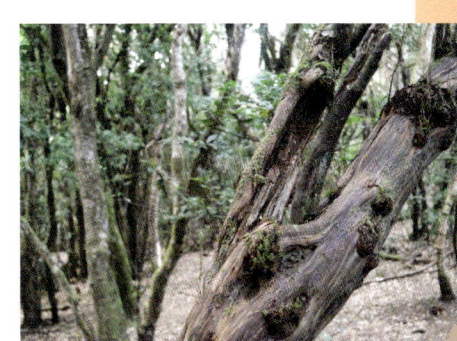

Sieger tragen Lorbeerkränze, seit Urzeiten. Um überhaupt Sieger werden zu können, muss man sich zuallererst einmal auf den Weg machen. Diesbezüglich ist die Botschaft des Lorbeers klar und eindeutig: „Sieger werden nur die, die sich bewegen und auf den Weg machen. Bewegung fordert und fördert Kraft und Energie. Ich helfe dir, die Quelle in dir anzuzapfen. Ich unterstützte dich darin, deine geistigen und körperlichen Energien freizusetzen. Ich bin der Mutmacher, der neben dir steht und dir die Dynamik nach vorne verleiht. Du zögerst, weil du denkst *Oh, da muss ich ja dies aufgeben und auf das verzichten und auch noch aus meinem geliebten Sofa aufstehen.* Du zögerst, weil du Angst hast. Angst, deine vertraute Sicherheit zu verlieren. Angst vor der Ziellosigkeit. Wenn da *nur* deine allseits präsente Unzufriedenheit ist? Dann ist dein Ziel, dieser Unzufriedenheit zu entkommen, sie abzulegen wie einen alten Mantel, den du lange genug getragen hast. Auch wenn du nicht weißt, was du tun willst, mache dich auf den Weg und vertraue darauf, dass allein durch dein Losgehen der neue Weg entsteht. Benutze mich als Freund des Neuanfangs, als Mentor, der dich vom Sofa holt, als Motivator, der dich in Bewegung bringt. Und vertraue. Vertraue darauf, dass sich der Weg zeigt. Die Dinge ändern sich sowieso, mit oder ohne dein aktives Zutun. Entscheidest du dich, aktiver Teil der Veränderungsprozesse zu sein, gehst du Hand in Hand mit deinem Leben und dem Großen Ganzen. Gibst du dich dem Rhythmus des Lebens hin. Ich helfe dir zu lauschen, wohin die Reise geht. Ich versorge dich mit dem notwendigen Reiseproviant: Elan und Kraft, Mut und Entschlossenheit, Selbstvertrauen und Gelassenheit, Konzentration und einen klaren Blick nach vorne. Ich bin der Wegbereiter.“

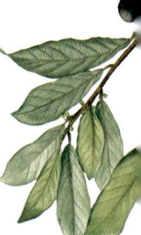

DER JUNI UND SEINE KRAFT

Die Natur geht ihren Weg. Alles verändert sich, nichts bleibt, wie es ist. Die Natur kennt kein Zweifeln und Verharren. Alles ist Wachstum und Wandlung. Das Licht des beginnenden Sommers ist wie das Licht dieser Erkenntnis. Der Lorbeer gibt Kraft und fordert dazu auf, zuversichtlich und beherzt die Herausforderungen des Lebens anzunehmen.

DIE BOTSCHAFT DES LORBEERS: *Voller Selbstvertrauen gehe ich meinen Weg.*

BOTANISCHER NAME	*Laurus nobilis*
DUFT	würzig, herb, warm
ERTRAG	50–80 kg destillierte Blätter und Zweige ergeben 1 Liter ätherisches Öl
VERBREITUNG	Südeuropa, Afrika, Mittelmeerraum
KÖRPERLICHE WIRKUNG	Muskelverspannungen, rheumatische Beschwerden; bei Lymphstauungen; bei grippalen Infekten, schmerzlindernd, z. B. bei Ohrenschmerzen; bakterien- und pilztötend; verdauungsfördernd, stärkend nach auszehrenden Krankheiten; bei Hautproblemen, gegen Schuppen und Haarausfall
PSYCHISCHE WIRKUNG	weckt geistige Energien und Kräfte, fördert Konzentration, belebt und klärt den Geist, für Zielstrebigkeit und Mut, baut Selbstvertrauen auf und Überforderung ab, regeneriert bei Erschöpfung und geschwächter psychischer Konstitution
SPIRITUELLE WIRKUNG	klassisches Schutz- und Visionsöl

ERKENNE DICH SELBST!

Im antiken Griechenland weissagten apollinische Priesterinnen im Orakel von Delphi. Durch sie verkündete der Sonnengott Apollo seine Wahrheit. Um in Trance zu gelangen und die göttlichen Visionen zu empfangen, residierten die Hüterinnen dieser heiligen Orakelstätte in einem Tempel aus Lorbeer, kauten die glänzenden, immergrünen Blätter und atmeten ihren Rauch ein. Zwar legen neuere Forschungen nahe, dass Gase für die Trance der Seherinnen verantwortlich gewesen sein könnten, doch der Lorbeer trug in jedem Fall seinen Teil dazu bei. Über dem Tempel forderte die Aufschrift **Erkenne dich selbst** dazu auf, in sich selbst nach Antworten zu suchen.

In der modernen Aromatherapie gilt das ätherische Öl des *Laurus nobilis* noch heute als Helfer, wenn mangelndes Selbstvertrauen den Blick aufs Ziel versperrt. **Lorbeer setzt Energien frei, macht Mut und bietet Schutz.**

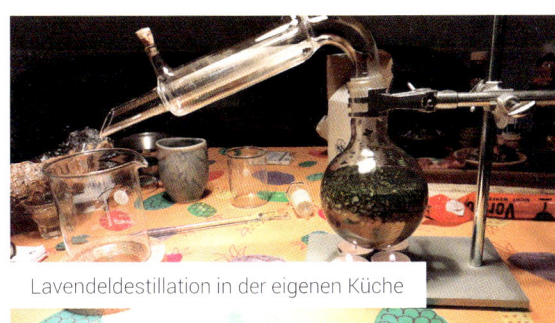

Lavendeldestillation in der eigenen Küche

BERUHIGENDE UND ANREGENDE KOMBINATIONEN

Lorbeer entfaltet seine stärkende Wirkung auf unterschiedliche Weise. Je nachdem, in welcher Kombination sein ätherisches Öl verwendet wird, wirkt es anregend oder beruhigend.

- ∅ **Anregend und stabilisierend**: Rosmarin, Zitrone, Wacholder
- ∅ **Aufbauend**: Bergamotte, Zeder, Angelika
- ∅ **Beruhigend und kräftigend**: Kiefer, Lavendel, Cistrose, Melisse, Grapefruit
- ∅ **Warm und einhüllend**: Rose, Rosengeranie, Muskatellersalbei

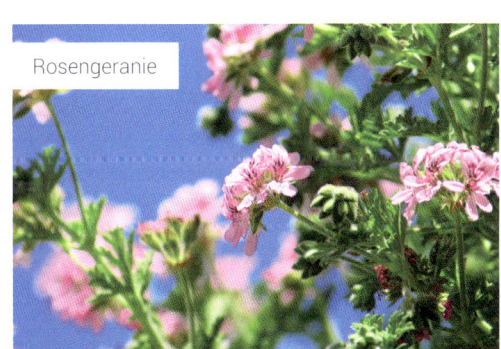

Rosengeranie

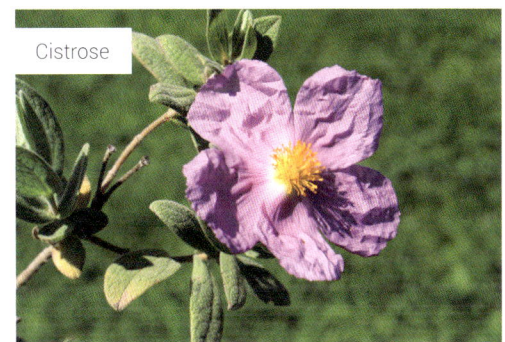

Cistrose

ACHTUNG!

Die Menge macht`s

- ∅ Das ätherische Lorbeeröl ist generell ein recht gut verträgliches Öl. Da es auch in schwacher Dosierung wirkungsvoll ist und lange anhält, kommt es auch Menschen mit sehr empfindlicher Haut zugute, auf die das reine Lorbeeröl hautreizend wirken kann.
- ∅ Sensible Menschen sollten, um eventuelle Hautirritationen zu vermeiden, das Hydrolat 1:1 mit Wasser oder einem anderen milden Pflanzenwasser wie Rose oder Lavendel verdünnen.
- ∅ Ätherisches Öl und Hydrolat eignen sich nicht zur inneren Anwendung bei Schwangeren, Säuglingen und Kleinkindern. In der Schwangerschaft sollte das ätherische Öl nur in fachlicher Begleitung angewendet werden.

LORBEER IST NICHT GLEICH LORBEER

Verwechseln Sie die echte **Lorbeerpflanze** (*Laurus nobilis*) nicht mit dem giftigen **Kirschlorbeer** (*Prunus laurocerasus*) und dem **Rosenlorbeer** oder **Oleander** (*Nerium oleander*).

INITIALZÜNDUNG

Lorbeer und **Lavendel fein** sind zwei wirksame Schmerzöle. Auf psychischer Ebene bringen sie als **Entscheider** (*Lavandula angustifolia*) und **Wegbereiter** (*Laurus nobilis*) gemeinsam frischen Wind und Umsetzungskraft in Vorhaben aller Art.

» Geben Sie jeden Morgen nach dem Aufstehen 1 Tropfen Lorbeer und 1 Tropfen Lavendel fein auf den Handteller und reiben Sie damit Ihr **Scheitelchakra** (*obere Kopfmitte*) und das **Dritte Auge** (*Stelle zwischen den Augenbrauen*) ein.

» Stellen Sie sich dabei Ihr Projekt vor und wie Sie es voller Schwung beginnen und erfolgreich umsetzen. Sprechen Sie die folgende Affirmation laut aus: **Ich sehe mein Ziel vor mir und setze es mit Freuden um. Ich werden von allen Seiten unterstützt.**

Scheitelchakra – Sahasrara

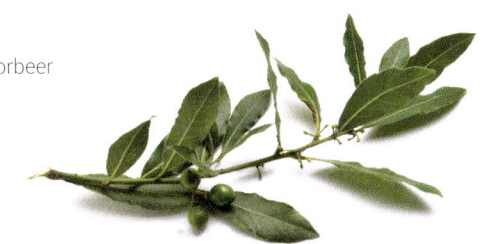
Lorbeer

HELDENÖL und Heldenritual

Dieses Ritual stärkt in herausfordern-den Situationen und nährt das Selbst-bewusstsein. Beziehen Sie es vor einem wichtigen Termin oder einer Prüfung in Ihre Vorbereitungen ein und bereiten Sie sich so auf Tag X vor.

Füllen Sie ein 20-ml-Fläschchen mit Jojobaöl und 8 Tropfen Lorbeeröl. Verschütteln Sie die Bestandteile gut.

» Reiben Sie Ihre inneren Handge-lenke mit dem Heldenöl ein, halten Sie Ihre geschlossenen Hände seit-lich an die Nase und atmen Sie den Duft 3–4 Mal intensiv ein. Praktizie-ren Sie diese Übung einige Tage im Vorfeld 1 Mal täglich und am Tag X selbst jeweils 3 Mal.

WOHLTUENDES FÜR DEN KÖRPER

EASY GOING — Körperöl

Bei Muskelverspannungen und chroni-schen Schmerzen in Nacken, Schultern und unterem Rücken bringen die folgen-den Anwendungen die ersehnte Locke-rung.

» Sprühen Sie die schmerzenden Stellen zuerst mit Lorbeerhydrolat ein, das Sie zu gleichen Teilen mit Wasser oder Pfefferminzhydrolat mischen.

» Danach reiben Sie die befeuchtete Haut großzügig mit diesem Muskel-balsam ein.

Muskelbalsam:

x *50 ml Johanniskrautöl*
x *6 Tr. Lorbeer*
x *4 Tr. Weißtanne*
x *3 Tr. Cajeput*
x *je 2 Tr. Rosmarin, Wacholderbeere*

DURCHBLUTUNGS-FÖRDERNDES KOPF-HAUTTONIKUM

Mischen Sie **Lorbeerhydrolat** und **Zedernhydrolat** im Verhältnis 1:1.

» Massieren Sie damit sanft Ihre Kopfhaut. Das fördert die Durchblu-tung, reduziert Schuppen und beugt Haarausfall vor.

SCHUTZ in Grippezeiten

» Versprühen Sie in Grippezeiten vorbeugend **Lorbeerwasser** im Raum.

HUSTENLÖSER

Eine 1:1-Mischung aus **Lorbeerhydrolat** mit **Eukalyptushydrolat** bringt bei Husten Erleichterung und löst zähen Schleim.

» Sprühen Sie den befreienden Atemduft um sich herum und aufs Dekolleté. Atmen Sie ihn tief ein.

Erfrischendes MUNDWASSER

Dieses desinfizierende Mundwasser wirkt vorbeugend und bei entzündetem Zahnfleisch und Aphthen. Es verleiht einen wunderbar frischen Atem.

- ✗ 25 ml Lorbeerhydrolat
- ✗ 25 ml Pfefferminzhydrolat
- ✗ 2 Tr. Lorbeer
- ✗ 2 Tr. Pfefferminze
- ✗ 2 Tr. Salbei
- ✗ 3 Tr. Niaouli
- ✗ 1 Tr. Fenchel süß

Hydrolate und ätherische Öle in ein Fläschchen geben und gut vermischen.

» Vor jeder Anwendung gut schütteln. Zum Gurgeln 1 TL dieser Mischung auf 1 Glas Wasser geben.

Fettes Lorbeeröl

Das fette Lorbeeröl wird aus den Beeren des immergrünen *Laurus nobilis* gewonnen. Durch Warmpressung oder Auskochung entsteht eine dunkelgrüne, zähflüssige Substanz.

ø Wegen seiner stark **durchblutungsfördernden** Wirkung wird es bei rheumatischen Beschwerden, Verstauchungen und Quetschungen angewandt.

ø Auch zur **Abwehr** von Mücken wird das würzig-teerige Öl eingesetzt.

ø In der **Tiermedizin** findet es bei lahmenden Pferden Verwendung. Es gilt als gutes Mittel gegen Hufbeschwerden und als Eutersalbe bei Kühen.

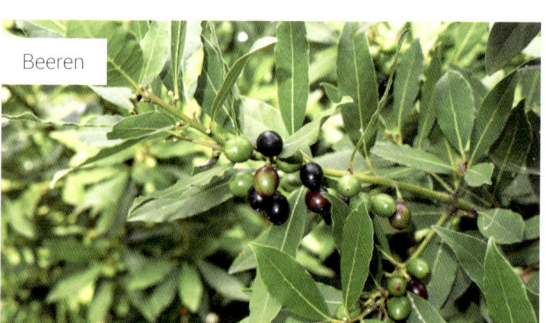
Beeren

Entspannendes BRUST-WASSER

» Wenn Sie nervös und ängstlich sind, mischen Sie **Lorbeer**-, **Lavendel**- und **Rosenwasser** zu gleichen Teilen. Reiben Sie Ihren Brustbereich mit dieser beruhigenden Mischung ein.

REGENERATION – Stärkendes MASSAGEÖL bei Erschöpfung

Wenn Sie Regeneration brauchen, stärkt Sie dieses Massageöl.

- x *25 ml Mandelöl*
- x *25 ml Jojobaöl*
- x *4 Tr. Lorbeer*
- x *4 Tr. Lavendel fein*
- x *4 Tr. Grapefruit*
- x *2 Tr. Tulsi*
- x *2 Tr. Rosengeranie*

» Reiben Sie täglich 1–2 Mal Füße, Hände und den Bauch mit dem Öl ein, bis Sie wieder in Ihre Kraft kommen.

Traum und Vision

Seit dem Altertum gilt der Lorbeer als Hellsehkraut, als *Mantikos*, wie die Griechen das schimmernde Blatt nannten.

Im 21. Jahrhundert sitzt zwar keine Pythia mehr im Delphischen Orakelpalast und lässt sich vom Rauch des fein glänzenden Blattes in Trance versetzen, doch in der Psycho-Aromatherapie und der spirituellen Aromakunde findet Lorbeer nach wie vor seinen Einsatz als Traum- und Visionsöl.

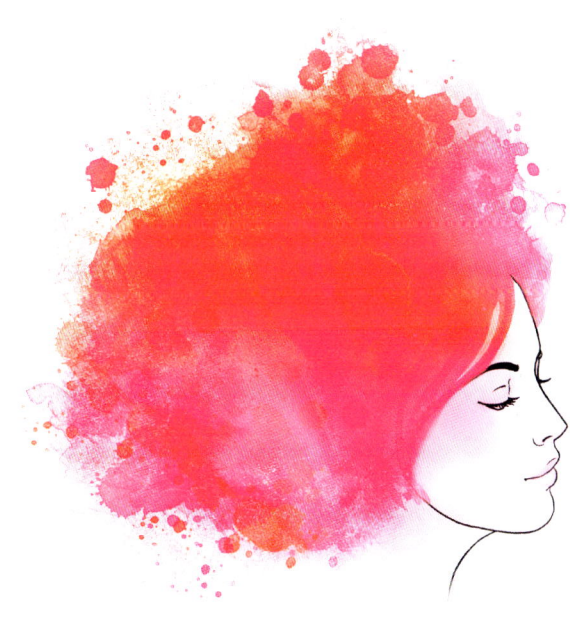

TRÄUME, die Sprache der Seele

Man sagt dem Lorbeer nach, zur Intensivierung des Traumerlebens beizutragen. Als Begleiter der Traumarbeit hilft er, die nächtliche Sprache der Seele zu entschlüsseln und Selbsterkenntnis zu fördern. Um sein Traumerleben zu vertiefen, eignen sich die folgenden Mittel, die Sie einzeln oder kombiniert anwenden können.

Traumcocktail:

» Trinken Sie vor dem Schlafengehen 1 Tasse warmes Wasser mit 1 TL **Lorbeerhydrolat** schluckweise.

Traumparfum:

Mischen Sie **Lorbeer-** und **Atlaszederhydrolat** zu gleichen Teilen.

» Versprühen Sie diese Mischung vor dem Zubettgehen im Schlafzimmer und auf dem Kopfkissen.

Traumkissen:

» Tropfen Sie vor dem Schlafengehen 1 Tropfen ätherisches **Lorbeeröl** auf Ihr Kopfkissen.

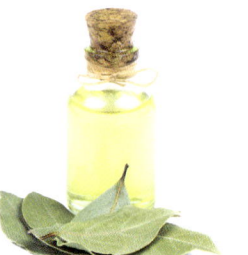
Lorbeeröl

TRAUMÖL – Seelenparfum

- × 50 ml Jojobaöl
- × 4 Tr. Lorbeer
- × 4 Tr. Weihrauch
- × 4 Tr. Lavendel fein
- × 2 Tr. Mandarine rot

Verschütteln Sie das Jojobaöl mit den ätherischen Ölen und lassen Sie die Mischung drei Tage reifen.

» Reiben Sie vor dem Schlafengehen Ihre Fußsohlen und Ihr Dekolleté mit dem Traumöl ein.

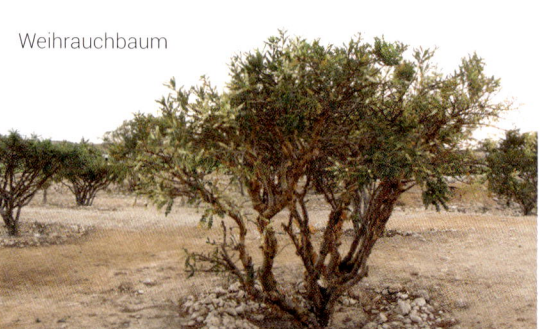
Weihrauchbaum

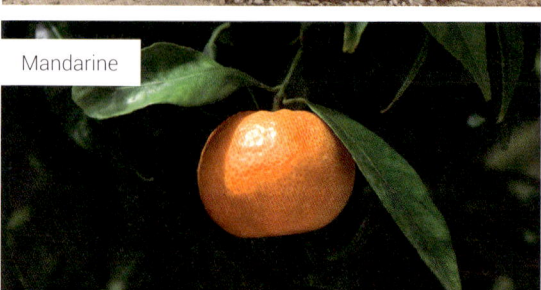
Mandarine

VISIONSKRAFT –
Seelenparfum

Manchmal scheint die Vergangenheit so präsent und die Gegenwart so absorbierend, dass wir unsere Ziele und Wünsche nicht erkennen können. Lorbeer unterstützt den klaren Blick nach vorne und lenkt die Aufmerksamkeit auf die guten Dinge im Leben.

Diese exotische Mischung fördert die Intuition und unterstützt die Kommunikation mit unserem höheren Selbst.

Visionsöl:

- x 20 ml Jojobaöl
- x je 4 Tr. Lorbeeröl, Lotus 5 %
- x 3 Tr. Weihrauch
- x 1 Tr. Litsea cubeba

Miteinander mischen, gut verschütteln und sieben Tage reifen lassen.

» Reiben Sie diese Mischung auf Ihr drittes Auge, das zwischen den Augenbrauen liegt und auf Ihr Dekolleté.

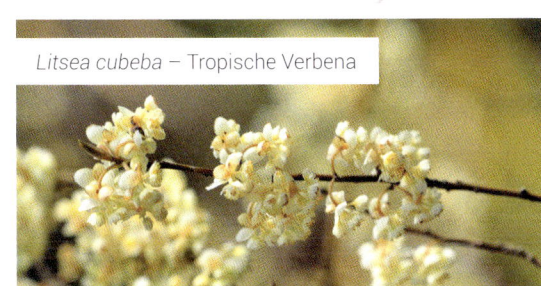

Litsea cubeba – Tropische Verbena

WÜRZÖL

- x 50 ml Olivenöl
- x 2 Tr. Lorbeer
- x 2 Tr. Zitrone
- x 1 Tr. Lavendel fein
- x 1 Tr. Rosmarin

1. Füllen Sie das Olivenöl und die ätherischen Öle in eine lichtundurchlässige Flasche, verschließen Sie sie und wenden Sie sie einige Male hin und her, damit sich alle Zutaten gut vermengen.

2. Stellen Sie die Flasche an einen kühlen Ort (nicht in den Kühlschrank) und lassen Sie das Würzöl zehn Tage reifen.

» Das aromatische Öl verfeinert tee- oder esslöffelweise Fleisch- und Gemüsegerichte sowie Saucen.

Lammkoteletts erhalten ein unwiderstehliches Aroma, wenn sie in diesem Würzöl mariniert und angebraten werden.

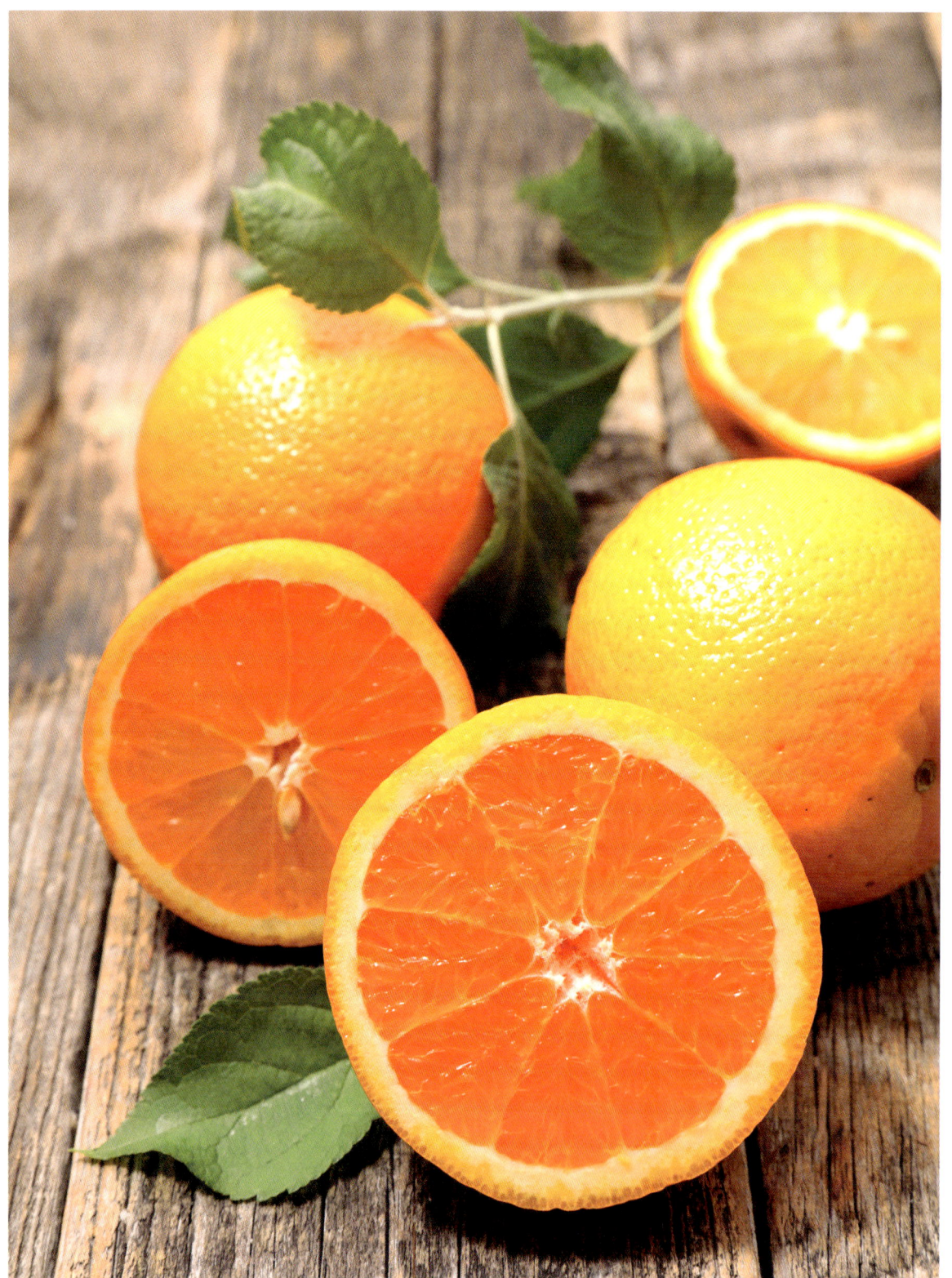

JULI – ORANGE, DIE FRÖHLICHE

Die goldenen Äpfel aus China

Ihr Siegeszug ist ohnegleichen. Er begann an den südöstlichen Hängen des Himalaya, fand seinen Weg über Persien und Portugal und löste am französischen Königshof eine Zitrus-Begeisterung aus, die ganz Europa erfasste. Die Orange ist die Sonnenkönigin unter den Düften, denn sie bringt Licht und Leichtigkeit.

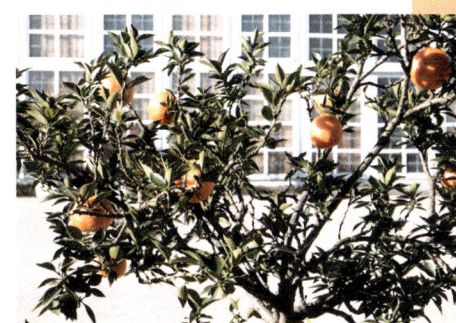

In ihrem Heimatland China werden zu Neujahr noch heute zwei Orangenbäumchen vor die Tür gestellt, um Wohlstand und Gesundheit willkommen zu heißen. Ihre goldgelbe Frucht und ihre immergrünen Blätter sind das personifizierte Glück, Zeichen für ein langes Leben.

Auf ihrem Weg gen Westen wurde im antiken Griechenland der Mythos der Goldenen Äpfel geboren, deren Besitzer sich ewiger Jugend erfreuen durfte. Als Hochzeitsgeschenk der Erdmutter Gaia an Zeus und Hera bewachten die Hesperiden die wertvollen Gewächse im *Garten des Westens*. Bis der trickreiche Herkules sie entwendete und sich damit unsterblich machte. Kein Wunder also, dass der europäische Adel an diesem antiken Sinnbild für Heldentum und ewige Jugend teilhaben wollte.

Von Wien bis Potsdam, von Nürnberg bis Straßburg gehörte es bald zum guten Ton, die kostbaren Bergamotten und Orangen, Pomeranzen und Zitronen zu sammeln. Man errichtete für diese exotischen Kostbarkeiten sogar eigene Gebäude, die Orangerien. Mit ihrem glänzenden, immergrünen Blätterkleid, dem gleichzeitigen Blühen und Fruchten sowie ihrem betörend süßen Duft wähnten sich die Barockfürsten mit ihren antiken Idealen in bester Gesellschaft. Die dufterfüllten Orangerie-Paläste waren weit mehr als winterlicher Kälteschutz für die exotischen Bäumchen. Mit der Zeit entwickelten sie sich zur perfekten Kulisse für repräsentative Lustbarkeiten und Bankette. Für gute Laune sorgte da auch die Apfelsine. Schnuppern wir heute an der Orange, schleicht sich noch immer unversehens ein Lächeln auf die Lippen. Und die leichten und süßen Seiten des Lebens rücken in greifbare Nähe.

DER JULI UND SEINE KRAFT

Jetzt ist es richtig Sommer. In der wärmsten Jahreszeit läuft in der Natur alles etwas gemächlicher. Es ist die Zeit der Reife. Die Juli-Sonne spendet Lebensenergie und Leichtigkeit. Gleichzeitig ist das Sonnenlicht Sinnbild für unser inneres Licht. Die *süße, goldgelbe* Orange schenkt dieses innere Licht, das uns unbeschwert unseren Weg gehen lässt.

DIE BOTSCHAFT DER ORANGE: *Heiter und gelassen genieße ich die Süße des Lebens.*

BOTANISCHER NAME	*Citrus sinensis*
DUFT	süß, fruchtig, frisch
ERTRAG	Die kalt gepressten Schalen von rund 2000 Orangen ergeben 1 Liter ätherisches Öl
VERBREITUNG	Weltweit, v. a. Brasilien, USA, Mittelmeerraum
KÖRPERLICHE WIRKUNG	Lymphfluss fördernd und entschlackend, bindegewebsstärkend, hautpflegend; immunstimulierend, entzündungshemmend; verdauungsfördernd, krampflösend bei Magen-Darm-Beschwerden
PSYCHISCHE WIRKUNG	angstlösend, entspannend bei Anspannung und Nervosität, bringt Heiterkeit und Unbeschwertheit, Einschlafhilfe, macht neugierig auf Neues

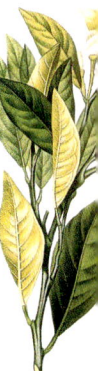

KALTPRESSUNG IN BIO-QUALITÄT

Ätherisches Orangenöl wird durch Kaltpressung der Schale gewonnen und mittels Zentrifuge vom dabei entstehenden wässrigen Gemisch getrennt. Da bei diesem Vorgang Pestizide und andere Rückstände vollständig ins Öl gelangen, sollte man es aus biologischem Anbau vorziehen.

GLÜCKLICHE ORANGEN-KOMBINATIONEN

Orange ist das perfekte Einsteigeröl, mit dem bereits Neulinge feine Duftkompositionen entwickeln können. Es mischt sich mit allen ätherischen Ölen gut, eignet sich besonders zur Abrundung von Duftmischungen und verleiht ihnen eine süße, weiche Note. Kinder lieben es.

- **Erfrischung für den Geist**: Zitrone, Zitronenverbene, Lorbeer
- **Freude fürs Herz**. Melisse, Rose, Neroli
- **Waldige Stärkung**: Weißtanne, Zeder, Zypresse
- **Würzige Wärme**: Zimt, Thymian, Koriander
- **Sinnliche Blumigkeit**: Rosengeranie, Ylang Ylang, Lavendel, Jasmin

ACHTUNG!

- Orangenöl erhöht die Lichtempfindlichkeit der Haut. Warten Sie daher nach einer Orangenöl-Massage einige Stunden, bevor Sie in die Sonne gehen.
- Orangenöl hat eine kurze Haltbarkeit. Verbrauchen Sie das geöffnete Fläschchen innerhalb eines Jahres.
- In beiden Fällen kann es ansonsten zu Hautirritationen kommen.

ZITRUSVIELFALT

Werden die Schalen der Zitrusfrüchte kalt gepresst, bezeichnet man diese Öle als **Agrumenöle**.

Die *Bergamotte*, eine Kreuzung aus Bitterorange und Zitrone, liefert ein Öl, das vor allem Licht in melancholische Stimmungen bringt und emotionale Schieflagen ausgleicht. Die Destillation ihrer glänzenden Blätter und Zweige bringt das herb-fruchtige **Petit-Grain-bigarade-Öl** hevor, das den Geist weckt und bis ins Herz vordringt.

Dank des warmen Klimas und der fruchtbaren Vulkanböden stammt das beste **Orangenöl** aus Sizilien.

Kleine und große Kinder lieben **Mandarinenöl**. Im Dreamteam mit Vanille ergibt es eine sanfte **Einschlafhilfe**.

Gestressten Menschen fehlt beim weichen Duft der Orange bisweilen die Power. Sie bevorzugen das fruchtigere Aroma der **Blutorange**.

DUFTE VERWANDTE

HERZENSFREUDE
Neroli – *Citrus aurantium*
Die kleinen Blüten der Bitterorange liefern durch Destillation das kostbare **Neroliöl** und das betörende **Orangenblütenhydrolat**.

Das Öl ist ein starker Helfer in **Schock-Situationen** und ein **Seelentröster** par excellence. Es **beruhigt** aufgeregte Herzen und hilft bei Melancholie. Das berühmte *Kölnisch Wasser* wäre ohne die Orangenblüte undenkbar.

FRISCHEKICK
Zitrone – *Citrus limonum*
Die Stärken der Zitrone liegen in ihren **raumdesinfizierenden** Eigenschaften und im psychischen Bereich. Sie bringt Ordnung und Struktur, schenkt bei Überforderung einen **klaren Kopf** und fördert die **Konzentration**. Gleichzeitig **entspannt** sie und hebt die Stimmung. Bei einer amerikanischen Studie, bei der Sekretärinnen im Großraumbüro mit ätherischem Zitronenöl beduftet wurden, reduzierte sich die Tippfehlerquote um 50 %.

Auf körperlicher Ebene unterstützt sie den **Genesungsprozess** bei Erkältungskrankheiten und reguliert das **Immunsystem**.

SEELENSCHMEICHLER
Grapefruit – *Citrus paradisi*
Nomen es omen. Ihr botanischer Name sagt bereits alles über die paradiesischen Gefühle, die sich beim Einatmen des frisch-fruchtigen Grapefruitöls einstellen.

Es **muntert auf**, fördert die **Lebensfreude** und **besänftigt** gereizte Gemüter. In Japan wird es zur Kommunikationsförderung in Büros eingesetzt.

Bei Menschen, die zu Frustessen neigen, kann es in Verbindung mit Vanille **appetitregulierend** wirken.

Legendär ist die Studie des amerikanischen Duftforschers Dr. Alan Hirsch, nach der Männer Frauen, die ein Grapefruitparfum tragen, um sechs Jahre jünger schätzen.

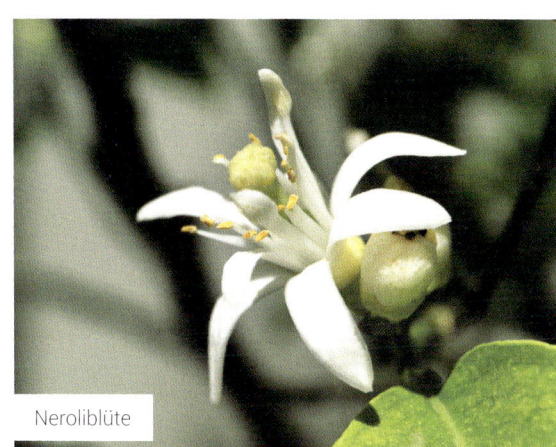

Neroliblüte

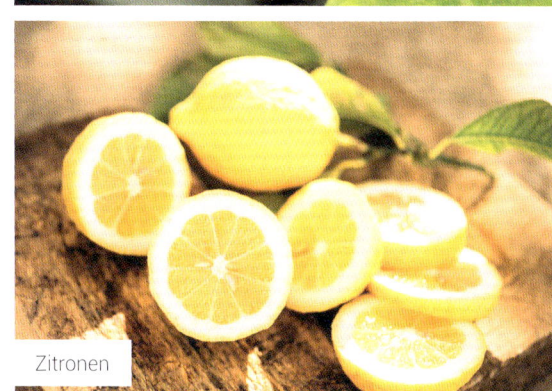

Zitronen

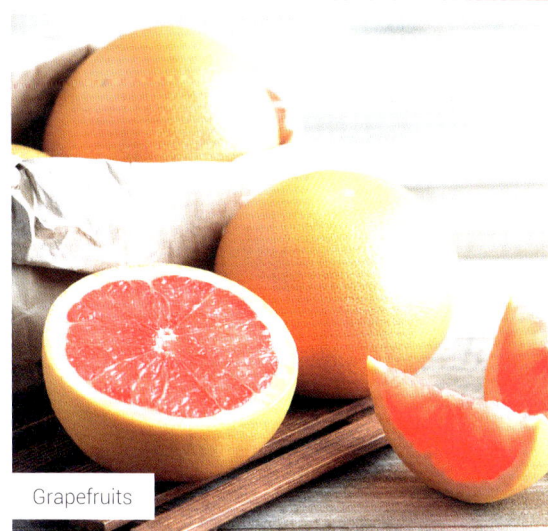

Grapefruits

Ein Tag in der Sauna

Ätherisches Orangenöl ist der perfekte **Saunaduft**, egal ob im Aufguss, Saunahonig oder Peeling. Die folgenden Rezepte sind das i-Tüpfelchen für einen gelungenen Wellnesstag.

Ab in die Sauna

Absolvieren Sie einen ersten Saunagang, tragen Sie anschließend das Zucker- oder Salzpeeling auf (nächste Seite) und verreiben Sie es gründlich. Danach geht es wieder in die Sauna. Schwitzen Sie noch einmal ordentlich. Nach dem zweiten Gang duschen Sie die Peelingrückstände ab.

Saunapeeling

Salz- oder Zuckerpeelings tragen abgestorbene Hautzellen ab, die Durchblutung wird angeregt und das Bindegewebe gestärkt. Die Basisöle spenden Feuchtigkeit und pflegen, die ätherischen Öle unterstützen den reinigenden und nährenden Prozess und stimmen fröhlich.

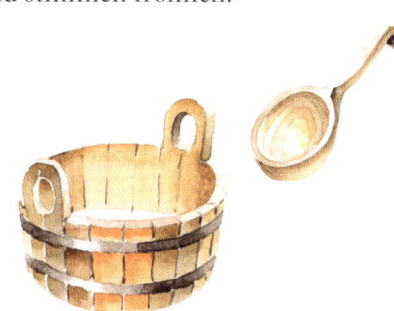

Fruchtiger ORANGEN-AUFGUSS

» Einen Saunaaufguss können Sie mit 3 Tropfen Orange und 2 Tropfen Ingwer herstellen, die sie in eine mit Wasser gefüllte Kelle geben und langsam über die Saunasteine gießen.

» Alternativ können Sie auch 30 Tropfen Orange und 20 Tropfen Ingwer in 50 ml Alkohol tropfen und 1–2 EL dieser Mischung auf 1 Liter Aufgusswasser geben.

DUFTHONIG IM DAMPFBAD

Pflegen Sie Ihre Haut im Dampfbad mit einer Dufthonig-Anwendung für zusätzliche Feuchtigkeit.

* x 20 ml flüssiger Honig
* x 5 ml Jojobaöl
* x 2 Tr. Orange
* x 1 Tr. Lemongrass
* x 1 Tr. Zeder

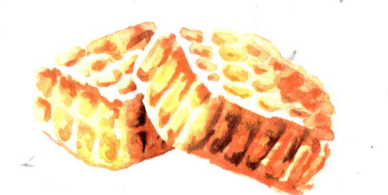

Geben Sie die ätherischen Öle in ein Schälchen mit dem Honig und Jojobaöl.

» Nehmen Sie den Honig mit in den ersten Dampfbad-Gang. Schwitzen Sie ein paar Minuten, bis Ihre Haut feucht ist, und reiben Sie sich im Dampfbad mit der duftenden Honigmischung ein. Der Honig verliert sofort seine Klebrigkeit, wenn er auf die feuchte Haut aufgetragen wird. Er lässt sich leicht verteilen und zieht sofort ein. Die Hautporen öffnen sich und ermöglichen der Haut noch besser zu schwitzen.

» Anschließend gründlich abduschen.

ZUCKERPEELING-MELTS

Sie können auf Vorrat wunderbar duftende Zuckerpeeling-Melts herstellen – das Rezept ergibt je nach Förmchengröße rund neun Peeling-Pralinen. Diese pflegen die Haut besonders intensiv. Die Kakaobutter verleiht den Pralinen einen fast unwiderstehlichen Schokoladenduft …

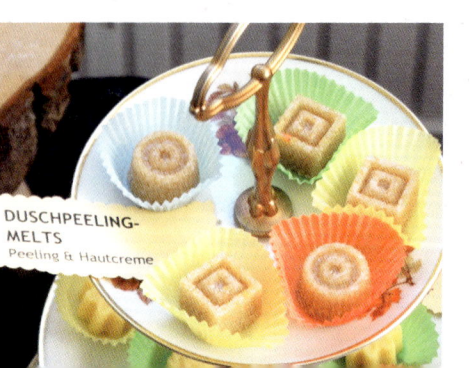

DUSCHPEELING-MELTS
Peeling & Hautcreme

- x 10 g Kokosöl
- x 15 g Kakaobutter
- x 4 EL brauner Zucker
- x 4 EL weißer Zucker
- x 10 Tr. Orange
- x 6 Tr. Ingwer
- x 4 Tr. Zitrone
- x 4 Tr. Wacholder
- x 2 Tr. Jasmin

1. Schmelzen Sie Kakaobutter und Kokosöl im Wasserbad und nehmen Sie die Mischung anschließend vom Herd.

2. Tropfen Sie die ätherischen Öle ein und rühren Sie den Zucker unter, bis eine Konsistenz wie nasser Sand entsteht.

3. Füllen Sie das Zuckerpeeling in Silikon- oder Papierförmchen und lassen Sie es fest werden. **Kühl lagern**.

Schnelles SALZPEELING

- x 2 EL Meersalz
- x 1 EL Mandelöl
- x je 2 Tr. Orange, Zitrone
- x 2 Tr. Wacholder oder Ingwer

Für eine Anwendung vermischen Sie alle Zutaten gut.

SCHÜTTELLOTION – starkes Bindegewebe

Diese fruchtig-würzige Schüttellotion stärkt das Bindegewebe, schenkt der Haut seidigen Glanz und versorgt sie mit einer extra Portion Feuchtigkeit.

- x 50 ml Mandelöl
- x 50 ml Rosengeranienhydrolat
- x 5 Tr. Orange
- x 4 Tr. Zypresse
- x 4 Tr. Rosmarin
- x 1 Tr. Jasmin

1. Die ätherischen Öle ins Mandelöl geben, dann mit dem Hydrolat auffüllen.

2. Die fertige Mischung kräftig schütteln und sofort auf die Haut geben.

3. Schütteln Sie den Mix vor jeder Anwendung kräftig, da sich Öl und Hydrolat gleich wieder voneinander trennen.

» Ölen Sie den gesamten Körper ein und massieren Sie vor allem Oberschenkel, Hüfte und Bauch mit kreisenden Bewegungen.

» Diese Mischung eignet sich auch gut für eine Anti-Stress-Fußreflexzonenmassage.

TANZEN – Körperöl bei schweren Beinen

Wenn Sie mal wieder zu viel stehen, zu viel sitzen oder zu lange auf Reisen sind, ist dieses Öl ein guter Helfer. Es regt den Lymphfluss an, nimmt Schmerzen und gibt den Beinen ihre Leichtigkeit zurück.

- ✗ 25 ml Jojobaöl
- ✗ 25 ml Sesamöl
- ✗ 5 Tr. Orange
- ✗ 3 Tr. Lorbeer
- ✗ 2 Tr. Lemongrass
- ✗ 2 Tr. Pfefferminze
- ✗ 1 Tr. Cistrose

Alle Zutaten gut miteinander vermengen.

» Auf die Beine auftragen. Sanft in Herzrichtung reiben.

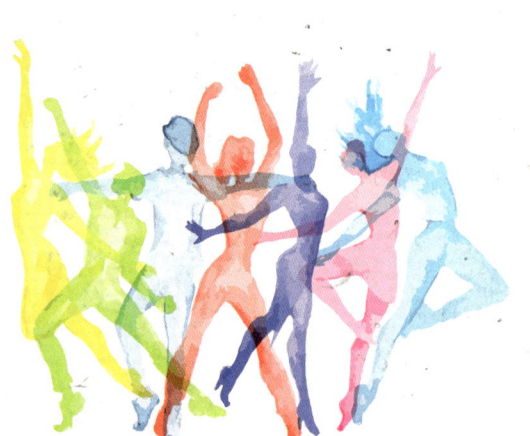

SANFTE FREUDE – Körperwasser

- ✗ 50 ml Melissenhydrolat
- ✗ 25 ml Rosenwasser
- ✗ 3 Tr. Orange
- ✗ 2 Tr. Atlaszeder

Geben Sie das Melissenhydrolat und Rosenwasser in eine Flasche und tropfen Sie die ätherischen Öle dazu. Anschließend gut verschütteln.

» Reiben Sie Ihren Oberkörper mit dieser Mischung ein und beruhigen Sie damit Herz und Kreislauf auf sanfte Weise.

MUNDHYGIENE – Mundwasser

Diese desodorierende Mundspülung verleiht frischen Atem und verhindert Mundgeruch. Sie desinfiziert die Mundschleimhaut.

- ✗ ½ TL Obstessig
- ✗ je 1 Tr. Orange, Zitrone

Mischen Sie den Obstessig mit den ätherischem Ölen und geben Sie den Mix in ein Glas Wasser.

» Gurgeln Sie damit gründlich nach dem Zähneputzen.

GUTES FÜR DIE PSYCHE

Stimmungshebend und angstlösend

Angstbesetzte Situationen wie Arzt-
besuche können mit dem Duft der
Orange *entschärft* werden. Praxen
und ihre Patienten profitieren davon,
wenn sie das Wartezimmer mit
Orange beduften. Sie können sich
auch einen Tropfen Orangenöl als
Notanker auf ein Taschentuch tröpfeln und daran schnuppern.

Antidepressive Wirkung

Die Wissenschaft hat herausgefun-
den, dass Orangenöl die Zirbeldrüse
stimulieren kann. Dabei wird das
antidepressiv wirkende Hormon Me-
latonin ausgeschüttet, das auch den
Schlaf-Wach-Rhythmus beeinflusst.

CRISP – Riechsalz

Dieses Riechsalz bringt Ihre sonnige Seite
zum Vorschein und regt gleichzeitig an.

- x 20 g grobes Meersalz
- x 10 Tr. Orange
- x 2 Tr. Pfefferminze

Tropfen Sie die ätherischen Öle in
ein Schraubglas oder Fläschchen
und benetzen Sie die Wände damit.
Das Meersalz dazugeben und kräftig
verschütteln. **Fertig!**

SUNNY – Gute-Laune-Roll-on

Diese Mischung ist bei Unruhe und
Ängsten ein verlässlicher Begleiter.

- x 10 ml Jojobaöl
- x 5 Tr. Orange,
- x 2 Tr. Neroli,
- x je 1 Tr. Ylang Ylang, Benzoe, Tulsi

Geben Sie das Jojobaöl und die ätherischen Öle in ein Roll-on-Fläschchen
und schütteln Sie es gut. Lassen Sie
die Mischung einige Tage reifen.

» Suchen Sie sich einen ruhigen Ort,
schließen Sie die Augen und rollen
Sie los: auf den Puls, unter die Nase,
auf Hals und Dekolleté. Atmen Sie
den Duft dabei tief ein.

Duft des Monats

BEI MIR – Kissenspray

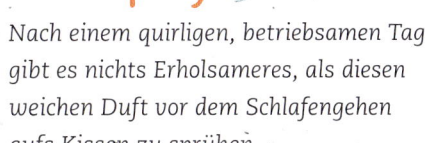

Nach einem quirligen, betriebsamen Tag
gibt es nichts Erholsameres, als diesen
weichen Duft vor dem Schlafengehen
aufs Kissen zu sprühen.

- ✗ 10 ml Korn oder Wodka
- ✗ 10 ml Rosenblütenhydrolat
- ✗ 10 Tr. Orange
- ✗ je 4 Tr. Lavendel fein und Mandarine rot
- ✗ 2 Tr. Vanille
- ✗ 1 Tr. Benzoe Siam

Verschütteln Sie den Alkohol und das Rosenwasser mit den ätherischen Ölen und machen Sie *Bei mir* zum Teil Ihres Gute Nacht-Rituals.

ORANGE DREAM – Körperöl

Dieser Orangentraum streichelt die Seele.

- ✗ 40 ml Jojobaöl
- ✗ 10 Tr. Orange complet
- ✗ 2 Tr. Grapefruit complet
- ✗ 2 Tr. Jasmin 5 %
- ✗ 2 Tr. Sandelholz 10 %
- ✗ 1 Tr. Atlaszeder
- ✗ 1 Tr. Vanille
- ✗ 1 Tr. Benzoe Siam

Verschütteln Sie die ätherischen Öle in Jojobaöl.

» Tun Sie sich bei einer sanften Hand- oder Fußmassage oder einer bindegewebsstärkenden Ganzkörpermassage Gutes.

DUFTE RÄUME

ALLES FRISCH! Raumspray

Das Spray erfrischt Räume, die nach kaltem Rauch riechen, und macht auch anderen schlechten Gerüchen den Garaus.

- ✗ 50 ml Alkohol
- ✗ 5 Tr. Orange
- ✗ 4 Tr. Zypresse
- ✗ 3 Tr. Zitronenmyrte
- ✗ 2 Tr. Lavendel fein
- ✗ 1 Tr. Lemongrass
- ✗ 1 Tr. Pfefferminze

Mischen Sie alle Zutaten gründlich und lassen Sie *Alles Frisch!* für einige Tage reifen, bevor Sie loslegen.

DUFTER HAUSHALT

∅ **Reinigungsmittel:** Mit 20 Tropfen Orangenöl in 100 ml neutraler Flüssigseife entsteht im Handumdrehen ein duftes Bio-Reinigungsmittel, das Sie für alle Oberflächen verwenden können.

∅ **Möbel pflegen**: Orangenöl eignet sich auch als Holzpflegemittel. Mischen Sie je 5 Tropfen Orangen- und

Zirbelkieferöl mit 50 ml Oliven- oder Jojobaöl und reiben Sie Ihre Holzoberflächen damit ein.

⌀ **Etiketten lösen**: Nach Ablauf der Haltbarkeit lässt sich Orangenöl prima als Etikettenlöser nutzen.

KULINARISCHE FREUDEN

ORANGENPFEFFER

Dieser fruchtig-würzige Orangenpfeffer gibt einem guten Steak, einem gegrillten Fisch oder einer mediterranen Gemüsepfanne das perfekte Finish.

- ✗ *2 EL schwarzer Pfeffer*
- ✗ *10 Tr. Orange*

Zerkleinern Sie den schwarzen Pfeffer grob im Mörser und geben Sie das Orangenöl in ein Schraubglas. Benetzen Sie die Wände und geben Sie den Pfeffer dazu. Verschließen und kräftig schütteln, damit sich Pfeffer und Öl gut vermischen. **Fertig ist der pfeffrige Zitruskick!**

» Lassen Sie den Mix mindestens drei Tage lang reifen. Probieren Sie auch mal einen Hauch davon über Schokoladeneis aus …

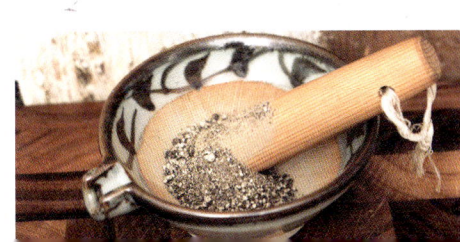

SCHOKO-ORANGEN-EISKONFEKT

- ✗ *100 g dunkle Schokolade*
- ✗ *5 Tr. Orange*
- ✗ *3–4 EL pures Erdnussmus*
- ✗ *2–3 TL Ahornsirup*
- ✗ *¼–½ Tonkabohne*

1. Schmelzen Sie die Schokolade im Wasserbad, lassen Sie sie etwas abkühlen und rühren Sie das Orangenöl ein.

2. Füllen Sie anschließend die Fächer eines Eiswürfelbehälters etwas mehr als bodendeckend mit der Hälfte der warmen, flüssigen Schokolade.

3. Vermengen Sie jetzt das Erdnussmus mit dem Ahornsirup und füllen Sie das gesüßte Erdnussmus auf die Schokolade im Eiswürfelbehälter. Die Menge hängt von der Konsistenz des Erdnussmuses ab. Bedecken Sie das Erdnussmus mit der restlichen Schokolade. Reiben Sie als Finish die Tonkabohne darüber und drücken Sie das Tonkapulver mit dem Finger leicht in die Schokolade.

4. Ab ins Gefrierfach und zwei Stunden auf das süße Ergebnis warten, das auf der Zunge schmilzt.

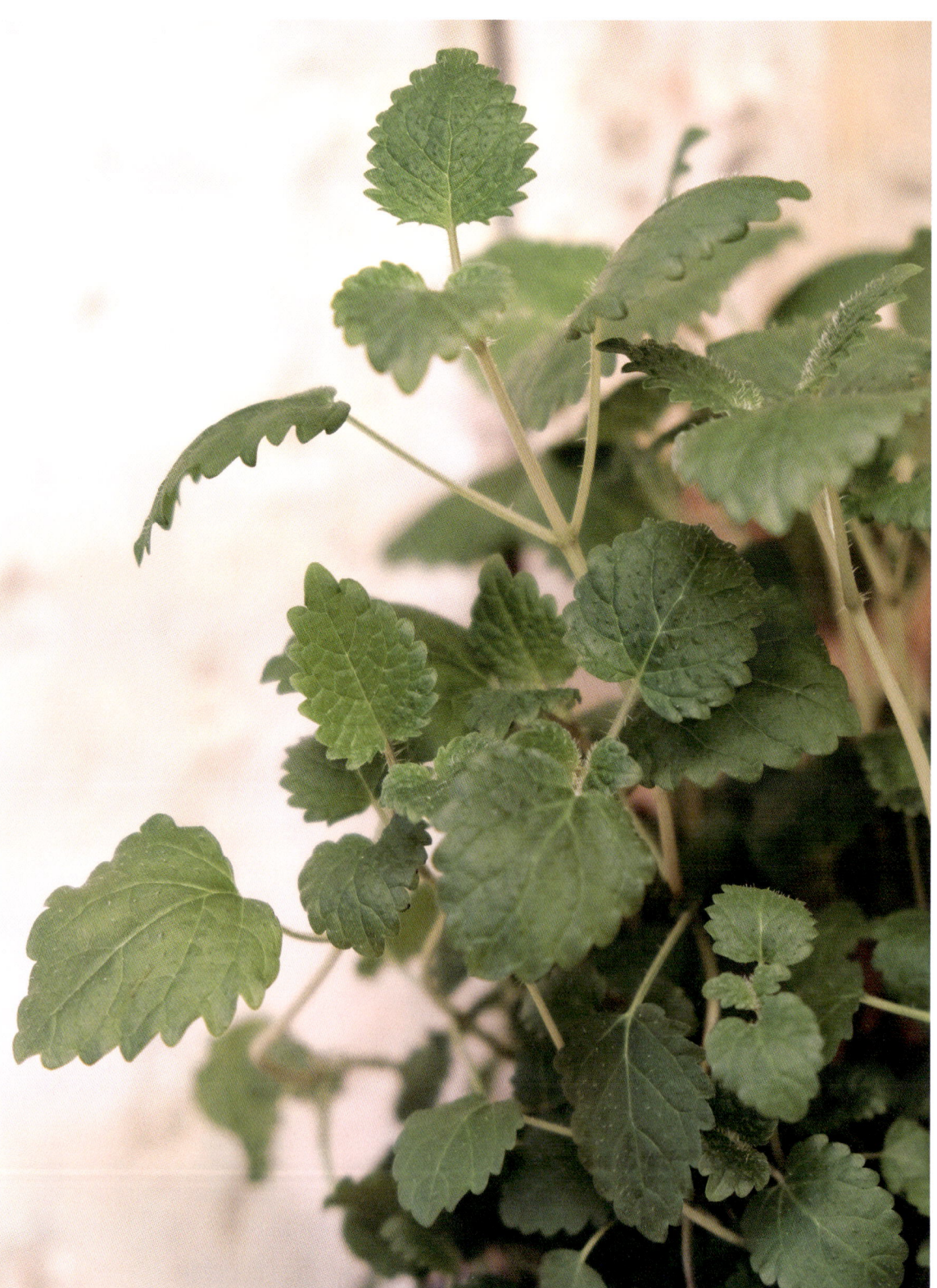

AUGUST – MELISSE, DIE HERZENSFREUDE

Der Weg des Herzens

Marie Françoise-Thérèse Martin folgte ihrem Herzensweg. Der führte sie schon als junge Frau zum Orden der *Unbeschuhten Karmelitinnen*. Dort betete Thérèse. Für alle, die sie darum baten. Für alle, die nicht darum baten. Sogar für Menschen am Rande der Gesellschaft öffnete sie ihr Herz. Etwas Skandalöses Ende des 19. Jahr- 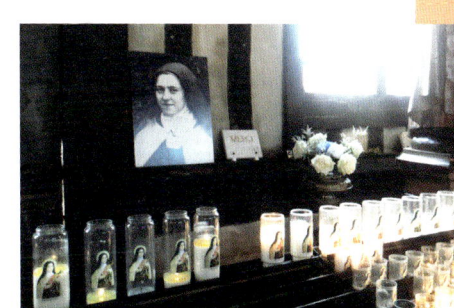 hunderts. Thérèse nannte ihre spirituelle Praxis den *kleinen Weg der Liebe*. Sie war überzeugt davon, dass es davon im Überfluss gab. Dass es Gott nicht um Leistung, sondern um Liebe ging. Alle fanden einen Platz in ihrem Herzen. Viele Gläubige waren davon überzeugt, dass es nur die Fürbitten dieser jungen Ordensfrau waren, die ihrem Leben eine Wendung zum Guten gaben. 1897 starb sie mit nur 24 Jahren, bereits 1925 sprach sie die katholische Kirche heilig. Als Thérèse von Lisieux ging sie in die Kirchengeschichte ein.

Das erste Mal kam ich mit dieser französischen Schutzheiligen in der Normandie in Kontakt. In einem Seitenaltar der lichten Holzkirche Sainte Catherine in Honfleur leuchteten viele Kerzen um ein Foto der jungen Nonne. Daneben ein Strauß weißer Rosen. Eine berührende Szene, der ich seitdem oft in den Kirchen Frankreichs begegnet bin. Immer umrahmen viele Blumen und brennende Kerzen ihr Portrait.

Rund 300 Jahre bevor diese Karmeliternonne dem Ruf ihres Herzens folgte, entwickelten ihre Ordensschwestern in einem Pariser Kloster eine ganz andere Herzenskraft. Das Jahr 1611 ist die Geburtsstunde des *Karmelitergeistes*, Vorläufer des berühmten *Melissengeistes*. Als Hauptbestandteil der Tinktur verwendeten die kräuterkundigen Frauen Melissenkraut. Dabei entstand ein echter Herzens-Booster, der die Lebensgeister anregt, das Herz stärkt und das Gemüt beruhigt. Noch heute setzen Aromakundige die Melisse ein, wenn ein Herz sich wieder nach Leichtigkeit sehnt und mit Vertrauen erfüllt werden will. Wenn der Ruf des Herzens nicht mehr zu spüren ist, schenkt ihm die Melisse wieder Gehör.

DER AUGUST UND SEINE KRAFT

Es ist Hochsommer. Der Duft erntereifer Getreidefelder und frischen Heus liegt in der Luft. Die Ernte ist in vollem Gange. Im August lässt sich der Sommer in vollen Zügen genießen. Sorglosigkeit und Unbeschwertheit bestimmen die Tage. Wie der August bringt die Melisse ein leichtes Herz und stärkt das Vertrauen in uns selbst und die Welt.

DIE BOTSCHAFT DER MELISSE: *Mit leichtem Herzen gehe ich durchs Leben.*

BOTANISCHER NAME	*Melissa officinalis*
DUFT	klar, frisch und warm zugleich, zitronig
ERTRAG	7000 kg destillierte Blätter ergeben 1 kg ätherisches Öl
VERBREITUNG	Orient, Mittelmeer, Deutschland, Nordamerika
KÖRPERLICHE WIRKUNG	nervöse Herzbeschwerden, Herzrasen ohne organische Ursachen; Allergien, Asthma, allergischer Schnupfen, nervöses Hautjucken; Gürtelrose, Herpes; Wetterfühligkeit, stressbedingte Nackenverspannungen und Kopfschmerzen; Erkältung; Menstruationsstörungen, Beschwerden in der Menopause; Magen-Darm-Probleme, Blähungen; Insektenstiche, Ekzeme, Prellungen, fettige, unreine Haut

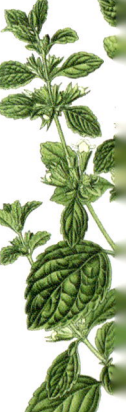

PSYCHISCHE WIRKUNG	beruhigend bei Angst, Sorgen und negativen Gedanken; schützt und stärkt, wenn das Herz schwer ist, spendet Trost und Kraft bei Trauer und Leid; gleicht aus und beruhigt bei Ärger und Wut, stärkt die Weisheit des Herzens und stabilisiert; bei Schlafstörungen und Alpträumen; beruhigt bei geistiger und nervlicher Überforderung sowie Stress; hellt auf bei psychischen Verstimmungen und Melancholie
SPIRITUELLE WIRKUNG	fördert Liebe und Selbstliebe, harmonisiert und stärkt das Herzchakra

KOMBINATIONEN –
MAL FRISCH, MAL SÜSS

Wem Rose zu süß ist, dem gefällt oft die warme Frische der Melisse. Kombiniert man ihre fein duftende Herzenskraft mit anderen ätherischen Ölen oder Hydrolaten, ergibt sich ein breites Duft- und Wirkungs-Spektrum.

- ⌀ **Einhüllend und entspannend**: Rose, Neroli, Rosengeranie, Kamille römisch, Lavendel, Myrte, Weihrauch, Ylang-Ylang
- ⌀ **Erfrischend und leicht**: alle Zitrusöle, v. a. Grapefruit & Petitgrain
- ⌀ **Reinigend und motivierend**: Rosenholz, Teebaum, Majoran, Basilikum, Ingwer, Rosmarin

KOSTBAR UND OFT GEFÄLSCHT

Das kostbare ätherische Öl der **Melissa officinalis** wird häufig mit Zitrone, Lemongrass, Litsea cubeba oder Zitroneneukalyptus verschnitten und als **Melissenöl** verkauft. Am häufigsten wird das sehr preiswerte, zur Familie der Süßgräser zählende **Citronelleöl** (*Cymbopogon winterianus/nardus*) als **Melissenöl indisch** oder **Melisse indicum** angeboten. Es wird gemeinsam mit Melissenblättern destilliert und verfügt über ein anderes Wirkungsspektrum als **echtes Melissenöl**.

Citronelleöl hat entzündungshemmende und antivirale Eigenschaften und ist sehr wirksam gegen Insekten. An lauen Sommerabenden hält es lästige **Stechmücken** fern.

ACHTUNG!

- Melissenöl kann sehr sensible Haut irritieren. Nur in 1 %iger oder geringerer Verdünnung anwenden.
- Nicht während der Schwangerschaft und bei Kindern unter 2 Jahren anwenden.

GERINGE MENGEN, SANFTE ALTERNATIVE

Melissenöl entfaltet auch in starker Verdünnung seine therapeutische Kraft. Es ist als 100 % reines ätherisches Öl und in Verdünnungen von 10 % oder 30 % in Alkohol erhältlich.

Eine schöne und kostengünstige Alternative ist das ebenfalls sehr wirkungsvolle **Melissenhydrolat**.

EISIGE BEGEGNUNG

Schmerzhafte Insektenstiche lassen sich mit Melissenwasser-Eiswürfel lindern.

Frieren Sie Melissenhydrolat in Eiswürfelbehältern ein.

» Legen Sie bei Bedarf einen Eiswürfel auf die Stiche, v. a. wenn sie schon entzündet sind. Der Juckreiz lässt nach, die Einstichstelle schwillt ab.

ZITRUS-TRAUM und MÜCKENABWEHR – Raumduft

Diese Zimmerbrunnen-Mischung ist angelehnt an Öle, mit denen Melissenöl oft verfälscht wird: Lemongrass, Citronella, Zitrone. An Hochsommerabenden auf der Terrasse erfrischt diese Kombination und vertreibt Stechmücken.

- *50 ml Korn oder Wodka*
- *25 ml abgekochtes Wasser*
- *1 TL feines Meersalz*
- *16 Tr. Lemongrass*
- *16 Tr. Citronella*
- *16 Tr. Zitrone*
- *6 Tr. Pfefferminze*
- *6 Tr. Lavendel*

Alkohol, ätherische Öle und Salz in eine Flasche geben, mit Wasser auffüllen und vor Gebrauch gut schütteln.

» Geben Sie für den Zimmerbrunnen 5–10 ml der Mischung auf 1 Liter Wasser.

» Oder verwenden Sie den Mix als erfrischenden, energiegebenden Saunaaufguss. Geben Sie dafür dieselbe Menge auf eine Aufgusskelle.

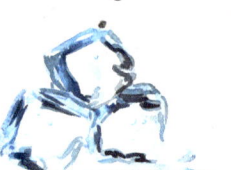

SANFTER MELISSENGEIST

In der arabischen Welt tröstete die Melisse schon vor mehr als 1000 Jahren melancholische Gemüter. Berühmte Ärzte und Klosterheilkundige, darunter der persische Arzt Avicenna, die Äbtissin Hildegard von Bingen und auch Paracelsus priesen die Heilkräfte der *Melissa officinalis,* bevor der berühmte Melissengeist im 17. Jahrhundert erfunden wurde.

Die beiden folgenden selbst angesetzten Varianten des klassischen Melissengeists sind sanfte Alternativen zum herkömmlichen Melissengeist, der zu 80 % aus Alkohol besteht und manchem zu scharf ist. Ernten Sie die Melissenblätter vor der Blüte, da sich danach der Chemotyp und damit auch die Wirkung verändert. Beide Tinkturen können für das gesamte Wirkspektrum der Melisse innerlich wie äußerlich angewandt werden.

Aufgrund des Alkoholgehalts sind sie nicht für Kinder und in der Schwangerschaft geeignet.

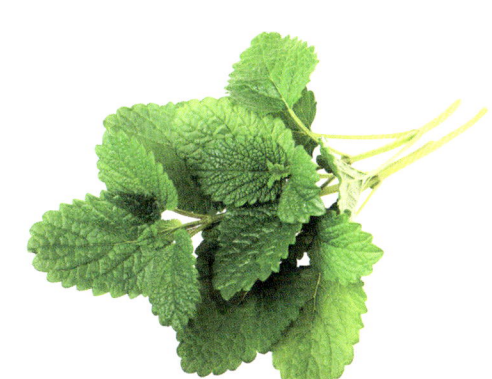

MELISSENTINKTUR mit Melissenhydrolat

1. Ein Schraubglas locker mit frischen Melissenblättern füllen und mit Korn oder Wodka auffüllen.

2. Drei Wochen an einem hellen, nicht sonnigen Ort ziehen lassen. Ab und zu schütteln.

3. Nach drei Wochen die Blätter abseihen. Die fertige Melissentinktur zu gleichen Teilen mit Melissenhydrolat mischen, in eine dunkle Flasche füllen und im Kühlschrank aufbewahren.

» Tropfenweise auf 1 TL Zucker oder Honig einnehmen oder äußerlich auftragen, z. B. bei Stress und Unruhe und für einen guten Schlaf.

SANFTER Melissengeist

Diese Variante des Melissen- oder Karmelitergeistes beinhaltet einige der traditionellen Kräuter und Gewürze, die seit dem 17. Jahrhundert Bestandteil des stärkenden Elixiers sind.

1. Ein Schraubglas mit 500 ml Fassungsvermögen locker mit frischen Melissenblättern füllen, 3 TL frische Zitronenschale,

3 TL getrocknete Angelikawurzel, 8 Gewürznelken, 1 Macisblüte, 1 kleine Zimtrinde, mit Korn oder Wodka auffüllen. Für 4 Wochen an einen hellen Ort ohne direkte Sonneneinstrahlung stellen, ab und zu schütteln.

2. Danach abseihen und in eine dunkle Flasche füllen. Im Kühlschrank aufbewahren.

» Tropfenweise auf 1 TL Zucker oder Honig einnehmen oder äußerlich auftragen. Einnahme: z. B. wenn eine Erkältung naht, ein Schnapsglas in den Tee geben und schluckweise trinken.

» Zur allgemeinen Stärkung etwa 25 Tropfen oder 1–2 TL in etwas Wasser verdünnen und schluckweise trinken.

DUFTALTERNATIVE

Diese zitronig-herbe Mischung ist zwar kein Ersatz für echtes Melissenöl, sorgt jedoch auch für Entspannung, hellt die Stimmung auf und gibt neuen Antrieb.

» Geben Sie je 2 Tropfen ätherisches Öl von Zitrone und Petitgrain in die Duftlampe oder den Streamer oder träufeln Sie je 1 Tropfen auf ein Taschentuch und atmen Sie tief ein.

SCHNELLE HILFE bei Herpes

» Sprühen Sie bei Lippenbläschen und Gürtelrose Melissenhydrolat pur auf die betroffenen Stellen oder mischen Sie es zu gleichen Teilen mit Rosenhydrolat. Mehrmals am Tag wiederholen.

LIPPENHERPES-SPRAY

» Wenn sich das erste Ziehen bemerkbar macht, mischen Sie 50 ml Melissenhydrolat mit 1 Tropfen Melissenöl und besprühen Sie sofort die Lippen damit.

HERPES-Lippenbalsam

Für einen festen Lippenherpesbalsam mischen Sie sich dieses Rezept.

- x *3 g Kakaobutter*
- x *2 g Bienenwachs*
- x *5 ml Jojobaöl*
- x *5 g Kokosfett*
- x *2 Tr. Melisse*
- x *1 Tr. Kamille römisch*

1. Schmelzen Sie zuerst das Bienenwachs, dann die Kakaobutter im Wasserbad und geben Sie anschließend Kokosöl und Jojobaöl dazu.

2. Nehmen Sie die flüssige Mischung aus dem Wasserbad. Wenn Sie etwas ausgekühlt ist, tropfen Sie die ätherischen Öle dazu und verrühren den Balsam gut, bevor Sie ihn in Töpfchen oder Lippenstifthüllen abfüllen und fest werden lassen.

» Bei den ersten Anzeichen auftragen.

NERVENRUHE – Zwei-Phasen-Öl bei Gürtelrose

Wenn die Berührungsempfindlichkeit bei Gürtelrose sehr stark ist, bietet dieses balsamisch-frische Zwei-Phasen-Öl Linderung und Kühlung durch Aufsprühen. Außerdem entspannt sich die Psyche.

- x 10 ml Johanniskrautöl
- x 10 ml Pfefferminzhydrolat
- x je 3 Tr. Melisse, Teebaum, Rosengeranium
- x je 2 Tr. Lavendel fein, Pfefferminze
- x 1 Tr. Bergamotte

Ätherische Öle ins Johanniskrautöl tropfen, mit Pfefferminzhydrolat auffüllen und kräftig verschütteln. Vor jedem Gebrauch erneut schütteln, da sich Öl und Hydrolat wieder voneinander trennen.

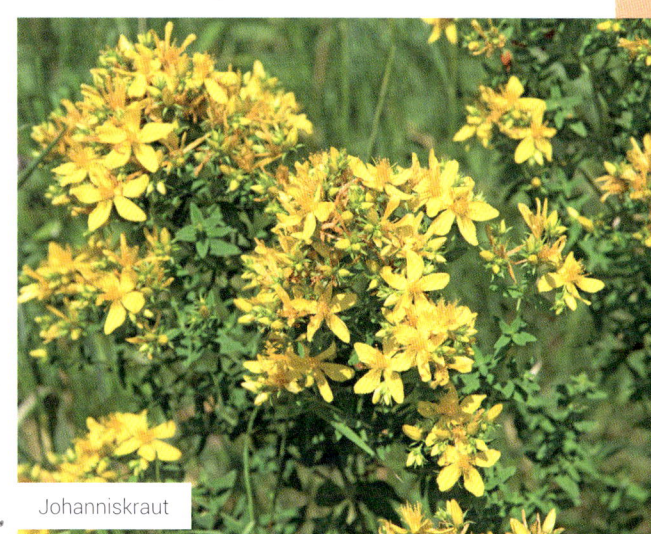

Johanniskraut

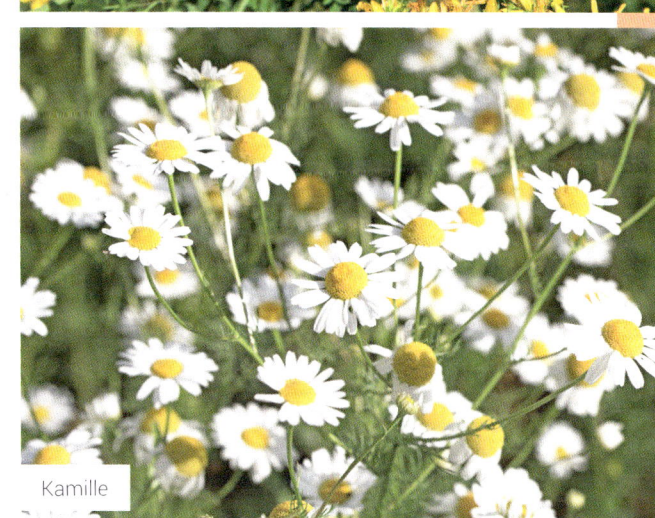

Kamille

ALLERGIE UND IMMUNSYSTEM

Dank ihrer antihistaminen Eigenschaften lindert Melisse Beschwerden bei Allergie, Heuschnupfen und Asthma und wirkt sich stärkend auf das Immunsystem aus.

SOFORTHILFE

» 1–2 Tropfen Melissenöl auf ein Taschentuch geben und daran schnuppern.

RIECHSTIFT

Haben Sie Ihren Riechstift für alle Fälle dabei.
» Geben Sie 3 Tropfen Melisse und 2 Tropfen Zypresse auf den Docht und atmen Sie die erleichternde Mischung ein.

HALSSCHMERZEN

» Wenn Halsschmerzen einsetzen, Melissenhydrolat entweder pur oder mit 1 EL in 1 Glas Wasser gurgeln.

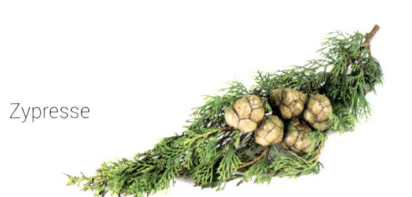

Zypresse

SCHÖN LOCKER BLEIBEN – Roll-on bei Verspannungen

Wenn sich bei Stress Ihr Nacken verspannt und der Kopf schmerzt, lockert Sie dieser Roll-on. Auch auf Reisen hat sich diese Duftkombination bewährt.

- x *10 ml Korn oder Wodka*
- x *je 3 Tr. Melisse, Pfefferminze*
- x *je 2 Tr. Ingwer, Lavendel fein, Bergamotte*

Den Alkohol und die ätherischen Öle in ein 10-ml-Roll-on-Fläschchen füllen und gut verschütteln.

» Bei Bedarf auf Schläfen, Nacken und hinter die Ohren rollen.

BERUHIGUNG und STÄRKUNG

Melissen- und Kamillenhydrolat wirken beruhigend und entkrampfend.

» Die Pflanzenwässer zu gleichen Teilen mischen und bei Bedarf auf Gesicht, Dekolleté und in den Nacken sprühen. **Weitere Allergiemischungen finden Sie im Januar-Zedern-Kapitel auf Seite 198.**

ZARTE NASE – Lotion bei trockener Nasenschleimhaut

Mischen Sie bei trockener, entzündeter Nasenschleimhaut Melissenhydrolat zu gleichen Teilen mit Aloe-Vera-Gel. Optional können Sie 2–3 Tropfen Melissenöl auf 50 ml Aloe-Vera-Gel geben.

» Diese Kombination lindert bei Allergieschüben auch das Kribbeln und Jucken in der Nase. Mit einem Wattestäbchen in der Nase verteilen und außen an den Nasenflügeln auftragen.

GUTES FÜR DIE HAUT Gesichtswasser

Melissenhydrolat ist ein sanftes Gesichtswasser. Sensible, unreine, fettige, strapazierte, erschlaffte, welke und durch nervliche Anspannung und Ermüdung gekennzeichnete Haut profitiert davon.

» Sprühen Sie nach dem Waschen und vor dem Eincremen das Gesicht ein oder geben Sie das Hydrolat auf einen Wattebausch und betupfen Sie sich damit das Gesicht.

KOMBINATION gegen Blähungen

- x *50 ml Olivenöl*
- x *je 5 Tr. Melisse, Koriandersamen*
- x *7 Tr. Fenchel*

Die ätherischen Öle im Olivenöl lösen.

» Den Ober- und Unterbauch im Uhrzeigersinn sanft kreisend massieren.

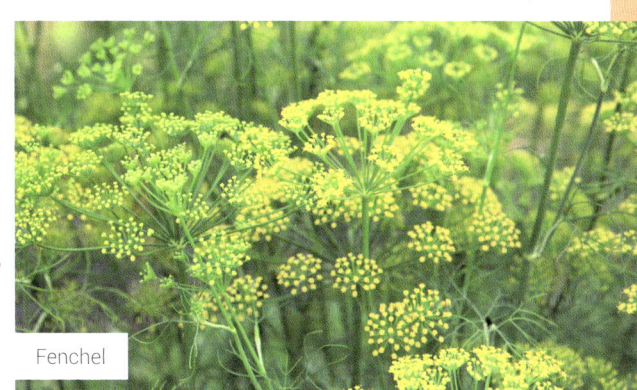

Fenchel

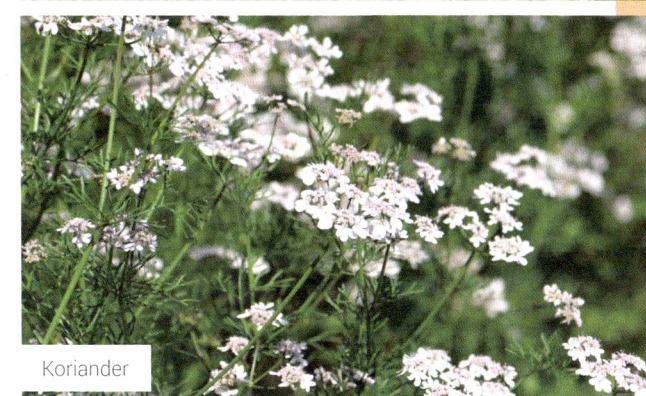

Koriander

GELASSENHEIT – Seelenbalsam

Wenn die alltäglichen Anforderungen überhand zu nehmen drohen und Emotionen wie Wut und Ärger im Spiel sind, trägt dieser Balsam dazu bei, wieder zur Ruhe zu kommen.

- ✗ 40 g Sheabutter
- ✗ 20 ml Jojobaöl oder Kamillenmazerat
- ✗ je 4 Tr. Melisse, Zitrone, Zypresse, Bergamotte
- ✗ 3 Tr. Ylang Ylang

1. Sheabutter im Wasserbad bei maximal 60 Grad schmelzen. Vom Herd nehmen und Jojobaöl dazugeben.
2. Die Mischung abkühlen lassen. Ätherische Öle zugeben und die Mischung gut verrühren. In eine Dose abfüllen und bei Zimmertemperatur fest werden lassen.

» Bei Bedarf auf Dekolleté, Herz, Puls und Fußsohlen auftragen.

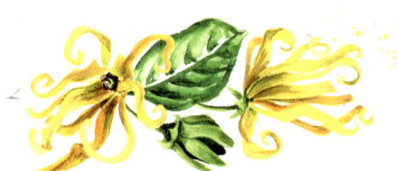

DOPPELTE HERZENSFREUDE – Seelenöl

Wenn das Herz schwer ist oder das Gedankenkarussell nicht aufhören will zu kreisen, hilft diese besänftigende Mixtur.

- ✗ 25 ml Jojobaöl
- ✗ 25 ml Rosenblütenhydrolat
- ✗ 6 Tr. Melisse
- ✗ je 5 Tr. Lavendel, Geranium

Die ätherischen Öle ins Jojobaöl tropfen und mit Rosenblütenhydrolat auffüllen. Alles gut miteinander verschütteln. **Vor jedem Gebrauch kräftig schütteln.**

» Ziehen Sie sich an einen ruhigen Ort zurück und reiben Sie Ihre Herzgegend damit ein. Schließen Sie die Augen und lassen Sie die Welt einen Moment draußen.

HERZFREUDE TO GO – Körperöl

» Wenn es drängt und schnell gehen soll, 4 Tropfen Melisse 10 % in 10 ml Jojobaöl geben und auf die Herzgegend reiben.

DIE GROSSEN DREI – Seelenspray

Diese Mischung vereint die drei großen Herzensdüfte Melisse, Zeder und Rose in einem sinnlichen Körperumfeldspray.

- x 25 ml Melissenwasser
- x 25 ml Rosenblütenhydrolat
- x 3 Tr. Atlaszeder
- x je 1 Tr. Melisse, Rose 10 %

Die beiden Hydrolate mischen und die ätherischen Öle zugeben.

» Das Spray auf Gesicht und Dekolleté sprühen, dabei tief einatmen.

» Wenn Sie Ihrem Herzen etwas Gutes tun wollen, tragen Sie das Spray kurmäßig 2 Wochen lang 1 Mal täglich auf die Herzgegend, das Dekolleté und um Ihren Kopf auf. Praktizieren Sie anschließend eine Herzmeditation.

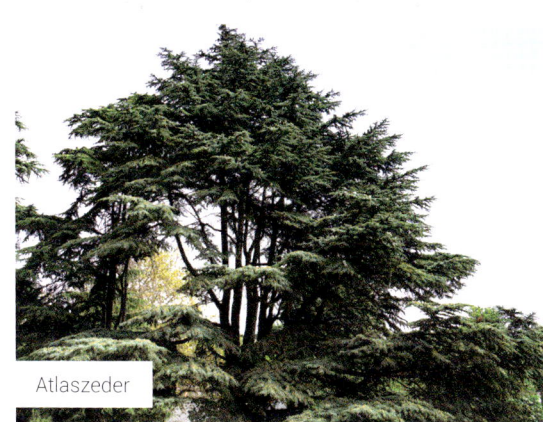

Atlaszeder

FUSSBAD am Abend

Das warme Fußbad ist ein echter Seelenschmeichler und eine Wohltat für müde und schmerzende Füße. Es stimmt auf eine ruhige Nacht ein.

- x 500 ml heißes Wasser
- x je 1 TL getrocknete Melissen- und Rosenblätter
- x 10 Tr. Lavendel fein
- x 1 EL grobes Meersalz

1. Melissen- und Rosenblätter mit dem heißem Wasser übergießen und 10 Minuten ziehen lassen.

2. Währenddessen das Lavendelöl und das Meersalz zu einer Paste vermischen. Den Melissen-Rosenblätter-Tee in eine Schale abseihen und die Lavendel-Salzmischung zugeben.

» Die Mischung sofort in eine Wanne mit warmem Wasser geben und das abendliche Fußbad genießen.

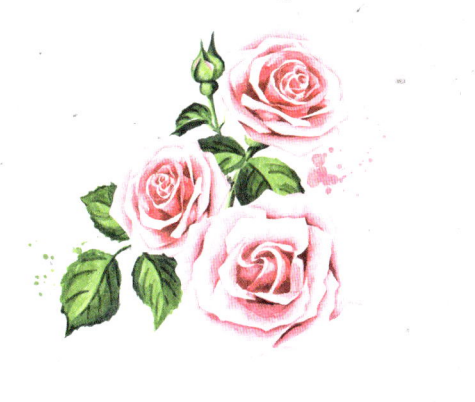

SCHLAFTRUNK

» Trinken Sie zur Einstimmung auf eine ruhige Nacht 1 TL Melissenhydrolat in einer Tasse Tee aus je ½ TL Kamillen- und Lindenblüten.

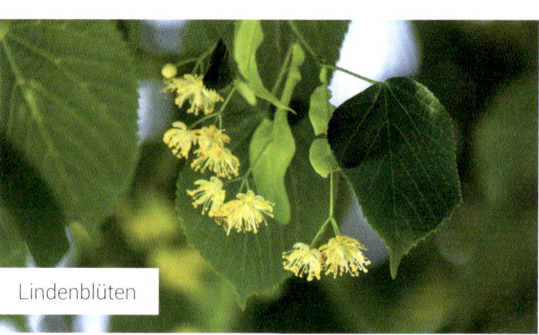

Lindenblüten

DEN TAG ABSCHLIESSEN
Kopfkissenspray

Nervöse Erschöpfung ist häufig eine Ursache für Schlafstörungen. Eine klare Atmosphäre im Schlafzimmer hilft, zur Ruhe zu kommen.

Rituale, mit denen Sie Ihren Tag bewusst abschließen und die Alltagssorgen vor der Tür abgeben, erleichtern den Übergang in die Nacht. Machen Sie dieses Kopfkissenspray zum Teil Ihres Einschlafrituals.

- ✗ 50 ml Lavendelhydrolat
- ✗ je 3 Tr. Melisse, Zeder, Lavendel fein

Das Hydrolat und die ätherischen Öle miteinander verschütteln.

» Geben Sie vor dem Zubettgehen drei Sprühstöße aufs Kopfkissen und sprühen Sie Ihr Dekolleté damit ein. Den Duft tief einatmen.

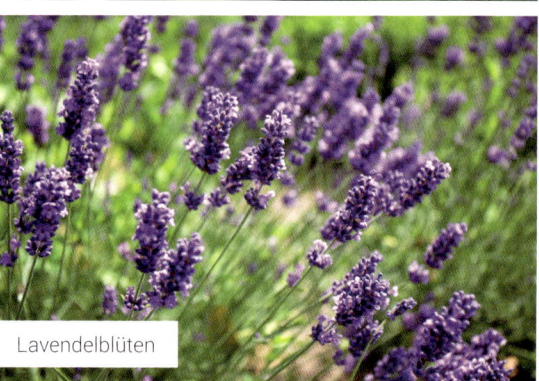

Lavendelblüten

KULINARISCHE FREUDEN

MELISSEN-ESTRAGON-ESSIG

Dieser feinwürzig-zitronige Essig passt gut zu mediterranen Salaten.

- ✗ 250 ml weißer Balsamico
- ✗ 1 Handvoll frische Melissenblätter
- ✗ 2 Zweige französischer Estragon

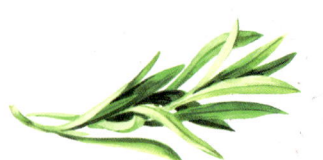

1. Geben Sie die Melisse und den Estragon in ein breites Schraubglas, füllen Sie es mit dem Balsamico auf und lassen Sie die Kräuter zwei Wochen lang darin ziehen. Schwenken Sie es ab und zu.

2. Nach zwei Wochen ist ihr würziger Essig fertig und Sie können die Kräuter abseihen.

Alternativ können Sie 50 ml weißen Balsamessig mit 2 Tropfen Estragon und 3 Tropfen Melisse aromatisieren.

Mal DEFTIG, mal SÜSS

<u>Herzhaft</u>:
Forelle mit Melissenblättern füllen und im Backofen backen, vor dem Servieren den fertigen Fisch mit Melissenhydrolat besprühen.

<u>Süß</u>:
Eine Crème-brûlée-Mischung je nach Gusto mit 1 TL–1 EL Melissenhydrolat abschmecken. In hitzebeständige Förmchen füllen und im Backofen im Wasserbad stocken lassen.

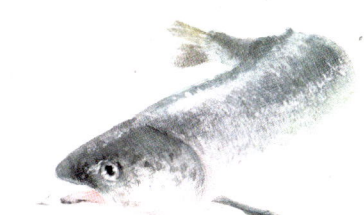

MELISSEN-WEIN

Servieren Sie diesen Melissenwein im Sommer als erfrischenden Aperitif.

- x *60 g getrocknete Melissenblätter*
- x *1 Flasche Weißwein*
- x *Zucker nach Belieben*

1. Geben Sie die Melissenblätter in den Weißwein und fügen Sie nach Gusto Zucker dazu.

2. Lassen Sie die Mischung 2–3 Tage durchziehen. Danach gießen Sie den duftenden Alkohol durch ein Sieb in eine Schüssel und süßen bei Bedarf nach.

3. Rühren Sie den Wein, bis sich der Zucker aufgelöst hat, und füllen Sie ihn anschließend in Flaschen ab. **Vor dem Genuss kühlen!**

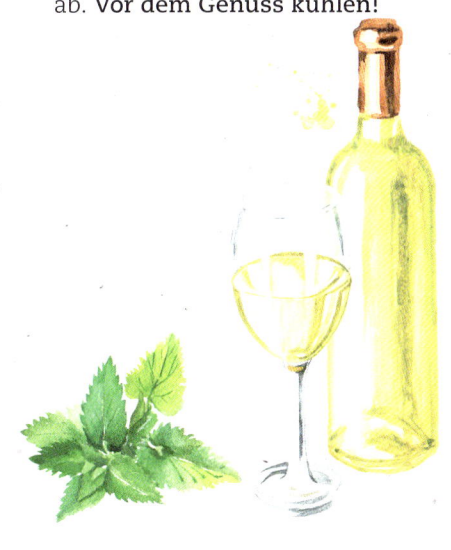

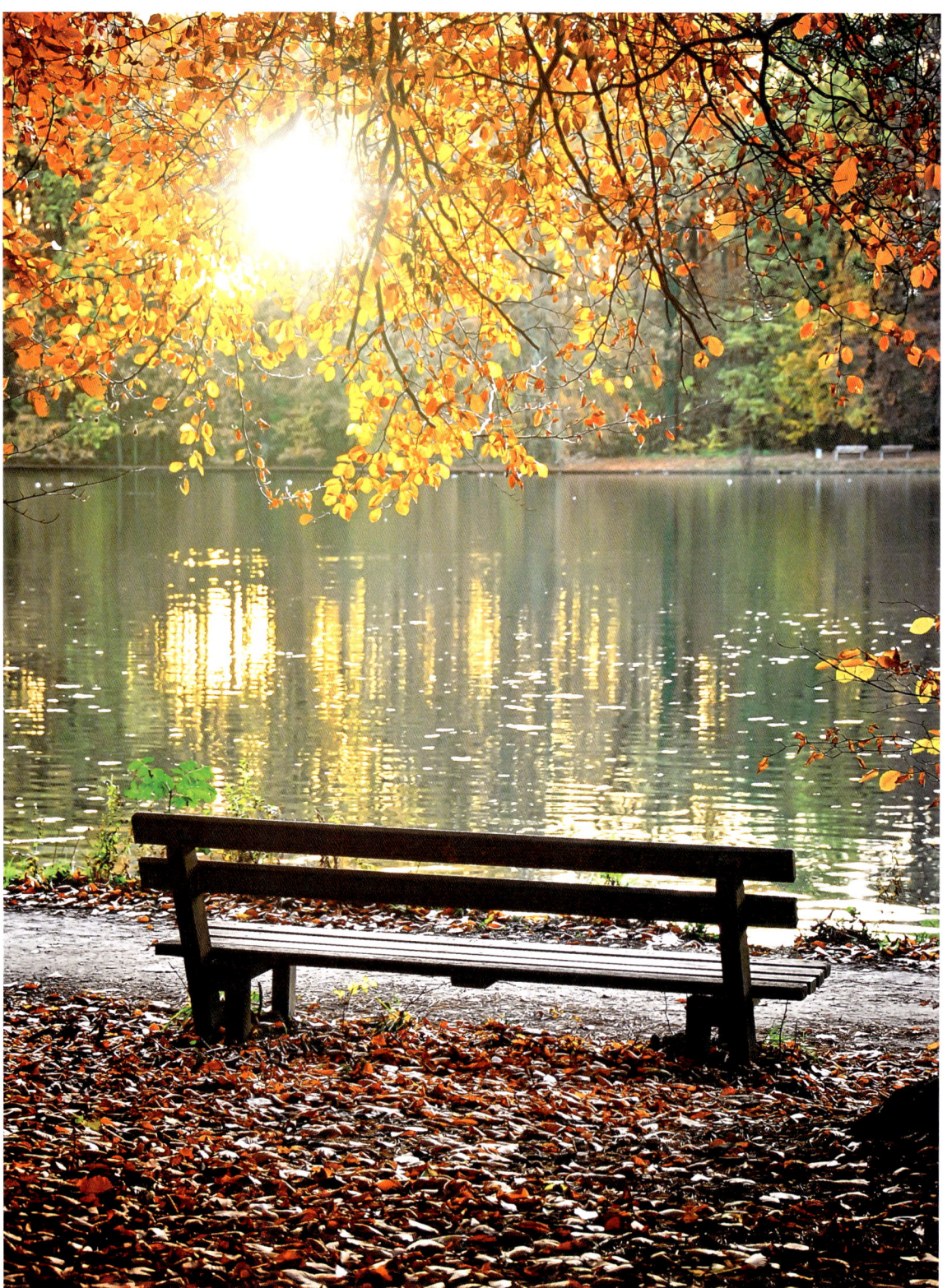

Der Herbst

ZEIT DER ENTSPANNUNG UND DER SINNLICHKEIT

Der goldene Herbst zeigt sich in seiner ganzen Pracht, die silbrig glitzernden Spinnfäden segeln über die Felder.

Was über das Jahr gewachsen ist, kommt zu seiner Vollendung. Es ist die Zeit der Ernte. Wenn die Tage kürzer werden und die Blätter fallen, kehrt Ruhe in der Natur ein. Es ist Zeit innezuhalten und zu danken. Es ist auch die Zeit des Abschiednehmens und der Regeneration. Nur wenn wir zur Ruhe kommen, erhalten wir Zugang zu unserem Innersten und schöpfen Kraft.

Der Ausgleich ist der Geist des Herbstes.

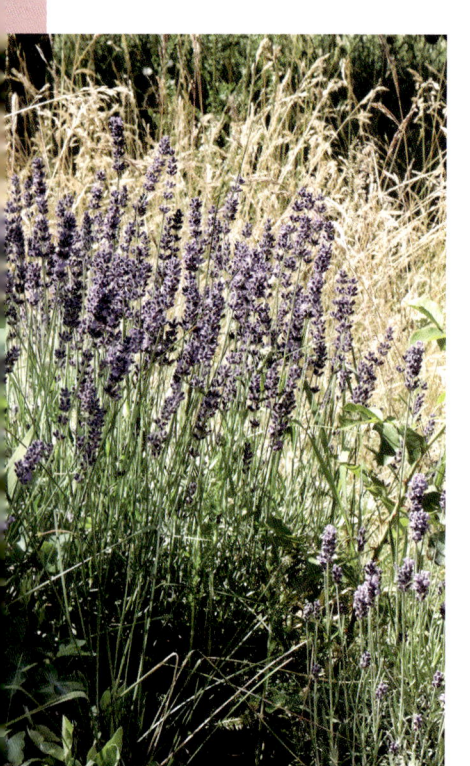

SEPTEMBER – LAVENDEL FEIN
Lavandula angustifolia

September, die Zeit Ernte ist gekommen. So wie in der Natur reifen auch in uns Entscheidungen heran. Der Entspannungsmeister Lavendel ist gleichzeitig eine Pflanze des Übergangs, die Klarheit fordert und fördert und Sicherheit in Entscheidungsprozessen unterstützt. Er ist Erntehelfer in allen Lebenslagen, ein verlässlicher Begleiter. Lauscht man ihm, gibt er Antworten. Darauf, wann der richtige Zeitpunkt zur Ernte, zum Loslassen, zum Weitergehen gekommen ist.

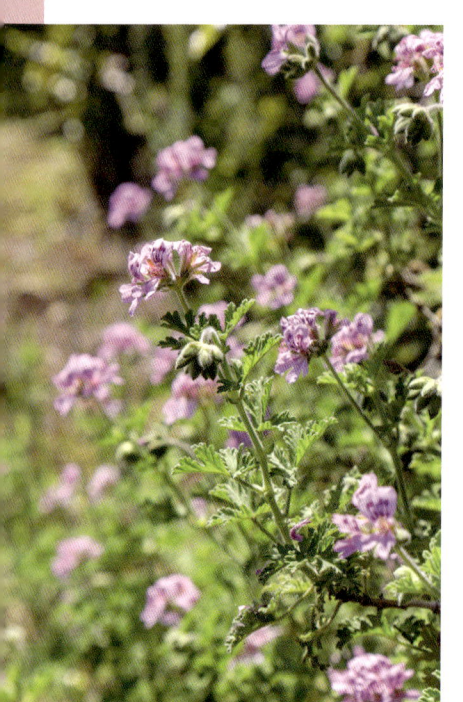

OKTOBER – ROSENGERANIE
Pelargonium graveolens

Die Natur kommt langsam zur Ruhe, die Zeit der Regeneration beginnt. Im Oktober bringt die **Rosengeranie** mit ihrer regulierenden und regenerierenden Kraft die Dinge wieder ins Lot. Sie ist Meisterin darin, nach körperlichen und geistigen Anstrengungen das Gleichgewicht wiederherzustellen. Sie ermöglicht uns den Zugang zu uns selbst und lässt uns spüren, wann es Zeit ist, kürzer zu treten. Besonders bei Frauen entfaltet die *Pelargonie* ihre wertvolle Kraft, da sie in allen Lebensphasen den weiblichen Hormonhaushalt reguliert.

NOVEMBER – YLANG YLANG
Cananga odorata

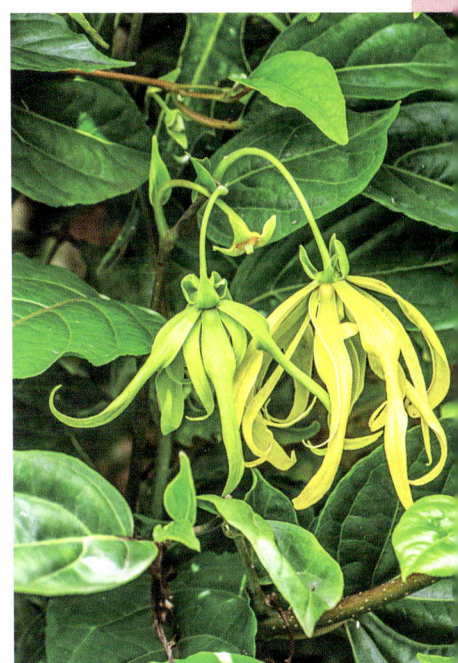

In der Zeit des abnehmenden Novemberlichts sorgt der opulente Duft der **Ylang Ylang** für Erholung und Sinnlichkeit. Die Natur geht in ihre Essenz und auch für den Menschen ist es an der Zeit, sich aufs Wesentliche zu besinnen. Dieses exotische Öl öffnet uns für unsere Gefühlswelt und sorgt dafür, die Ängste und Alltagssorgen, das *Aber…*, vor der Tür zu lassen.

THEMATISCH VERWANDTE ÖLE

<u>**Entspannung**</u>: Kamille, Fenchel, Muskatellersalbei
<u>**Balance**</u>: Palmarosa, Rose, Monarde
<u>**Sinnlichkeit**</u>: Jasmin, Frangipani, Champaca, Tuberose

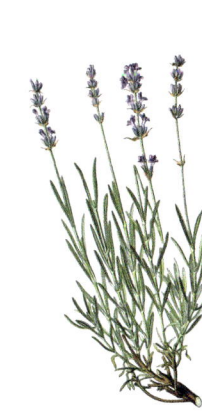
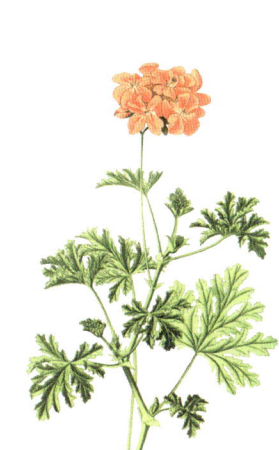
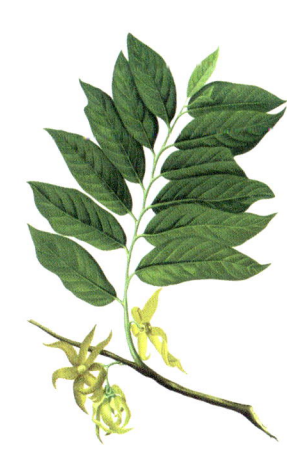

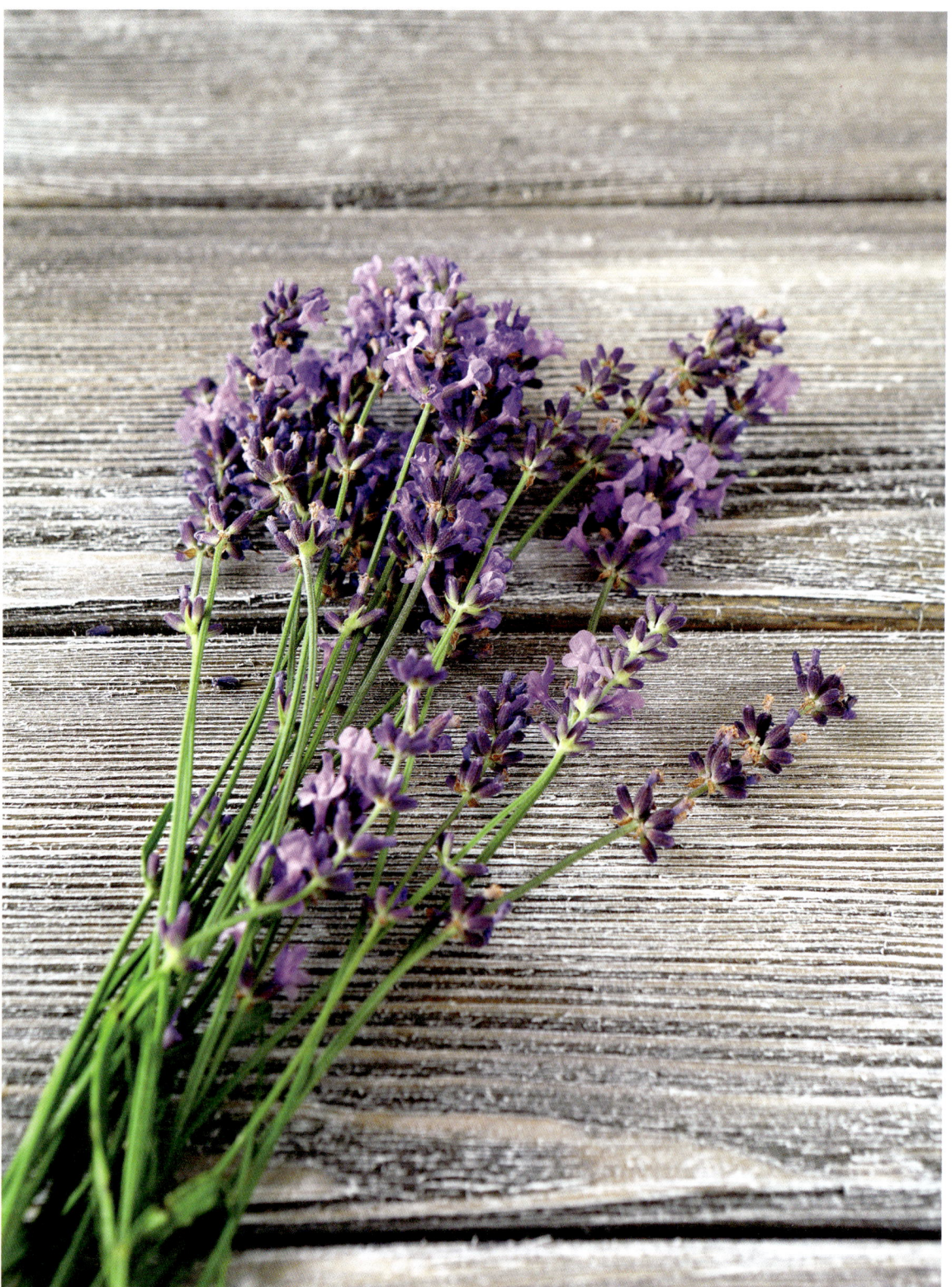

SEPTEMBER – LAVENDEL, DER MAGIER

Der Magier

Bei meiner ersten Reise in die Provence begann es. Mitten im Herzen des Luberon an einem heißen Hochsommertag. Ich fuhr mit Freunden durch diese hügelige, magische Landschaft. Alle schwitzten, nörgelten und wollten eigentlich nur an den Pool. Wir waren auf den kurvigen Straßen südlich von Apt unterwegs, als er uns plötzlich in die Nase stieg. Dieser zarte und gleichzei-

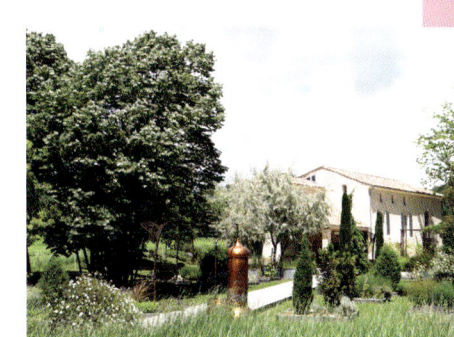

tig würzig-blumige Duft. Wie Fährtenhunde folgten wir dem Hauch, der durch unsere offenen Fenster drang. Im Auto wurde es ganz still, alle ließen sich von diesem einzigartigen Aroma gefangen nehmen. Bis sich das Rätsel nach einer engen Kurve schließlich auflöste: Mitten vor uns stand ein Wagen voller frisch geernteter Lavendelpflanzen, die in ihrem unvergleichlichen Blaulila leuchteten.

Bis diese erstaunliche Pflanze nach Südfrankreich gelangte, hatte sie bereits eine weite und lange Reise hinter sich. Angeblich haben sie die Phönizier auf ihren Schiffen aus ihrer Heimat Persien über die Kanarischen Inseln dorthin gebracht. Von dort aus verbreitete sich das blaue Wunder bis nach England, Australien und Indien. Selbst Thüringen baute den duftenden Halbstrauch im 19. Jahrhundert an.

Unser Lavendelabenteuer endete übrigens mit einem unvergesslichen Erlebnis. Neugierig geworden von der duftenden Fracht, hielten wir an und stiegen aus. Ein alter Herr kam uns entgegen und begrüßte uns auf seinem Hof, der sich als eine der wunderbarsten Lavendel-Destillen der Provence entpuppen sollte. Er führte uns durch sein Reich und berichtete von seinen Aroma- und Farbtherapie-Experimenten. Seit diesem Sommer komme ich immer wieder zurück auf diese kleine Lavendelfarm. Einmal kam ich sogar in den Genuss, ein Bad im hauseigenen, mit Lavendelhydrolat gefüllten Gewächshaus-Swimming-Pool zu nehmen. Ist es ein Wunder, dass ich mich diesem Magier der Aromatherapie besonders verbunden fühle?

DER SEPTEMBER UND SEINE KRAFT

September, die Zeit der Ernte ist gekommen. So wie die Früchte im Sommer heranreifen, reifen auch innere Entscheidungen heran. Jetzt ist der richtige Zeitpunkt, nach all den Überlegungen und Abwägungen die Weichen zu stellen. Der Lavendel ist nicht nur ein weiser Entspannungs-Helfer, sondern auch der perfekte Begleiter in Zeiten des Übergangs, wenn Entscheidungen anstehen. Lauscht man dem blauen Wunder, findet man Antworten auf grundlegende Fragen wie *Was gehört noch zu mir, was nicht? Was brauche ich wirklich? Was steht jetzt an?*

DIE BOTSCHAFT DES LAVENDELS: *Die Zeit ist reif für meine Entscheidung.*

BOTANISCHER NAME	*Lavandula angustifolia*
DUFT	krautig-süß, blumig, klar, würzig
ERTRAG	100–120 kg blühende, destillierte Lavendelrispen ergeben 1 Liter ätherisches Lavendelöl
VERBREITUNG	Südfrankreich, Spanien, Kroatien, England, Marokko, Australien, Indien
KÖRPERLICHE WIRKUNG	wundheilend, entzündungshemmend, desinfizierend, zellerneuernd, heilfördernd bei Verletzungen und Verbrennungen, bei Hautproblemen wie Juckreiz, Fußpilz, Abszess, Akne, Psoriasis, bei Muskelzerrungen und rheumatischen Beschwerden, bei Erkältung und Ohrenschmerzen, krampflösend bei Asthma und Bronchitis, bei Kopfschmerzen, bei prämenstruellen und Wechseljahrs-Beschwerden, bei Insektenstichen

PSYCHISCHE WIRKUNG	beruhigt, entspannt, klärt, stärkt die Nerven, bei Schlafschwierigkeiten, Unausgeglichenheit, Angstzuständen, Panikattacken, Herzbeklemmungen, depressiven Verstimmungen
SPIRITUELLE WIRKUNG	stärkend und harmonisierend, stärkt Bewusstheit, Mitgefühl und spirituelle Klarheit
RAUMWIRKUNG	harmonisierend, klärend

HOCH GESCHÄTZT

Lavendel ist eine wahrhaft legendäre Pflanze. In vielen Kulturen, von der ägyptischen bis hin zum antiken Griechenland, vom alten Rom bis hin zum mittelalterlichen Europa ist der duftende Halbstrauch seit Jahrtausenden als Heil- und Küchenkraut bekannt. Selbst die Traditionelle Chinesische Medizin nutzt ihn als kühlendes Heilmittel, das Yang beruhigt und die Lebenskraft Chi anregt.

HELFER IN ALLEN LEBENSLAGEN

Kein anderes Öl hat ein derart breites Wirkspektrum wie Lavendel. Aus diesem Grund gilt *Lavandula angustifolia* als Leitpflanze der Aromatherapie und Helfer in allen Lebenslagen. Seine ausgleichende Wirkung kann sowohl anregen als auch beruhigen, je nachdem, was der Organismus benötigt. Dieser scheinbare Widerspruch macht das Öl zu einer äußerst wertvollen Essenz. Es gleicht auf seelischer Ebene aus und bringt die Dinge wieder in Balance. Es beruhigt bei Schock, Stress und Panik und regeneriert bei Erschöpfung. **Lavendel fein** wird auch in der Traumatherapie eingesetzt, da er der Seele Schutz bietet und gleichzeitig Klarheit fördert. Die große Bandbreite körperlicher Beschwerden, die er lindert, reicht von leichten Verbrennungen über Ohrenschmerzen bis hin zu Verkrampfungen und Hautproblemen. **Er ist schlicht ein olfaktorischer Magier.**

ERSTAUNLICHE LAVENDEL-KOMBINATIONEN

Lavendel lässt sich mit nahezu allen ätherischen Ölen gut kombinieren. Mit *Zitrus-* und *Blütenölen* geht er eine besonders harmonische Verbindung ein. Je nach Duftpartner entfaltet *Lavendel fein* sein breites Wirkspektrum, das Gegensätze miteinander versöhnt und Extreme ausgleicht. In Kompositionen übernimmt er häufig die Aufgabe, die Mischung zu harmonisieren.

- **Anregend und stärkend**: Zitrone, Orange, Pfefferminze, Rosmarin, Zypresse
- **Reinigend**: Teebaum, Thymian linalool, Wacholder, Latschenkiefer, Eukalyptus, Raventsara, schwarzer Pfeffer
- **Herzstärkend**: Rose, Neroli, Zeder
- **Entspannend und stimmungsaufhellend**: Rosengeranie, Muskatellersalbei, Grapefruit, Palmarosa, Bergamotte, Lemongrass
- **Beruhigend und angstlösend**: römische und deutsche Kamille, Angelikawurzel, Patchouli, Vetiver
- **Schmerzlindernd**: Majoran, Weihrauch, Tulsi, Koriander, Cajeput, Immortelle, Cistrose

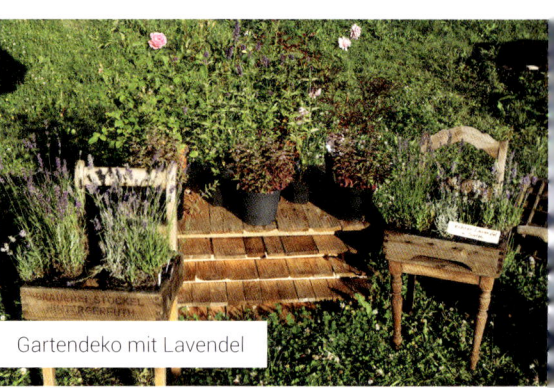

Gartendeko mit Lavendel

DREI MAL LAVENDEL – DREI WIRKUNGEN

LAVENDEL FEIN
Lavandula angustifolia
Der sanfte, entspannende Tausendsassa für jede **Hausapotheke** und alle **Lebenslagen**. Der *Handtaschen-Lavendel*, der in jeder Situation Stress mindert, leichte Verbrennungen heilt und Mückenstiche beruhigt.

SPEIKLAVENDEL
Lavandula latifolia, L. spica
Ein wertvoller Begleiter in der **Erkältungszeit**. In der Duftlampe desinfiziert er die Raumluft, als Brustöl in einer Mischung mit Mandelöl stärkt er Immunsystem und Herz und lindert Atemwegserkrankungen. Auch bei Muskelschmerzen und rheumatischen Beschwerden wird er eingesetzt. Mit seiner anregenden und belebenden Wirkung aktiviert er die Gehirntätigkeit und **Gedächtnisleistung**.

LAVANDIN
Lavandula x intermadia

Die Kreuzung aus echtem Lavendel und Speiklavendel prägt das Bild der provenzalischen Landschaft. Mit seiner leicht **durchblutungsfördernden** Wirkung tut er bei Muskelverspannungen gut. In der Duftlampe eignet er sich zur **Raumdesinfektion**, im Putzwasser erfrischt und desinfiziert er die Räume.

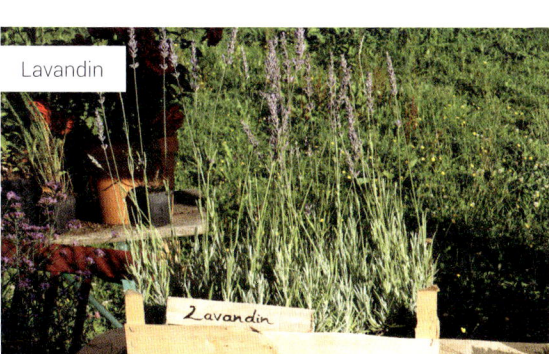
Lavandin

SCHNELLE LINDERUNG

SOS-HILFE bei kleinen Verletzungen und Verbrühungen

Lavendel fein sollte in keiner Hausapotheke fehlen.

Bei leichten Verbrühungen, stumpfen Verletzungen oder kleinen offenen Wunden geben Sie mehrmals 1 Tropfen **Lavendel fein** auf die betroffene Stelle, bis der Schmerz nachlässt. Das Lavendelöl behandelt den dabei entstandenen Schreck gleich mit und bringt Sie wieder ins Gleichgewicht.

Wenn Sie frisch gepierct sind, schließen Sie mit einigen Tropfen **Lavendel fein** die Tür für Bakterien und Infektionen.

TURBULENZEN

Wenn der Kopf schmerzt und Sie sich aufgewühlt fühlen, bringt pures Lavendelöl Beruhigung.

Massieren Sie einige Tropfen sanft auf Schläfen, Nacken und zwischen die Augenbrauen.

INSTANT-BERUHIGUNG

Wenn die Nerven blank liegen, Sie dem Stress nicht entkommen oder eine Schock-Situation erleben, greifen Sie zu **Lavendel fein**.

Verreiben Sie 1–2 Tropfen in den Handflächen, halten Sie Ihre Hände vors Gesicht und inhalieren Sie tief. Schließen Sie dabei Ihre Augen.

SCHLAFEN!

Auch wenn die Ursachen von Schlaflosigkeit ganze Bücher füllen, reicht es bisweilen aus, vor dem Einschlafen einige Tropfen Lavendelöl auf die **Herzgegend** und den **Solarplexus** zu geben und in sanft kreisenden Bewegungen einzumassieren. **Das verschafft dem Geist Ruhe.**

BERUHIGENDES GEL nach der Haarentfernung

Diese Mischung beruhigt nach der Haarentfernung das Brennen auf der Haut.

x 30 ml Aloe-Vera-Gel
x 5 ml Nachtkerzenöl
x 7 Tr. Lavendel fein

Verrühren Sie die drei Zutaten zu einer homogenen Masse.

» Tragen Sie den kühlenden und beruhigenden Balsam unmittelbar nach der Epilation auf. Die Haut saugt sich geradezu voll damit und regeneriert zusehends.

Duschgel DIY

Es ist gar nicht so schwer, sein eigenes Duschgel selbst herzustellen.

x 150 ml neutrale Flüssigseife, z. B. eine pflegende Savon de Marseille
x 1 EL Mandelöl
x 40 Tr. Lavendel fein

Nehmen Sie dafür eine Pumpflasche (400 ml) und geben Sie die Zutaten

hinein. Verschütteln Sie die Zutaten miteinander und füllen Sie die Flasche mit 200 ml Mineralwasser auf.

Flüssigseife selbst herstellen

Für 500 ml:

x 30 g Savon de Marseille oder Kernseife (ohne Palmöl)
x 500 ml Wasser

1. Reiben Sie die Seife und geben Sie sie mit dem Wasser in einen Topf. Verrühren Sie die beiden Bestandteile mit einem Schneebesen und bringen Sie die Mischung unter Rühren zum Kochen.

2. Nachdem sich die Seifenflocken aufgelöst haben, die Mischung unter mehrmaligem Rühren abkühlen lassen. Die erkaltete Flüssigseife mit dem Mixer noch einmal auf höchster Stufe durchrühren, bis eine geschmeidige Konsistenz entsteht.

3. Da jede Seife eine andere Konsistenz hat, kann es sein, dass die Mischung zu dickflüssig oder zu wässrig gerät. In diesem Fall geben Sie entweder noch Wasser oder Seifenflocken zu. In jedem Fall müssen Sie die Flüssigseife dann noch einmal unter Rühren erhitzen und abkühlen lassen.

NAHRHAFTES Gesichtspeeling

Dieses unkomplizierte Gesichtspeeling lässt sich fix herstellen. Es spendet Feuchtigkeit, beruhigt die Haut und macht glanzlose Haut wieder strahlend schön.

- ✗ 1 Schraubglas
- ✗ 4 EL Haferflocken
- ✗ 1 EL Honig
- ✗ 1 EL Kokosöl
- ✗ 2 Tr. Lavendel fein
- ✗ 1 Tr. Palmarosa

1. Zerkleinern Sie die Haferflocken im Mixer, bis eine pulvrige Konsistenz entsteht.

2. Schmelzen Sie Honig und Kokosöl im Wasserbad und rühren Sie die ätherischen Öle gründlich unter die abgekühlte Honig-Öl-Mischung.

3. Die flüssige Masse nun mit den gemahlenen Haferflocken vermengen, bis eine feuchte, etwas klumpige Masse entsteht. Falls sie zu fest ist, noch Kokosöl zugeben, falls sie zu flüssig geraten ist, noch Haferflockenmehl unterrühren.

» Tragen Sie eine walnussgroße Menge auf Ihr Gesicht auf und massieren Sie das Peeling in kleinen Kreisen sanft ein. Stirn, Nase und Kinn profitieren besonders davon, die Augenpartie und sehr zarte Hautpartien sollten Sie aussparen. Vergessen Sie auch den Hals nicht!

» Lassen Sie die Mischung anschließend 2 Minuten einwirken. Mit frischem Wasser abspülen.

» Ein Mal pro Woche angewandt, bringt dieses sanfte Peeling Ihre Haut wieder zum Strahlen. Die Menge im Rezept reicht für zwei Anwendungen.

INFOBOX

Der **LAVENDEL** regeneriert die Haut.

Das **HAFERMEHL** entfernt tote Hautschüppchen, reinigt die trockene und gespannte Haut und verbessert das Hautbild.

Der **HONIG** macht die Haut weich, verleiht Feuchtigkeit und wirkt antibakteriell.

Das **KOKOSÖL** kühlt, beruhigt und nährt sie.

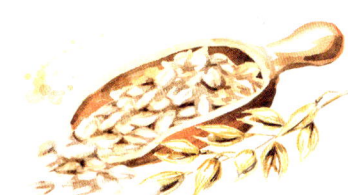

JUNGBRUNNEN – Körperöl

Adieu, müde, trockene Haut und knittriges Dekolleté! Dieses Öl verwöhnt Sie von Kopf bis Fuß, das Avocadoöl schützt Ihre Haut vor Umwelteinflüssen und macht sie geschmeidig zart.

x 50 ml Avocadoöl
x 5 Tr. Lavendel fein
x 5 Tr. Rosengeranie

» Verwöhnen Sie sich vor dem Schlafengehen mit dieser Nachtpflege. Das Avocadoöl zieht schnell ein und hinterlässt keine Flecken.

Öl bei schmerzhafter Sehnenentzündung

Nicht nur Muskel- und Gelenkschmerzen erfahren mit Lavendelöl Linderung, sondern auch eine schmerzhafte Sehnenentzündung lässt sich damit besänftigen.

x je 4–5 Tr. Lavendel fein, Arnica

» Tragen Sie die ätherischen Öle auf die betroffenen Stellen auf. **Jedoch nicht massieren!**

» 2–3 mal pro Tag für 10 Tage.

REGENERIERENDES Körperspray

Dieses Körperspray kommt zum Einsatz, wenn Sie das Bedürfnis haben, einen Gang runterzuschalten.

x 60 ml Lavendelhydrolat
x 30 ml Pfefferminzhydrolat
x 5–10 ml Apfelessig
x 6 Tr. Lavendel fein
x je 2 Tr. Lavendel spica, Lavandin

Verschütteln Sie alle Zutaten gut miteinander.

» Nutzen Sie die Mischung als Ganzkörper-, Puls- und Dekolletéspray oder gönnen Sie sich eine regenerierende Ganzkörper-Waschung. Geben Sie dafür 2–3 EL der Mischung auf ca. 2 Liter Wasser.

FUSSPILZ-KLASSIKER

x je 1 Tr. Lavendel fein und Teebaum

» Geben Sie bei Fuß- oder Nagelpilz die ätherischen Öle auf Zehen oder Nägel. Beginnen Sie beim ersten Anzeichen mit der Anwendung.

Achten Sie darauf, dass das Teebaumöl sehr frisch und nicht länger als 1 Jahr offen ist. So vermeiden Sie Hautreizungen.

FUSSPUDER

Dieses duftende Fußpuder eignet sich, Fußpilz zu behandeln, Schweiß zu regulieren, Füße trocken zu halten und unangenehme Gerüche zu eliminieren.

- x 60 g feines Pfeilwurzelpulver (aus dem Bioladen)
- x 60 g feine weiße Tonerde
- x 3 Tr. Lavendel fein, Teebaum, Zypresse, Rosengeranium
- x 2 Tr. Rosmarin

1. Füllen Sie das Pfeilwurzelpulver und die Tonerde in ein Gefäß und geben Sie nach und nach unter ständigem Rühren die ätherischen Öle zu, damit keine Klümpchen entstehen.

2. Wenn die Mischung gründlich vermengt ist, füllen Sie Ihr Fußpuder in ein Schraubglas mit breiter Öffnung.

» Tupfen Sie das Puder nach dem Waschen und Trocknen mit einem Wattebausch auf Ihre Füße und in die Zehenzwischenräume.

» Sie können es auch als Deodorant gegen Gerüche und Schweiß in Ihre Schuhe oder Strümpfe streuen.

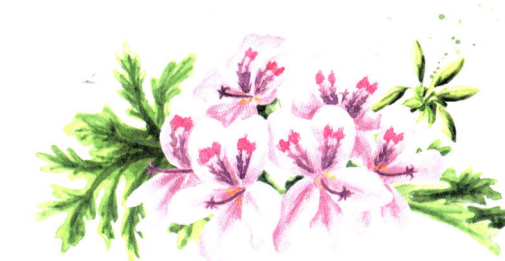

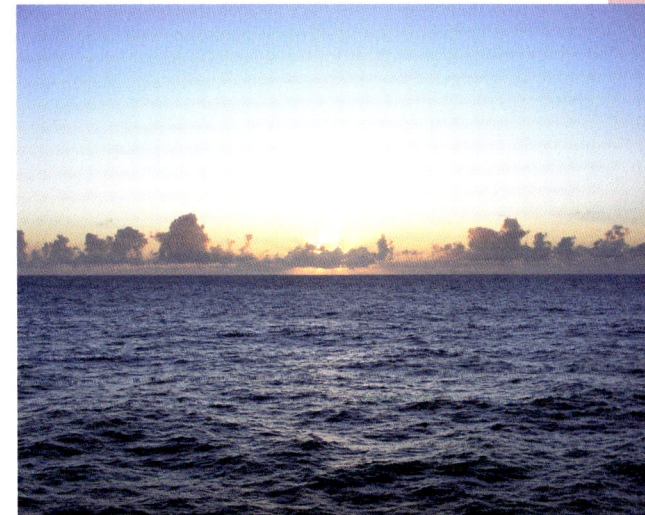

Duft des Monats

REISEFREUNDIN – Reise-Roll-on

Für alle, denen auf Reisen übel wird, hier eine effektive Abhilfe.

- x 10 ml Korn oder Wodka
- x 6 Tr. Lavendel fein
- x 3 Tr. Zitrone
- x je 1 Tr. Pfefferminze, Ingwer, Rosmarin

Mischen Sie die ätherischen Öle mit dem Alkohol.

» Rollen Sie den Reise-Mix schon kurz vor der Abreise auf Schläfen, hinter die Ohren, unter die Nase und auf den Puls. Wiederholen Sie die Anwendung nach Bedarf.

LAVENDEL-KOKOS-TRAUM – Körperbalsam

Der Lavendel-Kokos-Traum lässt Sie in Zeiten, in denen Sie Entspannung benötigen und sich selbst spüren möchten, abschalten und verleiht Ihnen eine streichelzarte Haut.

- x 2–3 EL getrocknete Lavendelblüten
- x 250 ml Kokosöl

1. Geben Sie die Lavendelblüten in das Kokosöl und mazerieren Sie sie 2 Stunden bei rund 50 Grad. Die Mischung anschließend vom Herd nehmen, abdecken und über Nacht stehen lassen.

2. Erwärmen Sie das Lavendel-Kokosöl am nächsten Tag noch einmal sanft und filtern Sie die Blüten ab. Wenn Sie keine Blüten zur Hand haben, geben Sie 10 Tropfen Lavendel fein in 40 ml Kokosöl, das Sie auf der Heizung geschmolzen haben. **Fertig ist die sinnliche Wonne.**

MEINE LAVENDEL-FRISCHE – Roll-on

Dieser Roll-on ist ein belebender Begleiter für Tage, die Ihnen viel abverlangen.

- x 7 ml Korn oder Wodka
- x 3 ml Lavendelblütenhydrolat
- x 4 Tr. Lavendel fein
- x je 1 Tr. Lavendel spica, Rosmarin Cineol, Pfefferminze
- x 2 Tr. Orange complet

Füllen Sie das 10-ml-Roll-on-Fläschchen mit den Zutaten und verschütteln Sie die ätherischen Öle gründlich mit Alkohol und Lavendelhydrolat.

» Tragen Sie die Stärkung auf Nacken und Schläfen auf.

LAVENDELHYDROLAT morgens und abends

Das blumig-würzige Hydrolat der Lavendelpflanze ist bestens für einen duftenden Start in den Tag geeignet.

» Einige Spritzer des sanften Pflanzenwassers auf die gereinigte Gesichtshaut aufgetragen, erfrischt den Teint, öffnet die Poren und lässt die Haut die morgendliche Gesichtscreme besser aufnehmen.

» Abends vor dem Schlafengehen bringen ein paar Sprühstöße auf dem Kopfkissen wohlige Entspannung und begleiten Sie in einen erholsamen Schlaf.

WARME LAVENDEL-KOMPRESSE bei Stress

Wenn Sie Stress und schlechte Verdauung haben oder von Bauch- oder Unterleibskrämpfen geplagt werden, machen Sie sich eine warme Lavendel-Kompresse

- ✗ *2 EL Lavendelhydrolat*
- ✗ *4 Tr. Lavendel fein*

Beträufeln Sie ein Tuch mit Lavendelhydrolat und dem ätherischen Öl.

» Legen Sie sich hin, geben Sie das Lavendel-Tuch auf den Bauch und wärmen Sie es mit einem Handtuch und einer Wärmflasche. Decken Sie sich gut zu. Lassen Sie die Kompresse mindestens 10 Minuten, besser 30 Minuten oder länger auf Ihrem Bauch liegen.

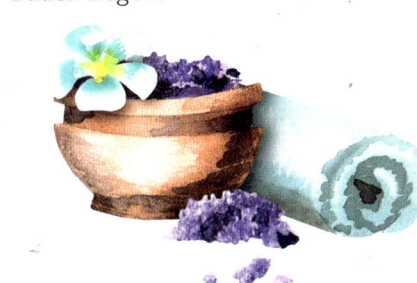

STÄRKE – Seelenparfum

Wenn Sie Kraft brauchen und sich nach Geborgenheit sehnen, kann diese Seelenmischung kleine Wunder wirken.

- ✗ *20 ml Jojobaöl*
- ✗ *je 5. Tr. Lavendel, Bergamotte, Lärche*
- ✗ *2 Tr. Angelikawurzel*

» Geben Sie die Mischung auf den Puls, hinter die Ohren und auf den Solarplexus und atmen Sie den Duft tief ein.

DANKE! – Handmassageöl

Bedanken Sie sich ab und zu bei Ihren Händen mit einer Massage.

- ✗ *30 ml Mandelöl*
- ✗ *je 5 Tr. Lavendel fein, Zitrone*
- ✗ *3 Tr. Benzoe Siam*
- ✗ *2 Tr. Sandelholz Indien*

» Nehmen Sie sich Zeit und massieren Sie Handballen und -rücken. Schenken Sie jedem Finger Ihre ungeteilte Aufmerksamkeit. Sie werden fühlen, wie locker Ihre *Besten Freunde* werden und wie weich sich Ihre Haut danach anfühlt.

ABSCHALTEN –
Badezusatz

Tauchen Sie ein in Ihren persönlichen Wohlfühl-Tempel.

- ✗ 20 ml Johanniskrautöl
- ✗ 3 EL grobes Meersalz
- ✗ 5 Tr. Lavendel fein
- ✗ je 3 Tr. Orange, Zypresse

Vermischen Sie zuerst die ätherischen Öle mit dem Johanniskrautöl und geben Sie dann das grobe Meersalz zu.

» Geben Sie den Badezusatz erst kurz, bevor Sie ins Wasser steigen, in die Badewanne und lassen Sie den Alltag los …

DUFTE RÄUME

DUFTE HARMONIE –
Raumspray

Wenn Sie „dicke Luft" in Räumen, in denen Konflikte ausgetragen wurden, reinigen wollen.

- ✗ je 50 ml Lavendelhydrolat, Weihrauchhydrolat
- ✗ je 5 Tr. Lavendel fein, Weihrauch

Mischen Sie die Hydrolate mit den ätherischen Ölen.

» Versprühen Sie dieses Raumspray, bevor Sie den Raum nutzen, und vergessen Sie dabei die Ecken nicht, denn nicht nur Staub sammelt sich vorzugsweise in ihnen.

SPIRITUELLE KLARHEIT

VERBINDUNG

Nutzen Sie Lavendelöl zur Stärkung Ihrer Intuition und bei Lösungs- und Bewusstwerdungsprozessen.

- ✗ 1 Tr. Lavendelöl

» Tropfen Sie das Lavendelöl direkt auf Ihr Kronenchakra und verreiben Sie es sanft. Es befindet sich direkt über dem Scheitelpunkt des Kopfes und steht für die Verbindung zur spirituellen Quelle.

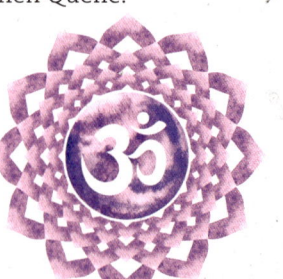

Kronenchakra – Sahasrara

Würzige LAVENDEL-VINAIGRETTE

Ein mediterraner Wildkräutersalat mit provenzalischen Aromen (1–2 Portionen).

- ✗ 1 EL Apfelessig
- ✗ 3 EL kalt gepresstes Olivenöl
- ✗ 1 Tr. Lavendel fein
- ✗ 2 Hände Wildkräutersalat
- ✗ 5 Kirschtomaten
- ✗ 1 Ziegenkäsetaler
- ✗ 5 Walnüsse
- ✗ etwas Honig
- ✗ Salz, Pfeffer

1. Schlagen Sie den Apfelessig mit 2 EL Olivenöl kräftig auf und würzen Sie mit Pfeffer, Salz und Honig.

2. Verdünnen Sie das Lavendelöl in 1 EL Olivenöl und geben Sie davon ca. 1 TL in die Vinaigrette.

» Richten Sie den Salat in einer Schale an und beträufeln Sie ihn mit dem Dressing.

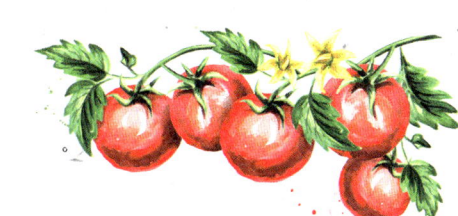

DAS BESONDERE – Lavendel-Drink

Ein feines, exquisites Aroma erhält Cognac oder Weißwein, wird er mit einem Hauch Lavendelöl aromatisiert.

- ✗ 1 Tr. Lavendel fein
- ✗ 20 ml Weizenkorn

Da die hochkonzentrierte Pflanzenessenz eine Verdünnung benötigt, geben Sie zuerst das Lavendelöl in den Weizenkorn.

» Mit einer Pipette aromatisieren Sie Ihr Glas Cognac oder Weißwein tröpfchenweise in der gewünschten Intensität.

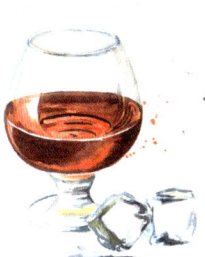

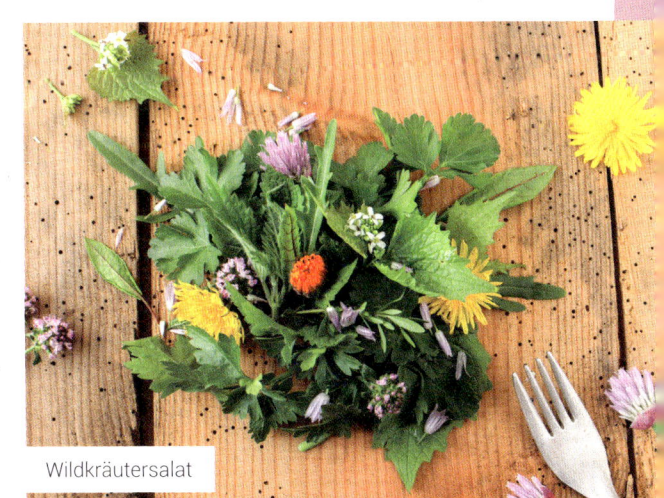

Wildkräutersalat

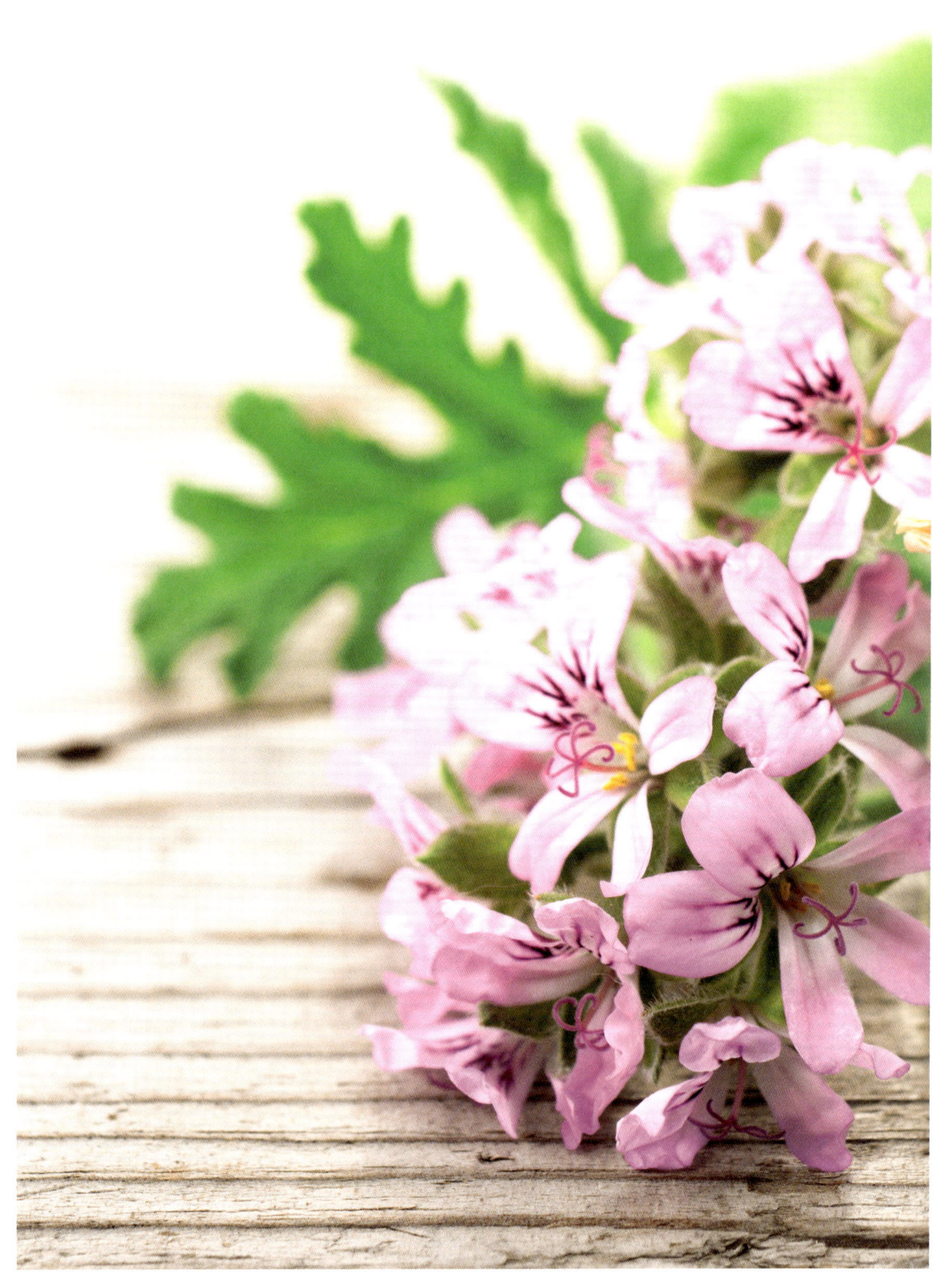

OKTOBER – ROSENGERANIE, DIE AUSGLEICHENDE

Everybody's Darling

Sie macht sich auf oberbayerischen Holzbalko-
nen genauso gut wie als Solitär vor einem englischen Tudor-Landhaus. Seit die südafrikanische
Kapschönheit im 17. Jahrhundert mit den Hol-
ländern nach Europa kam, kennt die Geranien-
begeisterung keine Grenzen mehr.

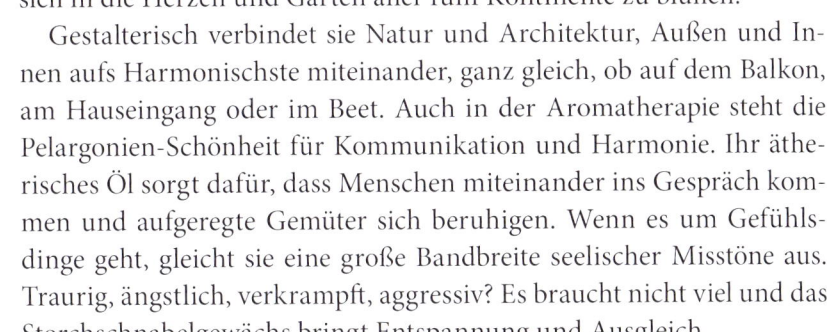

Sie ist *Everybody's Darling*, und das schon seit
mehr als 300 Jahren. Anpassungsfähig, pflege-
leicht und in nahezu jedem Umfeld dekorativ, verstand es die Geranie,
sich in die Herzen und Gärten aller fünf Kontinente zu blühen.

Gestalterisch verbindet sie Natur und Architektur, Außen und Innen aufs Harmonischste miteinander, ganz gleich, ob auf dem Balkon,
am Hauseingang oder im Beet. Auch in der Aromatherapie steht die
Pelargonien-Schönheit für Kommunikation und Harmonie. Ihr ätherisches Öl sorgt dafür, dass Menschen miteinander ins Gespräch kommen und aufgeregte Gemüter sich beruhigen. Wenn es um Gefühls-
dinge geht, gleicht sie eine große Bandbreite seelischer Misstöne aus.
Traurig, ängstlich, verkrampft, aggressiv? Es braucht nicht viel und das
Storchschnabelgewächs bringt Entspannung und Ausgleich.

Als wahres Pflegephänomen für alle Hauttypen verwöhnt Rosengeranienöl das menschliche Abgrenzungsorgan und hält es geschmeidig.
Vor allem für den weiblichen Körper ist es eine Wohltat, denn es gleicht
nicht nur Hormonschwankungen aus, sondern lindert zahlreiche andere weibliche Beschwerden.

Ihre Transformationskraft ist beeindruckend, denn selbst als Raumduft vermag sie eine negative, angespannte Atmosphäre in freundliche
Vibes zu verwandeln. Wen wundert es da, dass die Astrologie sie mit
ihrer ausgleichenden Kraft dem Sternzeichen Waage zuordnet und die
Mythologie ihren Counterpart in der Venus sieht, Sinnbild für Weib-
lichkeit und Hingabe schlechthin.

DER OKTOBER UND SEINE KRAFT

Der Herbst ist da. Die Bäume legen ihr farbenprächtiges Kleid an, die Ernte wird eingebracht und das Erntedankfest gefeiert. Die Natur kommt langsam zur Ruhe, die Zeit der Regeneration beginnt. Die Rosengeranie lädt ein, nach aktiven Phasen den Ausgleich in der Ruhe zu finden, das Pendel wieder in die Mitte schwingen zu lassen.

DIE BOTSCHAFT DER GERANIE: *In meiner Mitte liegt meine Kraft.*

BOTANISCHER NAME	*Pelargonium graveolens*
DUFT	blumig-weich, rosig, warm, süß
ERTRAG	300–500 kg destillierte Blätter ergeben 1 Liter ätherisches Öl
VERBREITUNG	La Réunion, Ägypten, Marokko, China, Algerien
KÖRPERLICHE WIRKUNG	DAS Frauenöl, reguliert Hormone der Nebenniere, bei Beschwerden aufgrund von Hormonschwankungen wie angeschwollenen Brüsten, Menstruationskrämpfen, Hitzewallungen; hautpflegend für alle Hauttypen und bei Hautproblemen wie Schuppenflechte, Ekzemen; wundheilend bei kleineren Schnitt- und Schürfwunden; juckreizstillend, bei Sonnenbrand und Insektenbissen; lymphflussanregend und entstauend bei geschwollenen und schweren Beinen, Krampfadern; bei hohem Blutdruck; bei Pilzinfektionen

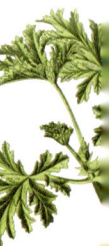

PSYCHISCHE WIRKUNG	hormonell und psychisch ausgleichend in der Pubertät, den Wechseljahren und bei PMS; stimmungsaufhellend, entspannend bei stressbedingten Verspannungen, bei Unruhe und Schock; hilft, Konflikte abzubauen, löst Blockaden und bringt Dinge ins Fließen; für Menschen, die zur Selbstaufgabe neigen; für Menschen mit Anlehnungsbedürfnis
SPIRITUELLE WIRKUNG	reinigend auf allen Ebenen, transformierende Kraft, starke weibliche Energie
RAUMWIRKUNG	kreiert freundliche, kommunikative Atmosphäre für ein gutes Miteinander; reinigend; Insekten abwehrend

VON STÖRCHEN UND KRANICHEN

Pelargonien (*Pelargonium*) und **Geranien** (*Geranium*) gehören beide der Familie der **Storchschnabelgewächse** (*Geraniaceae*) an, innerhalb derer sie zwei verschiedene Gattungen bilden.

Die botanische Verwirrung ist komplett, seit die beliebte Beet- und Balkonpflanze namens **Geranie** im 18. Jahrhundert von der Gattung der **Geranien** zur Gattung der **Pelargonien** wanderte.

Ihr aus dem Griechischen stammender Name *pélargos*, Storch, erschließt sich, betrachtet man ihre Früchte, die sich nach der Blüte storchschnabelartig entwickeln.

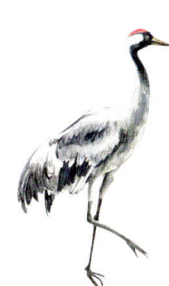

Trotzdem es fast 300 verschiedene Pelargonienarten gibt, liefern nur wenige von ihnen ätherisches Öl.

Die wichtigsten sind:
Pelargonium graveolens,
Pelargonium asperum, *Pelargonium*
odoratissimum und *Pelargonium*
roseum.

Auch die **Geranien-Gattung** wurde nach einem langschnäbeligen Vogel benannt – *Geranos* bedeutet Kranich. Mit mehr als 400 Arten ist sie die artenreichste Gattung der

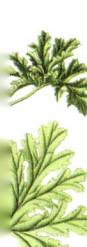

Storchschnabelfamilie und auf allen Kontinenten dieser Erde verbreitet.

Der **Storchschnabel** *Geranium robertianum* lässt sich für ein Hydrolat gut selbst destillieren und als Lymphfluss anregendes und beruhigendes Pflanzenwasser einsetzen.

<u>Übrigens</u>: Im Gegensatz zur Pflanzenwelt sind Storch und Kranich der Tierwelt nicht miteinander verwandt.

KOMBINATIONEN

Besonders feine Mischungen erhält man mit folgenden Düften:

- <u>**Erfrischend und reinigend**</u>: alle Zitrusöle, v. a. Bergamotte, Neroli, Mandarine, Orange; Zitronenmyrte, Lemongrass
- <u>**Krautig-herb und feurig**</u>: Rosmarin, Basilikum, Gewürznelke, Wacholderbeere, Weißtanne, schwarzer Pfeffer, Pfefferminze, Zypresse
- <u>**Weich, weiblich und sinnlich**</u>: Rose, Jasmin, Ylang Ylang
- <u>**Entspannend und entkrampfend**</u>: Lavendel, Palmarosa, Muskatellersalbei, Monarde, Majoran
- <u>**Angstlösend, mystisch, erdend**</u>: Myrrhe, Patchouli, Sandelholz, Weihrauch

ACHTUNG!

Rosengeranie liefert ein sehr hautfreundliches ätherisches Öl und Hydrolat. Dennoch sollte das Hydrolat nicht während der Schwangerschaft eingenommen werden.

WEIBLICHE WOHLTAT

Für Frauen ist Rosengeranienöl ein Geschenk der Natur:

- In der Pubertät und bei Menstruationsbeschwerden **entkrampft** die Rosengeranie Körper und Seele.
- In den Wechseljahren **lindert** sie Hitzewallungen und Schlafschwierigkeiten.
- In erotischen Stunden **fördert** ihr blumiger Duft die Hingabe an den Moment.
- Früher schätzte man die Pflanze bei unerfülltem **Kinderwunsch**. *Deshalb bringt der Storch die kleinen Kinder …*

INSEKTENSCHRECK – DUFTLAMPE

Eine wirksame insektenabweisende Duftkombination ist **Rosengeranie** in Verbindung mit **Lemongrass**.

Geben Sie dafür je 3 Tropfen in die Duftlampe und genießen Sie den frisch-würzigen Duft in ihrer stechmückenfreien Zone.

BURBON – DAS FEINSTE

Von allen Rosengeranienölen ist der Typ Burbon das feinste. Französische Parfümeure entdeckten die Duftgeranie früh für ihre Parfumkreationen und bauten sie ab 1847 zuerst in Algerien und ab 1880 auch auf der Insel La Réunion an. Der Name **Rosengeranium Burbon** bezieht sich auf Burbon, den ehemaligen Namen der Insel La Réunion. 1640 wurde das im Indischen Ozean gelegene Inselchen von den Franzosen besetzt und zu Ehren Ludwig XIII., dem Vater des Sonnenkönigs, nach dem Adelsgeschlecht der Burbonen benannt.

Rosengeranium Burbon ist ein intensiv blumig-krautig duftendes ätherisches Öl mit rosenähnlicher Basisnote. Heute werden die Pelargonien für die Gewinnung des ätherischen Öls auch in Ägypten, Marokko und China angebaut. Wie bei allen ätherischen Ölen formen auch bei der Rosengeranie zahlreiche Komponenten wie Bodenbeschaffenheit, Klima, Kultivierungsart und Ernte den Duftcharakter, der bei ihr eine noch größere Bandbreite entwickelt als bei anderen Pflanzen.

Das ätherische Öl stammt nicht, wie häufig angenommen, von den Blüten, sondern von den Öldrüsen ihrer weichen, behaarten Blätter.

DREI MAL ROSE: ROSENGERANIE – ROSE – PALMAROSA

Der Duft der **Rosengeranie** erinnert ein wenig an Rosenöl, weswegen es auch als *gefälschtes Rosenöl* verkauft wird.

Der Grund: Beide Pflanzen verfügen über einen hohen Anteil der Monoterpenalkohole *Citronellol* und *Geraniol*. Die Pharmaindustrie isoliert *Geraniol* als Ausgangsmaterial, um synthetisches Rosenöl herzustellen und um echtes Rosenöl zu strecken und zu verfälschen.

Ähnlich rosenartig duftet das ätherische Öl des tropischen Süßgrases **Palmarosa**. Ursprünglich wurde das Öl mit seinem ebenfalls hohen Geraniolgehalt als *Indisches Geranienöl* nach Europa exportiert. Palmarosa wirkt ebenso hautpflegend, schweißhemmend und effektiv bei Fußpilz wie die Rosengeranie.

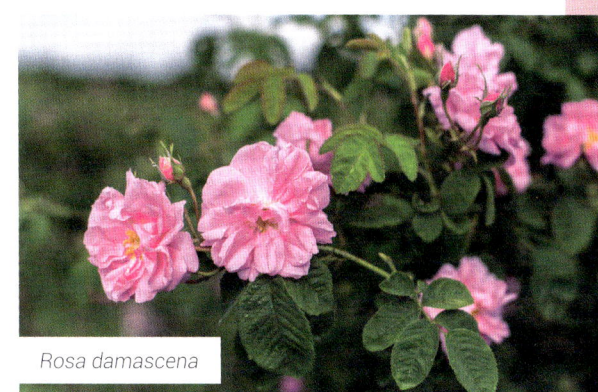

Rosa damascena

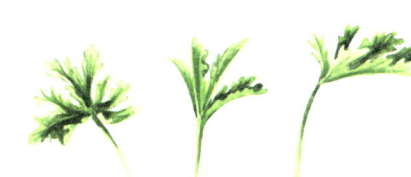

HITZEFREI – Erfrischendes Körper- spray

Mischen Sie zu gleichen Teilen die Hydrolate von Rosengeranie und Pfefferminze.

» Besprühen Sie bei Hitzewallungen Dekolleté, Hals und Unterarme. Im Kühlschrank aufbewahrt, verstärkt dies den erfrischenden Effekt dieses Körpersprays.

ARCTIC – Kühlendes Körperelixier

Bei Sommerhitze und Hitzewallungen ist Rosengeranienhydrolat ein verlässlicher Schweiß-Stopper.

Mischen Sie
- ✗ 60 ml Rosengeranienhydrolat
- ✗ 30 ml Salbeihydrolat
- ✗ 10 ml Bio-Apfelessig
- ✗ je 1 Tr. Rosengeranie, Bergamotte, Muskatellersalbei, Palmarosa

» Dieses schweißhemmende, küh- lende und hormonell ausgleichende Spray können Sie an heißen Tagen als Body Splash und Deo einsetzen oder in einer Ganzkörperwaschung.

» Für die Waschung geben Sie 2 EL der Mischung auf ca. 2 Liter kühles Wasser und reiben mit einem Lei- nentuch den Körper ab.

PFLEGE FÜR DIE HAUT

Rosengeranienhydrolat – für alle Hauttypen

ø Das Hydrolat mit seinem blumigen Duft ist ein echtes **Schönheitswas- ser**. Jeder Hauttyp, ob trocken oder fettig, sensibel oder reif, profitiert von seinen **feuchtigkeitsspenden- den** und **kühlenden Eigenschaf- ten**. Zudem reinigt das duftende Wasser und wirkt **entzündungs- hemmend**.

ø Neben diesen wunderbar haut- pflegenden Eigenschaften gleicht es stressbedingte Verspannungs- zustände aus. **Sprühen Sie es sich morgens und abends ins Gesicht und Sie sind rundum gut versorgt.** **Alternativ** können Sie das Hy- drolat auch zu gleichen Teilen mit fein duftendem *Rosenblütenhydro-*

...lat mischen, einen Wattebausch tränken und das Gesicht sanft damit abtupfen.

◊ Bei **unreiner Haut** und **Pickeln** mischen Sie 50 ml Rosengeranienhydrolat mit 2 Tropfen *Lavendel fein* und 2 Tropfen *Bergamotte*. **Diese Mischung verleiht Ihrer Haut Klarheit und Frische und verbessert das Hautbild**.

COUPEROSE –
Hautpflegegel

Dieses Gesichtsgel pflegt die Haut bei Couperose, wirkt zusammenziehend, feuchtigkeitsbindend und hautstraffend.

- ✗ *10 ml Rosengeranienhydrolat*
- ✗ *10 ml Hamamelishydrolat*
- ✗ *25 ml Aloe-Vera-Gel*
- ✗ *5 Tr. Granatapfelsamenöl,*
- ✗ *5 Tr. Rosengeranie*
- ✗ *4 Tr. Weihrauch*
- ✗ *2 Tr. Palmarosa*
- ✗ *je 1 Tr. Atlaszeder, Cistrose*

» Geben Sie dieses erfrischende Gel nach der Gesichtsreinigung auf die betroffenen Stellen und massieren Sie es sanft ein.

INFOBOX

ROSENGERANIEN- UND HAMAMELISHYDROLAT verfügen über eine leicht adstringierende und kräftigende Wirkung.

ROSENGERANIE, PALMAROSA, CISTROSE und **ATLASZEDER** pflegen und regenerieren die Haut.

WEIHRAUCH strafft sie, reguliert die Durchblutung und verringert die erweiterten Äderchen.

GRANATAPFELSAMENÖL sorgt ebenfalls für Regeneration und ein schönes Hautbild.

Das **ALOE-VERA-GEL** bringt kühlende Feuchtigkeit und wirkt zellerneuernd.

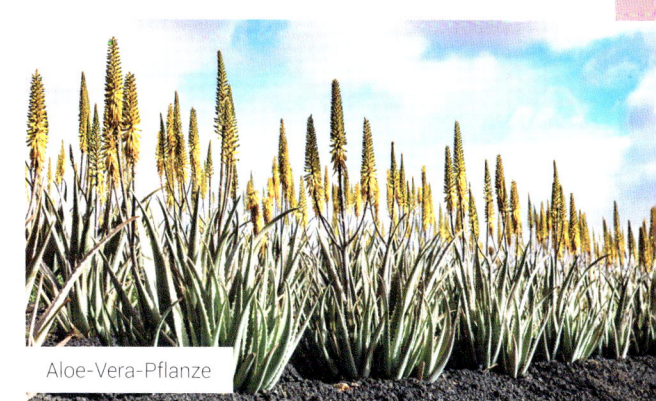

Aloe-Vera-Pflanze

FUSSFREUDEN – Fußöl

Ein entspannendes und kräftigendes Fußmassageöl bei Erschöpfung, das zudem Fußpilz behandelt:

x 30 ml Mandelöl
x je 4 Tr. Rosengeranie, Lorbeer, Palmarosa
x 3 Tr. Teebaum
x 2 Tr. Lavendel fein

» Reinigen Sie Ihre Füße und massieren Sie die Ölmischung in Ihre Fußsohlen und Gelenke. Drücken Sie dabei sanft den Nierenpunkt, um Ihre Lebensenergie, das **Chi**, zu stärken.

» Wenn Sie Ihren Füßen eine **Luxusbehandlung** gönnen wollen, befeuchten Sie Ihre Füße vorher mit **Rosengeranienhydrolat** (50 ml), in das Sie 4 Tropfen **Palmarosa** mischen. Dies bringt bei verkrampften und müden Füßen zusätzliche Erleichterung.

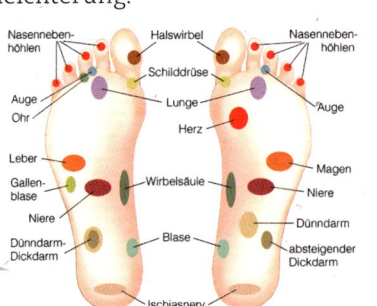

ALLES FLIESST – Beinöl

Rosengeranie bringt die Dinge nicht nur auf psychischer, sondern auch auf körperlicher Ebene ins Fließen. Dieses Beinöl eignet sich gut bei geschwollenen Knöcheln, schweren Beinen und Krampfadern. Es wirkt entstauend, lymphflussanregend, schmerzlindernd, durchblutungsfördernd und hautstraffend.

x 20 ml Johanniskrautöl
x 10 ml Calophyllumöl
x 20 ml Rosengeranienhydrolat
x je 3 Tr. Rosengeranie, Weihrauch, Wacholder, Zitrone, Zypresse

1. Mischen Sie Johanniskraut- und Calophyllumöl mit den ätherischen Ölen in einer Flasche, geben Sie das Hydrolat zu und verschütteln Sie alle Zutaten sorgfältig miteinander.

2. Als Zwei-Phasen-Lotion trennen sich Öl- und Wasserphase wieder voneinander. Schütteln Sie daher Ihr Beinöl vor jeder Anwendung kräftig.

» Massieren Sie Ihre Beine täglich morgens und abends sanft von den Zehen aufwärts Richtung Herz.

ZYKLUS – Körperöl

Das Öl der Rosengeranie reguliert die Hormone der Nebennierenrinde, gleicht Hormonschwankungen aus und lindert Menstruationsschmerzen, PMS und Wechseljahrsbeschwerden. Bei Wasseransammlungen im Körpergewebe bringt eine Lymphmassage Erleichterung.

- x 50 ml Sesamöl
- x je 5 Tr. Rosengeranie, Rosmarin

Geben Sie die ätherischen Öle in das Sesamöl.

» Massieren Sie Ihren Körper mit diesem Entschlackungsöl. Sesamöl leitet giftige Stoffe aus und stärkt, wenn Sie sich dünnhäutig fühlen.

LOCKER LASSEN – Körperöl

- x 50 ml Johanniskrautöl
- x je 7 Tr. Rosengeranie, Lavendel fein

Dieses Körperöl löst bei Menstruationskrämpfen die körperliche und seelische Anspannung.

MOODS – Körperöl

Wenn Sie trüben Gedanken nachhängen, reizbar sind und zu allem Überfluss noch der Unterleib schmerzt, ist dieser Mix genau richtig.

- x 25 ml Jojobaöl
- x 25 ml Macadamianussöl
- x 7 Tr. Rosengeranie
- x je 3 Tr. Petitgrain, Muskatellersalbei
- x 2 Tr. Ylang Ylang

» Massieren Sie mit beiden Händen Ihren Ober- und Unterbauch im Uhrzeigersinn. Die Durchblutung wird angeregt, die Darmtätigkeit gefördert, Verkrampfungen lösen sich und Stimmungsschwankungen ebben ab.

SANFTES SCHWINGEN – Seelenspray

Die drei Öle ergeben eine stabilisierende Seelen-Kombi, die Ihre Stimmung hebt und Sicherheit verleiht.

- x 50 ml Korn oder Wodka
- x 10 Tr. Rosengeranie
- x 6 Tr. Orange
- x 3 Tr. Patchouli

» Geben Sie die ätherischen Öle in den Alkohol und besprühen Sie Ihren Körper und Ihr Umfeld damit.

LICHTE TAGE – Seelenparfum

Wenn Sie Patchouli nicht mögen, nehmen Sie diese Mischung.

- x 25 ml Korn oder Wodka
- x 9 Tr. Rosengeranie
- x 6 Tr. Bergamotte
- x 5 Tr. Lavendel

Eine Mischung, die Licht in dunkle Tage bringt.

CLEOPATRA – Schönheitswasser

Rosengeranie verleiht Naturparfums einen zarten Rosenhauch und wird wegen ihres weichen Duftes häufig in der Parfümherstellung verwendet. Probieren Sie dieses süße, blumige Schönheitswasser für besondere Anlässe.

- x 25 ml Korn oder Wodka
- x 25 ml Rosenblütenhydrolat
- x 9 Tr. Rosengeranie
- x 8 Tr. Grapefruit
- x 6 Tr. Atlaszeder
- x 4 Tr. Jasmin

1. Geben Sie die ätherischen Öle in den Alkohol und füllen Sie den Flacon mit Rosenblütenhydrolat auf.

2. Schütteln Sie Ihr Schönheitswasser gut und lassen Sie es eine Woche an einem dunklen, kühlen Ort reifen.

» Benutzen Sie es als duftendes Körperspray oder tragen Sie das Parfum auf Puls und Hals auf.

Duft des Monats

Sie können diese Körperbutter (siehe Seite 151) auf unterschiedliche Weise verwenden:

ø **Körpercreme**:
Reiben Sie Ihre Haut nach dem Duschen ein. Ihr sinnlicher Duft entfaltet sich durch die Körperwärme.

ø **Verwöhn-Dusche**:
Wenn es schnell gehen soll, massieren Sie Ihre feuchte Haut gleich unter der Dusche damit.

ø **Pflege-Bad**:
Geben Sie ein Stück davon ins warme Badewasser und tauchen Sie ab.

ø **Fuß-Massage**:
Gönnen Sie sich damit abends vor dem Schlafengehen eine Fußmassage. Befeuchten Sie vorher Ihre Füße mit etwas Rosengeranienhydrolat.

BALANCE – Sinnliche Körperbutter

Mit dieser duftenden Körperbutter können Sie sich und Ihren Freundinnen eine große Freude machen. Das Rezept ergibt, wenn Sie die Masse in Pralinenförmchen abfüllen, ca. 17 Stück.

- x *je 50 g Sheabutter, Kakaobutter*
- x *2 TL Kokosöl*
- x *12 Tr. Rosengeranie*
- x *10 Tr. Orange*
- x *5 Tr. Ylang Ylang*
- x *4 Tr. Patchouli*

1. Shea- und Kakaobutter im Wasserbad bis 60 Grad schmelzen, Kokosöl dazugeben, die Zutaten gut miteinander verrühren. Vom Herd nehmen und etwas abkühlen lassen.

2. Die ätherischen Öle einrühren. In Papier- oder Silikonförmchen füllen und aushärten lassen.

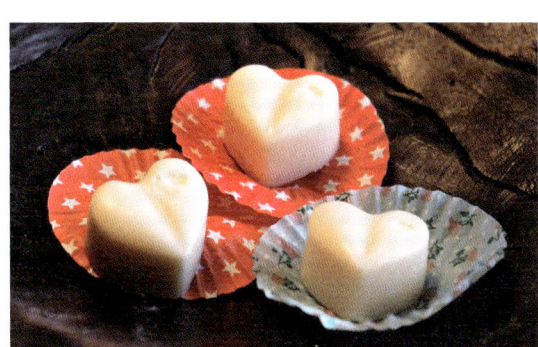

SPIRITUELLE KLARHEIT

In der spirituellen Praxis wird **Rosengeranie** mit seinen ausgeprägten Transformationskräften verwendet, wenn es darum geht, Altes und Belastendes loszulassen und sich den lichten und schönen Seiten des Lebens zuzuwenden. Es **reinigt** die Aura, **harmonisiert** und zieht Gutes an, heißt es.

Das ätherische Öl schafft einen **energetischen Filter**, der sich wie ein schützender Duftmantel um Sie legt.

TRANSFORMATION – Auraspray

- x *15 ml Korn oder Wodka*
- x *15 ml Weihrauchhydrolat*
- x *6 Tr. Rosengeranie*
- x *4 Tr. Orange*
- x *3 Tr. Weihrauch*
- x *2 Tr. Ingwer*

1. Geben Sie die ätherischen Öle in den Alkohol und füllen Sie den Flacon mit dem Hydrolat auf.

2. Lassen Sie die Mischung für eine Woche an einem ruhigen, dunklen Platz reifen.

» Sprühen Sie das Spray um Kopf und Körper.

DUFTE RÄUME

Hotelzimmer sind bisweilen eine echte Herausforderung. In ihrer Durchgangs-Atmosphäre fühlt man sich nicht immer gut aufgehoben. Auch wenn ein Hotelzimmer gut gepflegt und gereinigt ist, hängt oft noch *etwas* in der Luft, das nicht guttut. Man fühlt sich unruhig, unwohl und schläft womöglich schlecht.

UNTERWEGS ZUHAUSE – Raumspray

Mit diesem Raumspray schaffen Sie nach Ihrer Ankunft in der Fremde im Handumdrehen eine Atmosphäre, in der Sie sich wohlfühlen können.

- x 50-ml-Mischung (1:1) aus Korn oder Wodka und Wasser
- x 5 Tr. Rosengeranie

Geben Sie das Rosengeranienöl in die Alkohol-Wasser-Mischung und verschütteln Sie alle Inhaltsstoffe gut miteinander.

» Versprühen Sie nach der Ankunft den Duft im Raum und unter dem Bett und benetzen Sie vor dem Schlafengehen Ihre Bettwäsche damit.

COMMUNICATION! – Raumspray

Rosengeranie fördert die Kommunikation im Büro und bei Verhandlungen. Seine ausgleichende Wirkung harmonisiert zwischenmenschliche Beziehungen und mildert starke Emotionen.

- x 25 ml Rosengeranienhydrolat
- x 25 ml Korn oder Wodka
- x 7 Tr. Rosengeranie
- x je 5 Tr. Grapefruit, Zirbelkiefer
- x 3 Tr. Lavendel fein
- x 2 Tr. Rosmarin

» Beduften Sie den Raum vor Beginn eines Gesprächs oder einer Konferenz mit Communication!

Hausstaubmilben & Co.

Rosengeranie ist ein insektenabweisendes Mittel, auch bei Hausstaubmilben.

- x 90 ml Wasser
- x 10 ml Korn oder Wodka
- x 20 Tr. Rosengeranie

Alternativ:
- x 14 Tr. Rosengeranie
- x 6 Tr. Eukalyptus globulus

Schütteln Sie die Mischung kräftig.

» Besprühen Sie damit Teppiche, Bettwäsche und Matratzen.

Matratzenreinigung mit Natron

Verteilen Sie morgens 200 g Natron auf der Matratze. Anschließend mit **Rosengeranien-Spray besprühen** und mehrere Stunden einwirken lassen. Abends saugen Sie alles ab.

» Bakterien und Milben schlagen Sie damit in die Flucht und Ihr Schlafzimmer duftet frisch wie eine Frühlingsbrise.

KULINARISCHE FREUDEN

Auch kulinarisch hat die Rosengeranie einiges zu bieten.

∅ Rosengeranienhydrolat verfeinert vor allem **süße Sachen** wie Sorbets, Obstsalate und Cremedesserts.

∅ Besprühen Sie vor dem Servieren Ihr **Karottengemüse** und Ihre **Rote Beete** mit Rosengeranienhydrolat.

∅ Für **schnelle Erfrischung** geben Sie ½ TL Rosengeranienhydrolat in 1 Glas Wasser.

∅ Ersetzen sie in Backrezepten 1 TL Wasser oder Milch durch 1 TL Rosengeranienhydrolat. Ihr Gebäck erhält ein zartes **Rosenaroma**.

ROSENGERANIEN-Cocktail

Das Rosengeranienöl verleiht dem Cocktail eine warme.Note und rundet die Ingwerwürze ab.

- ✗ *4,5 cl Gin*
- ✗ *1,5 cl frischen Zitronensaft*
- ✗ *1 Tr. Rosengeranie*
- ✗ *Ingwerlimonade*
- ✗ *5 ml Gin oder Wodka*

1. Mixen Sie den Gin mit dem Zitronensaft im Shaker oder einem Schraubglas mit etwas Eis und geben Sie die Mischung anschließend in ein mit Eiswürfel gefülltes Rotweinglas.

2. Füllen Sie das Glas mit Ingwerlimonade auf.

3. Zur Aromatisierung geben Sie das Rosengeranienöl in Gin oder Wodka und beduften Sie Ihren Cocktail mit der Pipette nach Geschmack.

4. Verrühren Sie Ihren Cocktail gründlich mit einem langen Löffel, damit sich die Essenz gut verteilt.

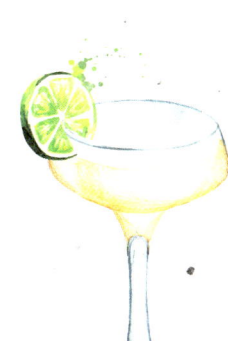

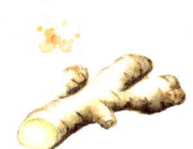

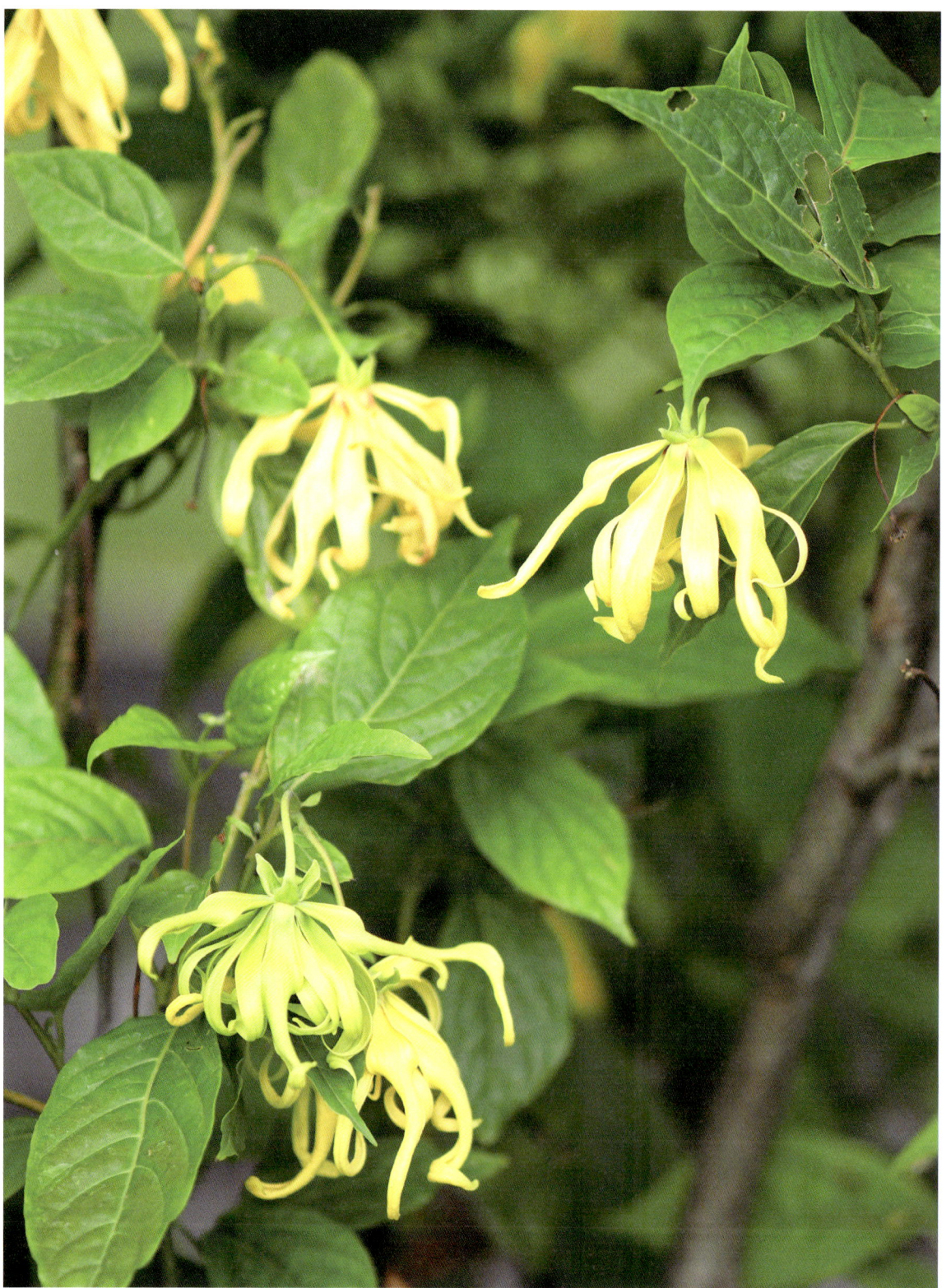

NOVEMBER – YLANG YLANG, DIE SINNLICHE

Sinnliche Nächte

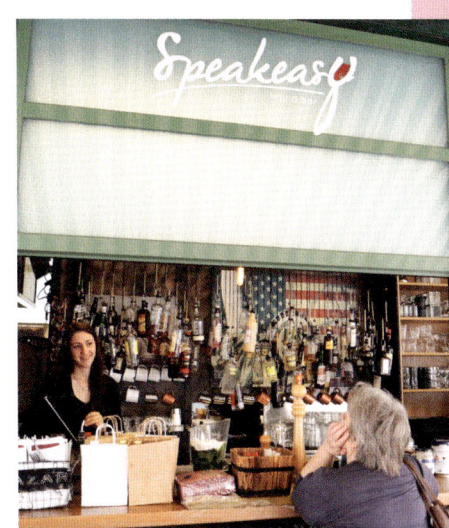

Die Offenbarung kam in einer Sommernacht am Lago Maggiore. In einer romantischen Cocktailbar gleich neben dem See schlürften wir das exquisite Mixgetränk, das mich unverzüglich in den siebenten Aromahimmel katapultierte. Der süffige Whiskey Sour, der wie ein echter Klassiker daherkam, entpuppte sich als geheimnisvoller Sommernachtstraum. Natürlich verriet der Barkeeper mit keiner Silbe, welche Zutat diesen amerikanischen Cocktailklassiker in ein modernes Aromaerlebnis verwandelte. Den blumig-exotischen Duft der Ylang-Ylang-Blüte erkannte ich trotzdem.

Diese warme Sinnlichkeit im Glas, die ich sonst nur von entspannenden Körperölen her kenne, begeisterte mich sofort. Meine Neugier war geweckt. Vom See zurückgekehrt und dieses Duft- und Geschmackserlebnis immer noch auf dem Gaumen, begann ich zu experimentieren. Wie kriegt man dieses sehr intensive ätherische Öl in einen Cocktail mit *Wow*-Effekt, ohne dass er an ein überparfümiertes Eau de Toilette erinnert? Ein guter Bourbon, frische Bio-Zitronen und selbst gemachter brauner Zuckersirup waren die Grundlagen. Und dann begann die Versuchsreihe mit dem kleinen Fläschchen Ylang Ylang, der Menge, dem Zeitpunkt, wann man es zugibt, ob man rührt oder schüttelt …

Es war ein sehr vergnüglicher, feucht fröhlicher und dem aromatischen Experiment streng verpflichteter Abend. Schließlich habe ich meine Lieblingsmischung für meinen WWS – *Wow* Whiskey Sour – gefunden (das Rezept finden Sie auf Seite 168) und er ist seitdem immer dabei, wenn ich in meiner Erinnerung in diese laue Sommernacht zurückkehre. Ins Speakeasy, diese kleine, feine Cocktailbar direkt am See, die mir die Tür in die aromatische Bartender-Welt öffnete.

DER NOVEMBER UND SEINE KRAFT

Die letzten Blätter fallen, Nebelschwaden ziehen über das Land. Es wird still in der Natur. Wenn die Tage kürzer werden und die Konturen der Welt verschwimmen, geht die Natur in ihre Essenz. Dies ist auch für uns die Zeit, uns zurückzuziehen und das Getriebe der Welt draußen zu lassen. Ylang Ylang hilft uns, die Tür zu schließen und uns für unsere Gefühlswelt zu öffnen.

DIE BOTSCHAFT DER YLANG YLANG:

Ich spüre mich und gebe mich dem Moment hin.

BOTANISCHER NAME	*Cananga odorata*
DUFT	sinnlich, betörend, exotisch, blumig
ERTRAG	50–100 kg destillierte Blüten ergeben 1 Liter ätherisches Öl
VERBREITUNG	ursprünglich Philippinen, heute auch Komoren, La Réunion, Java, Haiti
KÖRPERLICHE WIRKUNG	setzt Herz- und Atemfrequenz herab, blutdrucksenkend; hormonell ausgleichend, schmerzlindernd und entkrampfend v. a. bei Menstruationsbeschwerden; besonders hautpflegend und feuchtigkeitsspendend, löst verspannte Gesichtsmuskulatur, reguliert Talgabsonderung; stärkt Kopfhaut und fördert Haarwuchs

PSYCHISCHE WIRKUNG	wirkt sehr stark auf emotionalen Bereich: stimmungsaufhellend, Stimmungsschwankungen ausgleichend; fördert das Abschalten und Loslassen, ausgleichend bei Stress, Leistungszwang und Angstzuständen, stärkend bei Unruhe und Unsicherheit; sinnlich anregend und euphorisierend, angstlösend bei sexuellen Blockaden; bei Gefühlskälte und Härte gegen sich selbst; für Egozentriker, die immer im Mittelpunkt stehen wollen, und introvertierte Menschen, die sich öffnen möchten

HIRNANHANGDRÜSE

Der Duft der Ylang Ylang-Blüte stimuliert die Schaltzentrale unseres Hormonsystems, die **Hirnanhangdrüse** bzw. **Hypophyse**, und regt sie zur Ausschüttung von Endorphinen an.

Diese körpereigenen Glückshormone wirken **schmerzhemmend** und sorgen gleichzeitig für gute Stimmung, Euphorie und erotische Gefühle.

Rose, Jasmin und Grapefruit haben eine ganz ähnliche Wirkung auf die Hypophyse.

KOMBINATIONEN VON ENTSPANNEND BIS SINNLICH

Wem Ylang-Ylang-Duft zu süß oder schwer ist, kann ihn mit *frischen Ölen* wie Zitrone, Bergamotte, Grapefruit, Orange, Petitgrain, Litsea cubeba, Eukalyptus citriodora oder Nelke und Ingwer *erleichtern*.

- **Sinnlich und stimmungshebend**: Rose, Jasmin, Iris, Nelke, Champaca
- **Stimmungsschwankungen und PMS**: Muskatellersalbei, Neroli, römische Kamille
- **Exotisch-warm**: Sandelholz, Tonka, Patchouli, Zeder, Rosengeranie, Vetiver, Palmarosa

ACHTUNG!

Der sehr intensive Duft von Ylang Ylang kann in hoher Dosierung oder bei zu häufigem Gebrauch zu Kopfschmerzen oder Übelkeit führen.

Vorsicht ist auch vor einer Überdosierung bei Menschen mit niedrigem Blutdruck geboten, da Ylang Ylang den Blutdruck vorübergehend stark senken kann.

„JASMIN DES ARMEN MANNES"

Ylang-Ylang-Öl wird auch als *Jasmin des armen Mannes* bezeichnet, da es sehr viel kostengünstiger als Jasminöl ist. Die Dufteigenschaften lassen sich natürlich nicht wirklich vergleichen, jedoch verfügen beide Öle über eine starke sinnliche und entspannende Wirkung.

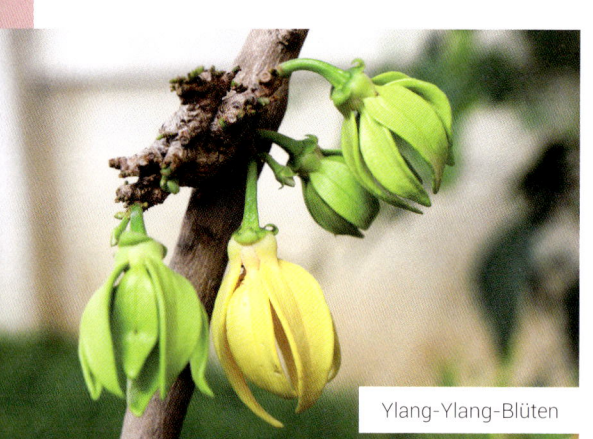

Ylang-Ylang-Blüten

SECHS QUALITÄTEN

Beim Destillationsprozess werden mehrere Qualitäten des ätherischen Öls durch unterschiedlich lange Destillationszeiten gewonnen, die sich in Inhaltsstoffen und Dufteigenschaften unterscheiden.

⌀ **Ylang Ylang extra Supérieur** wird in der ersten ¼ Stunde gewonnen.

⌀ **Ylang Ylang extra** erhält man nach einer weiteren Stunde.

⌀ **Ylang Ylang I** erhält man nach gut 2 Stunden.

⌀ **Ylang Ylang II** erhält man bis zur 6. Stunde.

⌀ **Ylang Ylang III** wird bis zur 12. Stunde der Destillation gewonnen.

⌀ **Ylang Ylang complet** wird bis zum Ende der ca. 24 Stunden dauernden Destillation gewonnen.

Für die Aromatherapie und -pflege spielen Ylang Ylang extra mit seinem höheren Esteranteil und Ylang Ylang complet mit seinem höheren Sesquiterpenanteil eine wichtige Rolle.

Ein erstklassiges Öl liefern reife Blüten, die im Frühsommer in den ersten Morgenstunden gepflückt und unmittelbar im Anschluss destilliert werden. Um gute Qualität und einen intensiven Blütenduft zu erhalten, müssen die Ylang-Ylang-Bäume kultiviert und gepflegt werden. Wild wachsende Bäume entwickeln kaum Duft und sind nicht zur Destillation geeignet.

Blütezeit ist rund ums Jahr, die Haupterntezeit liegt von Mai bis Juli und November bis Dezember.

Ylang Ylang complet enthält aufgrund seiner langen Destillationsdauer und im Gegensatz zu den fünf fraktionierten Stufen alle Inhaltsstoffe der Pflanze. Es eignet sich vorzüglich zur Hautpflege und zur Unterstützung des Immunsystems bei chronischen Beschwerden. Das Öl duftet blumig-süß, jedoch milder und weniger spitz als Ylang Ylang I und Ylang Ylang extra. **Ylang Ylang complet** wirkt vor allem im psychischen Bereich stark, entspannt und ist ein guter Begleiter für Schäferstündchen.

Ylang Ylang extra arbeitet stärker auf der körperlichen Ebene und ist ein wirkungsvoller Begleiter bei Menstruationsbeschwerden, Schmerzen und Hautproblemen. Es wirkt stärker entkrampfend und entzündungshemmend als Ylang Ylang complet.

Sowohl **Ylang Ylang extra superieur** als auch **Ylang Ylang extra** duften stark blumig und werden auch in der Parfümerie verwendet.

Cananga, ein weniger edles Öl mit ganz ähnlichen therapeutischen Eigenschaften wird von den Blüten der *Cananga odorata macrophylla Lam.* gewonnen und wird als **Canangaöl** angeboten. Es enthält deutlich weniger Esteranteile als **Ylang Ylang I** und sein Duft ist rauer, krautiger und weniger blumig als der des sinnlich-weichen Ylang-Ylang-Öls. Herkunftsländer des **Canangaöls** sind meist China und die Fidschi-Inseln. Aufgrund seines günstigeren Preises wird es bevorzugt für die Seifenparfümierung verwendet.

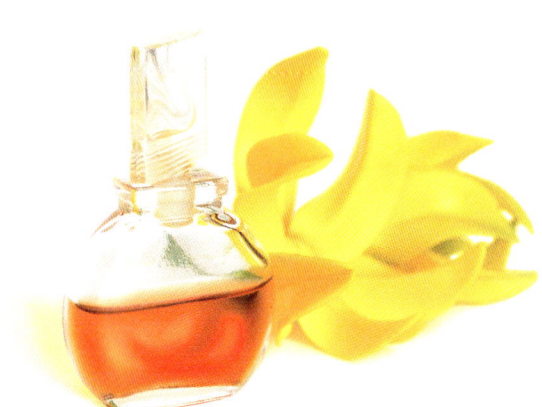

WUSSTEN SIE...

- ⌀ … dass Ylang Ylang zu den beliebtesten und am häufigsten verwendeten **pflanzlichen Rohstoffen** in Parfums gehört und in mehr als 300 Luxusparfums enthalten ist?

- ⌀ … dass die Komoren zwischen Madagaskar und der Küste Mosambiks der **weltweit größte Produzent** von Ylang-Ylang-Öl sind und 90 % des von den großen Parfumherstellern verwendeten ätherischen Ylang-Ylang-Öls liefern?

- ⌀ … dass die Parfümerie erst 1878 durch die Pariser Weltausstellung auf diese **sinnliche Essenz** aufmerksam wurde?

- ⌀ … dass Hunderte Kleinbetriebe auf den **drei Inseln** des Komoren-Archipels jährlich 40 bis 60 Tonnen des exotischen Öls produzieren?

- ⌀ … dass **Chanel No. 5** das berühmteste Parfum ist, in dem Ylang Ylang verwendet wird? Ernest Beaux schuf es 1921 für Coco Chanel und läutete damit ein neues Duftzeitalter ein.

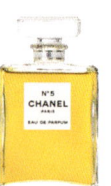

- ⌀ … dass Ylang Ylang nicht nur über einen einzigartig blumig-balsamischen Duft verfügt, sondern auch als klassischer **Fixateur** die Basis vieler Parfums darstellt?

- ⌀ … dass der perfekte **Erntezeitpunkt** gekommen ist, wenn die Blütenfarbe von grün zu gelb wechselt?

- ⌀ … dass Ylang Ylang vorzugsweise in komplexen **Blütenkompositionen**, Cyphre-Noten und schweren orientalischen Duftnoten verwendet wird?

- ⌀ … auf den Komoren mittlerweile Projekte zur **nachhaltigen Produktion** des Öls existieren, um dem Raubbau an der Natur entgegenzuwirken?

SCHÖNE HAARE UND MEHR

Makassar-Öl war im 19. und frühen 20. Jahrhundert eine sehr beliebte Haarpomade für Männer. Es bestand meist aus Kokosöl oder Palmöl und wurde mit dem Duft der Ylang-Ylang-Blüte und anderen aromatischen Essenzen angereichert. Sein Name stammt von der heute indonesischen Hafenstadt Makassar, von wo aus man die duftenden Inhaltsstoffe nach Europa verschiffte. Passend dazu wurde sehr bald das sogenannte *Antimakassar* entworfen, ein kleines Lätzchen, das über Stuhl- und Sessellehnen gelegt wurde, damit das makassargeölte und schön frisierte Männerhaar nicht die Polsterung ruinierte.

Auch auf den Philippinen stellen die Einwohner eine duftende Pomade namens **Boori-boori** her, für die Ylang-Ylang-Blüten in Kokosöl mazeriert werden. Sie wird für die Haut- und Haarpflege genutzt, als Schutz vor zu viel Sonne und Meersalz und als Vorbeugung gegen Fieber und Infektionen.

» Diese duftende Paste können Sie sich einfach selbst herstellen, indem Sie 10 Tropfen Ylang Ylang in 50 ml Kokosöl geben, das sie vorher im Wasserbad geschmolzen haben.

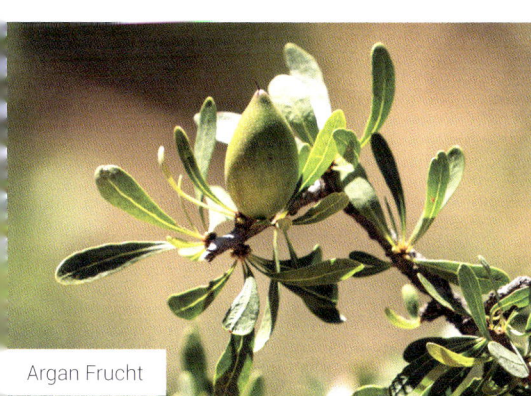
Argan Frucht

MAKASSAR – Haarpflegeöl

Dieses Haaröl verleiht stumpfem Haar wieder Glanz und stärkt Haar und Kopfhaut. Hier die moderne Variante.

- x *40 ml Kokosöl*
- x *10 ml Arganöl*
- x *7 Tr. Ylang Ylang*
- x *je 4 Tr. Lavendel fein, Rosmarin*

1. Schmelzen Sie das Kokosöl im Wasserbad und geben Sie das Arganöl zu. Nehmen Sie die Mischung vom Herd und lassen Sie sie abkühlen.

2. Rühren Sie anschließend die ätherischen Öle ein und füllen Sie das noch flüssige Haaröl in ein Tiegelchen ab.

» Verteilen Sie Ihr Makassar-Öl nach dem Waschen im Haar, bedecken Sie es mit einem Badetuch oder einer Duschhaube und lassen Sie das Öl 30 Minuten einziehen.

» Für eine intensive Haarpackung können Sie das Öl über Nacht einwirken lassen und am Morgen gründlich ausspülen, damit Sie kein *Antimakassar* benötigen.

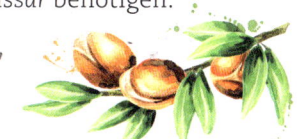

Falten weg, Strahlen her: Ylang Ylang für die Gesichtspflege

Ylang Ylang als stark wirksames Hautöl ist *für alle Hauttypen geeignet*. Vor allem reguliert es bei fettiger Haut die Ölproduktion. Aufgrund seiner antibakteriellen Eigenschaften hilft es, Akne und Hautunreinheiten zu kontrollieren. Es macht die Haut weich und geschmeidig, fördert neues Zellwachstum und ist nachgewiesenermaßen ein sehr gutes Anti-Falten-Mittel, das gegen frühzeitige Hautalterung wirkt. Es lohnt sich also, die Gesichtsmuskulatur täglich mithilfe dieses *Wunder*-Öls zu entspannen, damit die feinen Linien und Falten weniger Chancen haben.

YOUNGER THAN EVER – Gesichtsöl

Gönnen Sie sich regelmäßig eine entspannende Gesichtsmassage mit diesem reichhaltigen Pflegeöl. Ihre Haut dankt es Ihnen mit einem frischen Strahlen.

- ✗ 20 ml Jojobaöl
- ✗ 10 ml Arganöl
- ✗ 4 Tr. Ylang Ylang complet
- ✗ je 1 Tr. Weihrauch, Neroli

Alternativ können Sie auch das Weihrauchmazerat aus dem Februar-Weihrauch-Kapitel als Basis nehmen und die ätherischen Öle zugeben (siehe Seite 212).

» Massieren Sie das Öl in sanft kreisenden Bewegungen ein. Sparen Sie dabei die Augenpartie aus.

HAARPARFUM

Haar ist ein besonders guter Dufttträger. Herkömmliches Parfum mit seinem hohen Alkoholgehalt trocknet es jedoch aus, zudem ist der Duft eines Haarparfums dezenter. Da unsere Haare über den Tag verteilt verschiedenste Gerüche aufsaugen, sind frisch gewaschene Haare die beste Basis für dieses exotische Parfum.

- ✗ 50 ml Jasminwasser
- ✗ 5 Tr. Ylang Ylang complet
- ✗ 4 Tr. Orange
- ✗ 2 Tr. Patchouli
- ✗ (optional) ein kleiner Schuss Arganöl

» Das Haarparfum vor jedem Gebrauch schütteln. Sprühen Sie die blumige Exotik vor dem Ausgehen aus 20 cm Entfernung auf Ihre trockenen Haare.

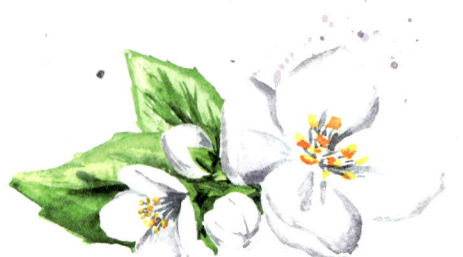

OASE – Körperöl

Diese Körperölmischung mindert Stress, beruhigt und löst Ängste.

- x 30 ml Jojobaöl
- x 20 ml Mandelöl
- x je 5 Tr. Ylang Ylang complet, Lavendel fein
- x 4 Tr. Melisse
- x 3 Tr. Atlaszeder
- x 1 Tr. Majoran süß

» Massieren Sie 2 Mal täglich Solarplexus, Schultern, Hals und Handgelenke mit dem Öl.

ERFRISCHUNG fürs Gesicht

Dieses sanft pflegende Spray entspannt die Gesichtsmuskulatur, spendet Ihrer Haut Feuchtigkeit und mindert Rötungen.

- x 20 ml Rosenblütenhydrolat
- x 20 ml Mineralwasser
- x 10 ml Aloe-Vera-Gel
- x je 1 Tr. Ylang Ylang complet, Karottensamen, Zypresse, Palmarosa

» Sprühen Sie Ihr Gesicht morgens und abends nach der Reinigung und vor dem Eincremen damit ein. Nutzen Sie das Spray auch zwischendurch im Büro oder auf Reisen für eine erfrischende Entspannung.

RUHIG BLUT – YLANG YLANG BEI HOHEM BLUTDRUCK

Ob auf körperlicher oder psychischer Ebene, Bluthochdruck hat in der Regel mehrere Gründe und nicht alle sind bekannt. Auch Angst, Ärger und Gereiztheit gehören dazu, denn bei diesen Gemütsverfassungen beschleunigt sich der Atem und der Blutdruck steigt. In Asien wird Ylang Ylang traditionell als **herzstärkendes Mittel** eingesetzt, das die Atemfrequenz herabsetzt und bei Bluthochdruck und nervösem Herzklopfen wirkt. Allein sein Geruch beruhigt und entspannt. Mit Bädern und Massagen gelangen die Wirkstoffe des Ylang-Ylang-Öls auch über die Haut in den Blutkreislauf.

ø TRINKKUR

Unterstützen Sie Ihren Blutdruck 4 Mal im Jahr mit einer Trinkkur.

Nehmen Sie jeweils 4 Wochen lang täglich 1 Liter Wasser mit 1 EL Ylang-Ylang-Hydrolat zu sich.

ø RAUMDUFT FÜRS WOHLGEFÜHL

Sorgen Sie abends für eine ruhige Wohlfühlatmosphäre.

Geben Sie je 2 Tropfen Ylang Ylang, Lavendel fein und Zitronenverbene in die Duftlampe oder den Streamer.

⌀ AKUPRESSUR

Ergänzen Sie die ärztliche Blutdruck regulierende Therapie mit aroma-therapeutischen Maßnahmen und Akupressur.

⌀ MITTELFINGERMASSAGE

Massieren Sie bei hohem Blutdruck Ihren Mittelfinger von der Wurzel zur Spitze hin.

⌀ HANDRÜCKENSTREICHUNG

Legen Sie Zeige-, Mittel- und Ring-finger der einen Hand auf die Längs-furchen des anderen Handrückens und streichen Sie sanft Richtung Fingergelenke.

Wenn Sie diese Ausstreichung regelmäßig mehrmals am Tag einige Minuten lang durchführen, wirkt diese Massage blutdruckregulierend.

DIE TAGE VOR DEN TAGEN

Wenn Sie unter dem prämenstruellen Syndrom leiden, sind Ihnen die kör-perlichen und psychischen Begleiter-scheinungen wie Wassereinlagerun-gen im Gewebe, Rückenschmerzen, Größenzunahme der Brust, Kopf-schmerzen und die unterschiedlichs-ten psychischen Verstimmungen vertraut.

Die folgenden **Rezepturen helfen**, schwankende Stimmungen und wa-ckelige Gefühlslagen wie Gereiztheit, Unruhe und emotionale Achterbahn-fahrten zu lindern und körperliche Spannungszustände zu regulieren.

ENTKRAMPFENDES Badeöl

- x 50 ml Sahne
- x 4 Tr. Ylang Ylang extra
- x je 2 Tr. Rosengeranie, Zypresse Majoran süß, Kamille römisch

Vermischen Sie die ätherischen Öle mit der Sahne und geben Sie, kurz bevor Sie in die Wanne steigen, den entkrampfenden Duft ins Wasser.

GLEICHKLANG – für die Entspannung vor den Tagen

Alternativ tut auch dieses ausgleichende Körperöl gut, mit dem Sie sich in den Tagen vor der Menstruation einreiben können.

- x 50 ml Jojobaöl
- x je 6 Tr. Ylang Ylang extra, Rosengeranie, Grapefruit, Muskatellersalbei
- x 4 Tr. Fenchel

» Massieren Sie Ihren Unterbauch und die Leistengegend sanft im Uhrzeigersinn. Geben Sie auch etwas von dem Öl auf Fußsohlen und Dekolleté.

ABTAUCHEN – Körper-öl bei Menstruations-schmerzen

Diese entkrampfende und schmerzstillende Mischung mit Arnika- und Mandelöl beruhigt vor und während der Periode.

- x 20 ml Mandelöl
- x 20 ml Arnikaöl
- x je 6 Tr. Ylang Ylang extra, Muskatellersalbei
- x je 4 Tr. Rosengeranie, Lavendel fein, Zypresse

Mischen Sie alle Zutaten miteinander.

» Beginnen Sie bereits drei Tage vor Ihrer Periode mit den Einreibungen: Massieren Sie 2 Mal täglich sanft Unterbauch und Lendengegend.

GUTES FÜR DIE PSYCHE

EROTIK

Erotisch stimulierende Düfte haben in vielen Kulturen eine lange Tradition. Dazu gehört neben Jasmin, Patchouli, Sandelholz und Rose auch Ylang Ylang. Entspannend und stimulierend, euphorisierend und inspirierend zugleich schafft das exotische Baumblütenöl eine Stimmung für sinnliche Genüsse und baut Lustkiller wie Stress und Anspannung ab. Die scheinbar gegensätzliche Kombination von Entspannung und Stimulation ist dabei eines der Geheimnisse aphrodisierender Düfte.

LIEBESLAGER – Raumparfum

- x 30 ml Rosenwasser
- x je 4 Tr. Ylang Ylang complet, Zitrone, Rose 5 %
- x 3 Tr. Atlaszeder
- x 2 Tr. Sandelholz

» Parfümieren Sie Ihr Liebeslager mit diesem würzig-exotischen Raumparfum. *Gehen Sie vorher sicher, dass Ihr Partner sich auch für diesen Duft erwärmen kann.*

SÜSSE STUNDEN – Körperöl für die Partnermassage

Dieses Öl für gemeinsame Schäfer-stunden wirkt anregend und aufregend zugleich ...

- ✗ 20 ml Mandelöl
- ✗ je 2 Tr. Ylang Ylang complet, Zimtrinde 10 %, Neroli, Orange
- ✗ 1 Tr. Patchouli

Lassen Sie diesen Duft mindestens zehn Tage reifen, bevor Sie sich ge-genseitig damit verwöhnen.

SEDUCE – Aphrodisi-sches Körperparfum

- ✗ 20 ml Korn oder Wodka
- ✗ je 3 Tr. Bergamotte, Myrte
- ✗ je 2 Tr. Ylang Ylang complet, Champaca
- ✗ 1 Tr. Vetiver

» Tragen Sie dieses sinnliche Par-fum zu einem romantischen Stell-dichein auf Hals, Haar, Solarplexus und Puls ...

ABENDLICHES Entspannungsbad

Lassen Sie den Alltag bei einem abend-lichen Bad vor der Tür und gleiten Sie in die Tiefenentspannung.

- ✗ 50 ml Mandelöl
- ✗ je 3 Tr. Ylang Ylang complet, Patchouli
- ✗ 2 Tr. Sandelholz
- ✗ je 5 Tr. Grapefruit, Orange

» Befeuchten Sie, während das Ba-dewasser einläuft, Ihren Körper und ölen Sie sich von Kopf bis Fuß mit dem Badeöl ein. Wenn Sie anschlie-ßend in die Wanne steigen, werden Sie spüren, wie sich Ihr Badeerleben dadurch intensiviert.

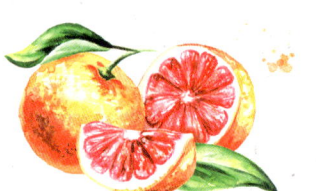

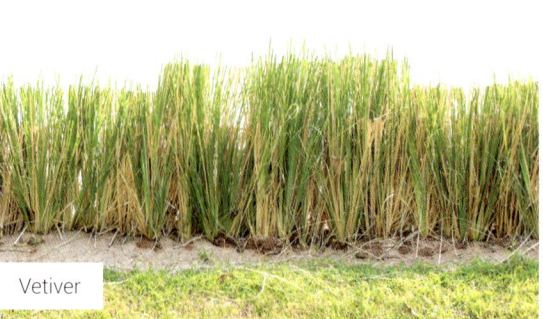

Vetiver

LOSLASSEN VON ÄNGSTEN

Wenn es Zeit ist, aus dem täglichen Gedankenkarussell auszusteigen und die Sorgen und Grübeleien hinter sich zu lassen, unterstützen Sie diese Mischungen:

TAKE IT OR LEAVE IT – Körperöl

- ✗ 20 ml Jojobaöl
- ✗ je 4 Tr. Ylang Ylang complet, Zypresse, Lavendel fein

» Reiben Sie mit dieser herben Loslass-Mischung Fußsohlen, Solarplexus, Hals und Brust ein.

LET GO – Seelenparfum

- ✗ 20 ml Jojobaöl
- ✗ 4 Tr. Ylang Ylang complet
- ✗ je 2 Tr. Tulsi, Neroli, Weihrauch
- ✗ 1 Tr. Rosengeranie

» Dieser Roll-on eignet sich für spontane Entspannungsmomente.

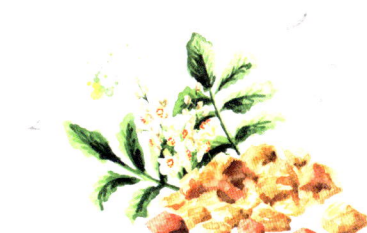

In **herausfordernden Lebensphasen** geht oft auch der Kontakt zum eigenen Körper verloren. Dieser aromatische Essig stärkt die Körperwahrnehmung und bringt Sie wieder näher zu sich selbst. Die ätherischen Öle lösen Anspannungen, der Apfelessig erfrischt und regeneriert gleichzeitig den Säureschutzmantel.

TOUCH ME – Körperessig bei Stress

- ✗ 20 ml Bio-Apfelessig
- ✗ 10 ml Rosenblütenhydrolat
- ✗ 4 Tr. Ylang Ylang extra
- ✗ je 2 Tr. Rosengeranie, Lavendel fein

Geben Sie 2 EL dieser Mischung auf 1 Liter Wasser.

» Genießen Sie es, sich bei einer aromatischen Körperwaschung wieder selbst zu spüren.

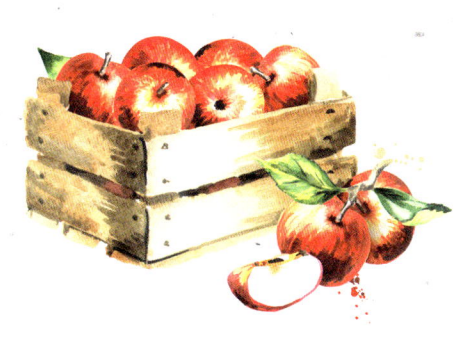

Duft des Monats

HAPPY DAY – Feelgood-Roll-on

Dies ist nicht zwingend ein Duft für sinnliche Stunden, da sich dieser Seelenschmeichler mit Verve auch im Alltagstrubel wundervoll anfühlt.

- x 10 ml Korn oder Wodka
- x je 2 Tr. Ylang Ylang complet, Tulsi, Vetiver, Zitronenmyrte

KULINARISCHE FREUDEN

DER EXOTISCHE KICK

Verfeinern Sie Obstsalate, tropische Gerichte und exotische Cocktails mit betörendem Ylang Ylang..

- x 1 Tr. Ylang Ylang
- x 10 ml Saft oder Korn oder Wodka

Geben Sie das ätherische Öl in den Saft oder Alkohol.

» Mit der Pipette tröpfchenweise über die Speisen geben.

WWS – WOW WHISKEY SOUR

Dieser erfrischend süffige Whiskey Sour kommt mit seinen Aromen auf den Punkt. Grundlage ist ein klassischer Whiskey-Sour-Cocktail mit Bourbon als Basis, den ich mit Ylang Ylang aromatisiert habe.

Vorbereitung Zuckersirup:

- x 40 ml Wasser
- x 40 g brauner Bio-Rohrzucker

1. Geben Sie Wasser und Zucker in ein Töpfchen und erwärmen Sie die Mischung, bis sich der Zucker aufgelöst hat.

2. Vom Herd nehmen und auskühlen lassen. Sie können zwar jeden Zucker nehmen, doch gibt brauner Rohrzucker einen weicheren aromatischen Geschmack, der dem Cocktail sehr zugute kommt.

Für die Aromatisierung:

- x 1 Tr. Ylang Ylang complet
- x 4 ml Bourbon Whiskey

3. Geben Sie den Bourbon Whiskey in ein Schnapsglas und träufeln Sie Ylang Ylang complet dazu. Rühren Sie sorgfältig, aber vorsichtig um. Nehmen Sie nicht mehr als 1 Tropfen, diese Menge reicht für vier Cocktails!

Der Bourbon fungiert für das ätherische Öl als Emulgator, auf diese Weise kann das intensive Öl besser dosiert werden.

Weitere Zutaten:

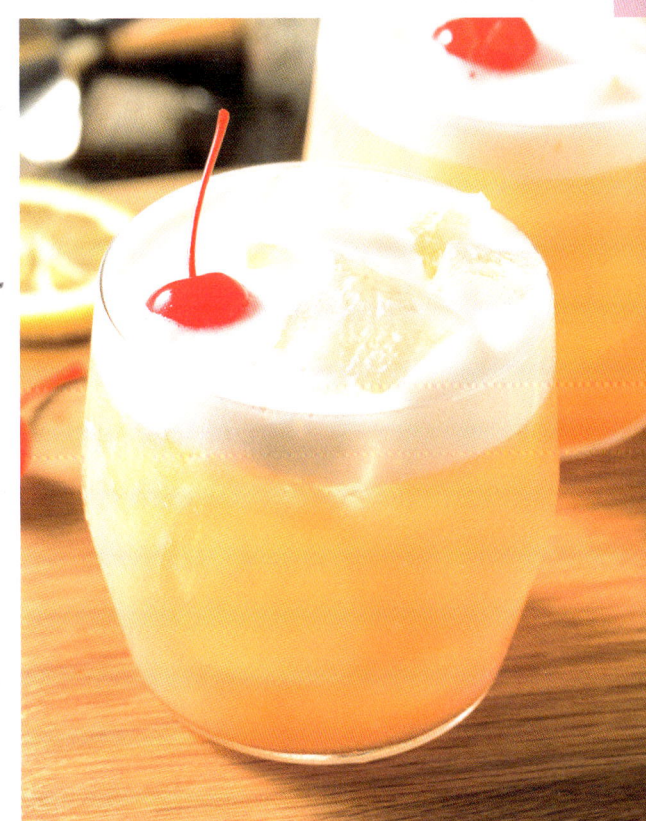

- x 5 Eiswürfel
- x 50 ml Bourbon Whiskey
- x 20 ml Bio-Zitronensaft
- x 20 ml Zuckersirup
- x 1 Cocktailkirsche

4. Geben Sie Bourbon, Zitronensaft und Zuckersirup mit 5 Eiswürfeln in einen Shaker oder ein Glas mit Schraubverschluss. Schütteln Sie kräftig und mindestens 1 Minute, besser länger. Nur so erhalten Sie einen cremigen Whiskey Sour-Schaum.

5. Wenn Sie so weit sind, füllen Sie den Drink in ein Tumbler-Glas und geben 1 cl (nicht mehr!) der aromatisierten Whiskey-Ylang Ylang-Mischung dazu. Rühren Sie den Cocktail vorsichtig mit einem kleinen Holz- oder Metallspieß um.

6. Jetzt noch die Cocktailkirsche rein. Fertig!

» Ich hoffe, Sie genießen diesen Klassiker mit aromatischem Twist genauso wie ich. Sind Sie auch so begeistert vom ersten Aroma, das Ihnen in die Nase steigt, noch bevor Sie den ersten Schluck nehmen?

» Sie können auch die 1 cl Whiskey-Ylang-Ylang-Mischung gleichzeitig mit den anderen Zutaten shaken. Das Ergebnis ist erstaunlich anders. Die erste Duftwahrnehmung fällt bei weitem nicht so intensiv, sinnlich und überraschend aus. Vielmehr ist das Ylang-Ylang-Aroma ein stärker integrierter Bestandteil des Drinks. Probieren Sie es aus. *Cin cin!*

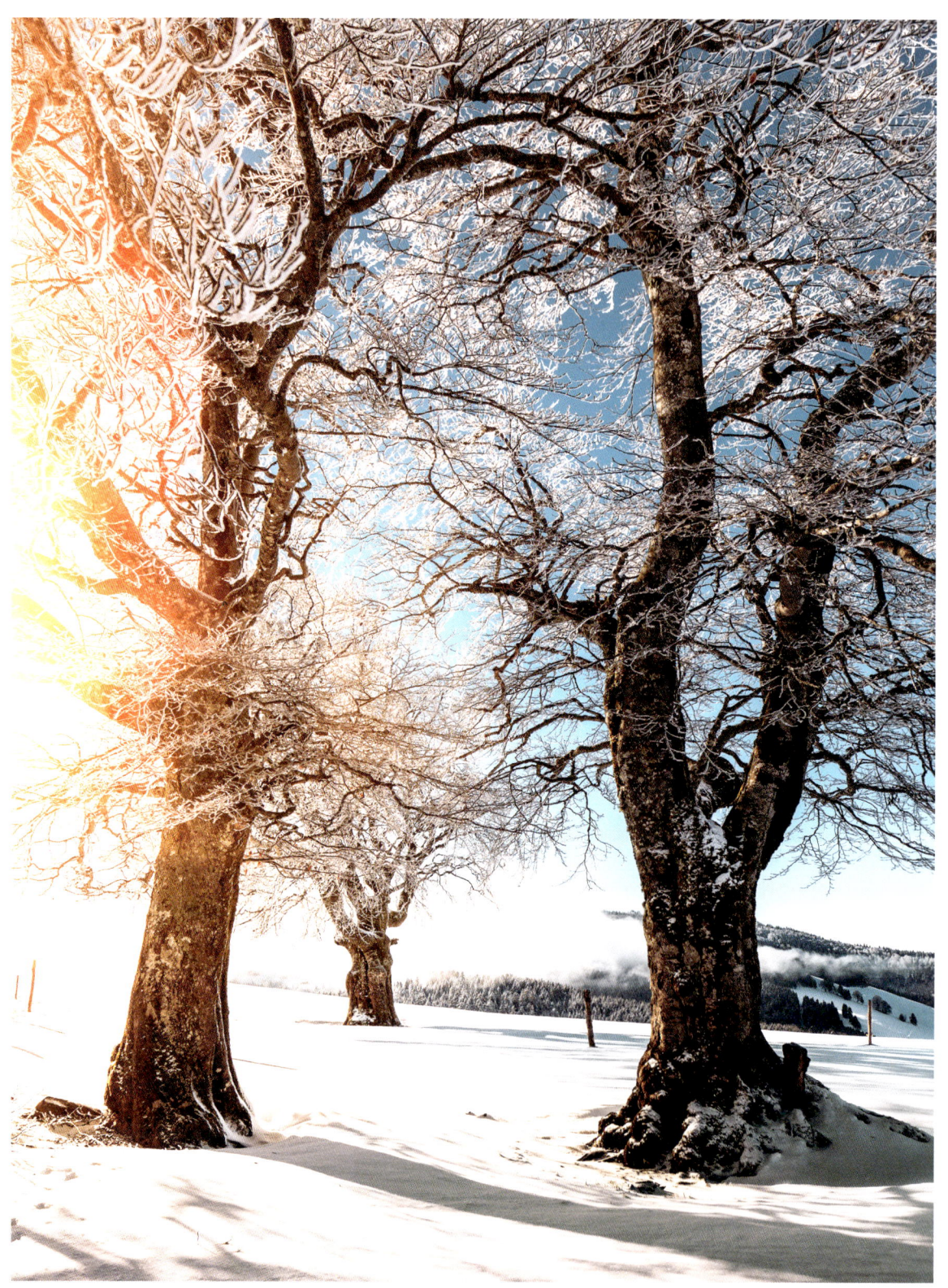

Der Winter

ZEIT DER STILLE UND REGENERATION

Der Winter ist die Zeit der Stille. Es passiert scheinbar nichts in dieser dunklen, grauen Jahreszeit, in der die Vögel verstummen und die Pflanzenwelt schläft. Reglosigkeit, Bewegungslosigkeit.

Auch die Bäume zeigen sich in ihrer Essenz, ihren nackten Strukturen. Jetzt werden die Kräfte gesammelt, die künftiges Wachstum ermöglichen. Leben und Wirken finden im Innersten und unter der Erde statt. Die stille Geborgenheit des Winters bietet Stabilität und die Möglichkeit, Weisheit zu entwickeln und unsere spirituelle Seite zu kultivieren. Zur Wintersonnwende beginnt das Licht wieder die Dunkelheit zu erleuchten. Zur *Wiedergeburt des Lichts* entfalten die Raunächte ihre reinigenden und stärkenden Energien. Jetzt ist es Zeit, Bilanz zu ziehen, den Blick nach innen zu wagen und die Verbindung nach *oben* zu stärken.

Die Innenschau ist der Geist des Winters.

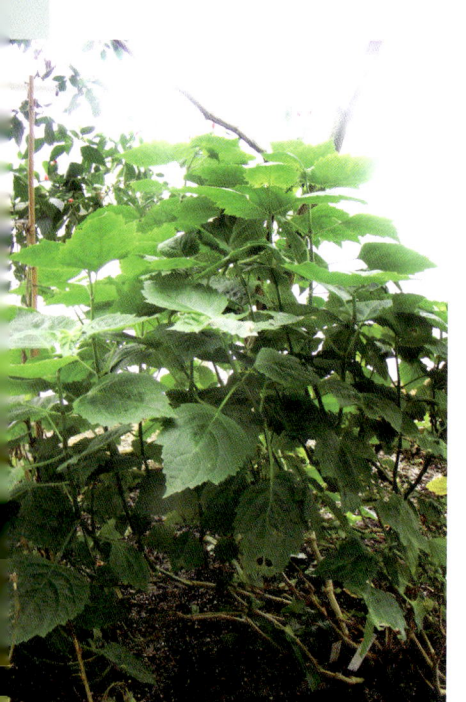

DEZEMBER – PATCHOULI
Pogostemon cablin

Das Öl der exotischen Patchoulipflanze ist wie ein Fels in der Brandung, ein großer Schutzgeist. Sein polarisierender Duft kennt keine Diplomatie, er ist eindeutig. Wenn im Dezember die Natur in den Winterschlaf geht und die dunkelste Zeit anbricht, schafft **Patchouli** den notwendigen Schutzraum für Geborgenheit. Er lässt nichts rein und nichts raus.

Er ist der perfekte Rückzugsort, eine sichere Höhle, um Kraft zu schöpfen. Wenn die Seele Heilung braucht, bietet das intensiv duftende Öl seinen Schutzmantel an.

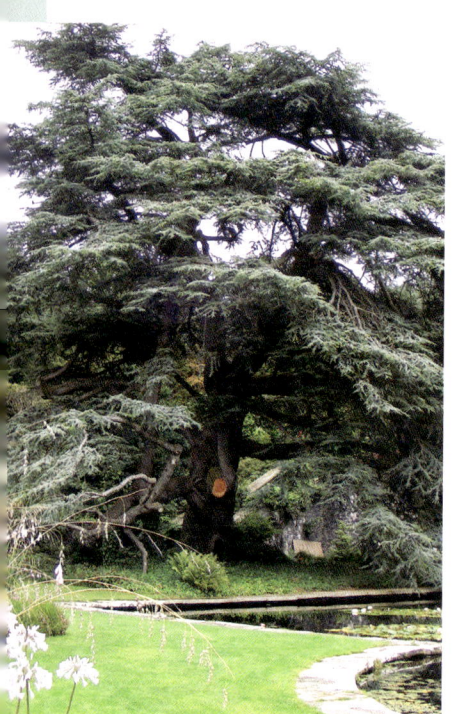

JANUAR – ATLASZEDER
Cedrus atlantica

Wenn im Januar die ersten Schneeglöckchen aus dem Boden hervorspitzen, ist es in der Natur immer noch still und weiß, doch die Tage werden bereits spürbar länger, das Licht kehrt zurück.

Findet man den Weg aus der Dunkelheit, erinnert die **Zeder** an die eigene Kraft und Stärke. Diese Macht gibt sie weiter, als würde sie sagen *Stell dich hin und lebe dein Leben! Lass' alle Stürme an dir vorüberziehen und sei du selbst.* Der majestätische Baum vermittelt Selbstbewusstsein, gleichzeitig wirkt sein Öl als großer Herzensduft. Mitfühlend, stärkend, aufrichtend.

FEBRUAR – WEIHRAUCH
Boswellia carterii/sacra

Wenn im Februar die Säfte in der Natur wieder ins Fließen kommen, sich die ersten Frühlingsboten zeigen und die letzten Wintervorräte aufgezehrt werden, bereiten sich Natur und Mensch auf den neuen Zyklus vor. Noch ist es nicht so weit, doch das Neue ist schon spürbar. Innere und äußere Welt nähern sich einander wieder an.

Der **Weihrauch** ermöglicht die Verbindung zur geistigen Welt, ebnet den spirituellen Pfad und schafft Harmonie zwischen Körper, Geist und Seele. Er stabilisiert, macht Mut und entspannt. Seine Kraft entfaltet sich in der Hellsicht für das, was bald das Licht der Welt erblicken wird.

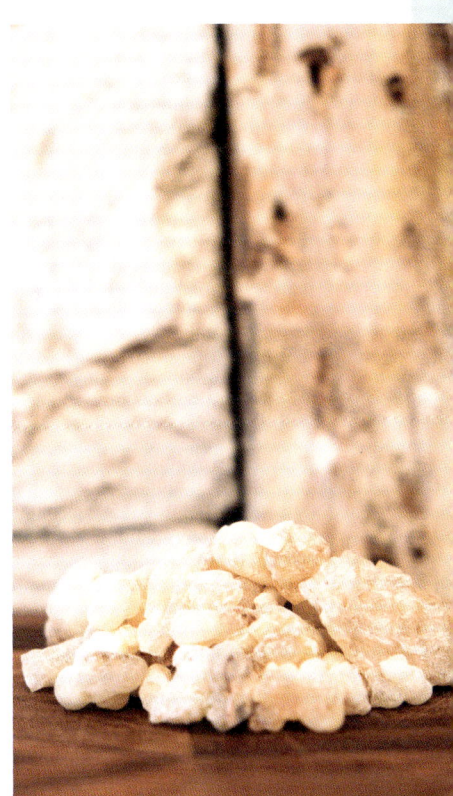

THEMATISCH VERWANDTE ÖLE

<u>**Geborgenheit und Sicherheit**</u>: Vetiver, Benzoe, Tonkabohne
<u>**Stärkung**</u>: Zypresse, Blaue Kamille (*Matricaria chamomilla*)
<u>**Innenschau und Meditation**</u>: Myrrhe, Angelikawurzel, Palo Santo, Sandelholz

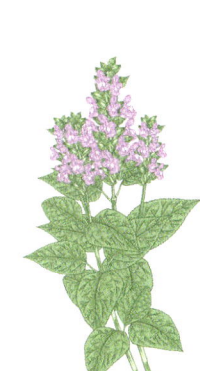
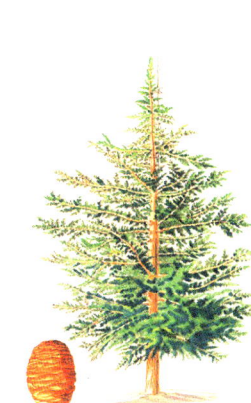
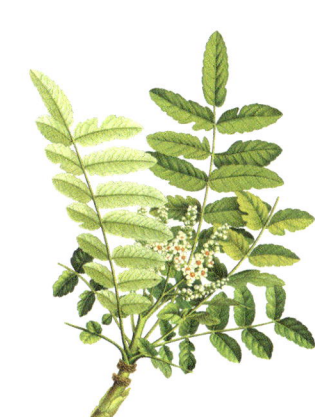

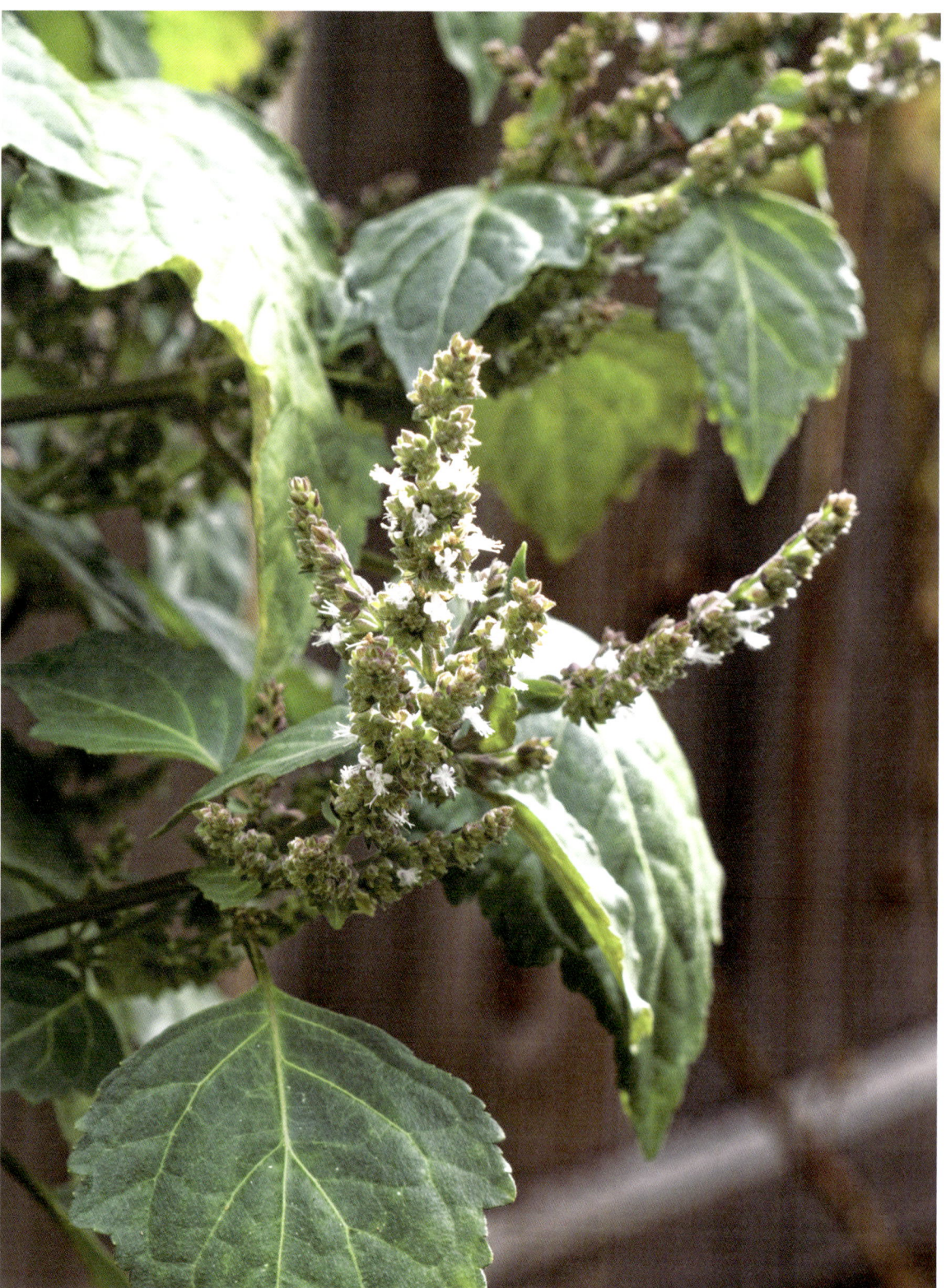

DEZEMBER – PATCHOULI, DER FELS IN DER BRANDUNG

Der Geist aus der Flasche

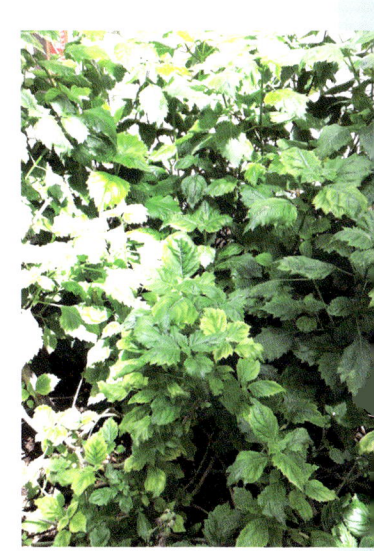

Ich rutsche immer weiter nach unten. Die Zahnärztin betritt den Raum. Vermummt. Die Tortur der letzten Sitzung ist mir noch in lebhafter Erinnerung. Genauso wie der Frau Doktor, der es damals die Schweißperlen auf die Stirn trieb. Das wird heute nicht passieren, schwöre ich mir und bereite mich olfaktorisch vor. Welcher Duft wird mich in dieser angstbesetzten Situation unterstützen? Ich ahne, dass Orange, der *Ichhabangstvormzahnarzt*-Duft, nicht ausreichen wird. Es braucht etwas Stärkeres. Meine Wahl fällt auf Patchouli. Den Felsen in der Brandung, den Schutzgeist verängstigter Gemüter, die den Boden unter ihren Füßen zu verlieren drohen und sich in ihrer Höhle verkriechen wollen. Ich packe gleich das ganze Fläschchen ein und gebe zusätzlich einen Tropfen auf ein Taschentuch. Als die Ärztin den Raum betritt, bin ich gewappnet, halte den geöffneten Flacon in meiner Hand, nehme eine Nase davon. Und los geht´s. Bohrer und Feilen schnurren und surren, ich liege mit geschlossenen Augen im Behandlungsstuhl und erinnere mich immer wieder daran, meine angespannten Fäuste zu öffnen. Die Ärztin scheint ebenfalls gelöster, arbeitet sich geduldig voran. Wie aus dem Nichts taucht plötzlich ein Patchoulistrauch vor meinem inneren Auge auf. Nicht irgendeiner, sondern der, dem ich vor einigen Jahren im Parfummuseum in Grasse begegnet bin. In seiner unaufgeregten grünen Buschigkeit steht er vor mir. Mitten in der Praxis. Damals, als ich ihn zum ersten Mal leibhaftig vor mir hatte, war ich fast ein bisschen enttäuscht. Von diesem unspektakulären, pfefferminzähnlichen Kraut soll dieses mystische Elixier stammen? Hätte ich es nicht besser gewusst, ich hätte es nicht geglaubt. Während der gesamten Behandlung taucht er jedes Mal, wenn ich meine Augen schließe, vor mir auf. Als hätte der Geist dieser wundersamen Schutzmacht mein Flehen erhört und mein Nervenkostüm gestärkt.

DER DEZEMBER UND SEINE KRAFT

Es ist die Zeit der größten Dunkelheit. Die Natur geht in den Winterschlaf. Zeit der Stille, Zeit der Regeneration. Patchouli sorgt dafür, dass wir uns im geschützten Raum des Rückzugs sicher und geborgen fühlen. Es ist Zeit, das Alte abzuschließen, Wunden zu heilen und Kraft zu schöpfen, bis sich mit der Wintersonnwende die Dunkelheit wieder in Licht verwandelt.

DIE BOTSCHAFT DES PATCHOULI: *Ich vertraue der Kraft des Lebens.*

BOTANISCHER NAME	*Pogostemon cablin*
DUFT	erdig, balsamisch, exotisch, holzig-krautig
ERTRAG	35 kg getrocknete, fermentierte und destillierte Blätter ergeben 1 Liter Öl
VERBREITUNG	ursprünglich Indien, heute auch Indonesien, Südostasien, Philippinen, Brasilien
KÖRPERLICHE WIRKUNG	für alle Hauttypen pflegend, regenerierend, feuchtigkeitsspendend, kühlend, wundheilend, adstringierend, bei Hautproblemen aufgrund nervlicher Belastungen, bei Psoriasis, Neurodermitis, Ekzemen; bei Schuppen und juckender Kopfhaut; bei Pilzinfektionen wie Fußpilz; bei Vaginalinfektionen, Herpes, Soor; stark entstauend und tonisierend bei Krampfadern und schweren Beinen, Hämorrhoiden; reguliert Immunsystem, senkt allergische Bereitschaft

PSYCHISCHE WIRKUNG	der Fels in der Brandung; vermittelt Geborgenheit, bringt Gefühle ins Gleichgewicht, stärkt Nerven bei Stress und Angst, stabilisiert, richtet auf; bei nervöser Erschöpfung und Rastlosigkeit; bei schwachem Selbstvertrauen, stärkt das Gefühl für den eigenen Körper; regt Sinnlichkeit an, stärkt Libido
SPIRITUELLE WIRKUNG	erdet und schützt; beruhigt den Gedankenfluss in der Meditation, bringt Stille in den Geist, stoppt das Gedankengeplapper
RAUMWIRKUNG UND HAUSHALT	stark Insekten, Ameisen und Motten abweisend

BOTANISCHES UND KURIOSES

NOMEN EST OMEN

Die Herkunft des Namens Patchouli leitet sich aus dem Tamilischen ab *patchai* = grün, *ellai* = Blatt

WENN DIE MINZE MIT DEM PATCHOULI

Auch wenn Patchouli der Pfefferminze ähnelt und wie seine mediterrane Verwandte zur Familie der Lippenblütler gehört, unterscheidet sich sein ätherisches Öl in seinem schweren Duft und tropischen Lebensraum grundlegend von der erfrischenden Minze.

Wegen seines pfefferminzähnlichen Aussehens kennt man Patchouli auch unter dem Synonym *Mentha cablin* und im englischsprachigen Raum als *Indian Mint.*

DUFTGEHEIMNISSE

Riecht man an einer Patchouli-Pflanze, traut man seiner Nase kaum. Denn der eigentümlich intensive, unverwechselbare Duft entsteht erst, nachdem die zunächst aufgehäuften, getrockneten und fermentierten Blätter destilliert werden.

Patchouliliebhaber behaupten sogar, dass die Destillation in alten Öltonnen erst den *echten*, schweren und schwül-würzigen Duft hervorbringt.

KURIOS

Die krautige Pflanze kam 1985 zu fragwürdigen Ehren, als der Spielzeughersteller Mattel seine Actionfigur *Stinkor, the Evil Master of Odours* mit Patchouliöl beduftete. Die Superkräfte dieses menschlichen Stinktiers bestanden darin, den Feind mit giftigen Ausdünstungen bewegungsunfähig zu machen. *Dafür musste Patchouliöl herhalten.*

KOMBINATIONEN UND DOSIERUNG

Patchouli polarisiert. Entweder man liebt dieses außergewöhnliche Öl oder man lehnt es kategorisch ab.

Seine **Dosierung** verlangt Fingerspitzengefühl, und das, obwohl es zu den verträglichsten Ölen der **Aromatherapie** zählt. Schon in geringsten Mengen entfaltet es seine ganze Schönheit und Heilkraft. Will man *beruhigende* Mischungen herstellen, dosiert man Patchouli niedrig, in hoher Dosierung wirkt es *stimulierend*. Für diejenigen, denen Patchouli allein zu schwer ist, sind Kombinationen mit erfrischenden Zitrusölen und Blütendüften die Lösung. Sie entfalten zusammen mit diesem erdig-würzigen Wunderduft überraschende Synergieeffekte.

- **Zitronig frisch**: Zitrone, Bergamotte, Orange, Limette, Mandarine, Grapefruit, Neroli
- **Einhüllend und harmonisierend**: Lavendel, Rosengeranie, Muskatellersalbei
- **Anregend würzig**: Zimt, Nelke, Schwarzer Pfeffer, Koriander, Ingwer, Lemongrass, Litsea cubeba, Fichtennadel, Weißtanne
- **Weich und sinnlich**: Rose, Neroli, Jasmin, Ylang-Ylang, Tuberose, Champaca
- **Erdend und stärkend**: Vetiver, Sandelholz, Atlaszeder, Myrrhe, Weihrauch, Cistrose, Tonka

ALTERNATIVEN

Wer sich mit Patchouli partout nicht anfreunden kann und nach einer erdenden, stabilisierenden und angstlösenden Alternative sucht, kann es mit *Vetiver, Benzoe, Tonka, Zeder* oder *Narde* probieren. Auch diese Düfte vermitteln auf ihre ganz eigene Weise Wärme und Geborgenheit und stärken in schwierigen Lebenslagen.

MOTTENSCHRECK

Patchouli ist vor allem in Kombination mit *Lavendel, Lavandin* und *Atlaszeder* ein effektives Mottenmittel für den Kleiderschrank.

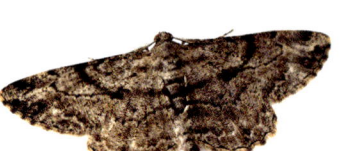

» Geben Sie 5–8 Tropfen auf ein Stück Holz oder ein Taschentuch und legen Sie es in Ihren Schrank.

REBELLION UND TRADITION

DIE 68ER

Der schwere, orientalische Duft erreichte mit den Hippies den Höhepunkt seiner Beliebtheit, die 68er-Generation ist ohne die Schwaden patchouligetränkter Schals undenkbar. Ihre Message war so eindeutig wie der Duft: **Individualität leben, Grenzen sprengen, gegen bestehende Konventionen anstinken.** Gleichzeitig vermittelte Patchouli der Jugend dieser Zeit Sicherheit für ihre inneren und äußeren Grenzgänge.

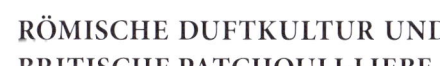

RÖMISCHE DUFTKULTUR UND BRITISCHE PATCHOULI-LIEBE

Bereits das antike Rom mit seiner verschwenderischen Duftkultur bezog Patchouli aus Indien, lange bevor es das neuzeitliche Europa für sich entdeckte. Bis der pfefferminzähnliche Strauch im 19. Jahrhundert nach England gelangte, nutzten ihn Kulturen wie Indien und China bereits seit vielen Jahrhunderten als Heil- und Ritualpflanze.

Unter Königin Victoria wurde Patchouli als mottenabwehrendes Mittel nach Großbritannien verschifft, denn auf der langen Überfahrt aus Indien schützten seine duftenden Blätter die wertvolle Exportware aus Baumwolle und Seide vor Schädlingen.

Die Engländerinnen waren verrückt nach dem intensiven, geheimnisvollen Duft und kauften die Stoffe nur, wenn sie diesen unverwechselbaren Geruch verströmten. Einfallsreiche britische Textilproduzenten importierten das Öl eigens, um ihre maschinell gefertigten Kaschmirschals damit zu parfümieren. In der Hoffnung, die Käuferinnen würden den Unterschied zu den handgefertigten indischen Originalen nicht bemerken.

KÖRPER UND GEIST

In der traditionellen chinesischen Medizin wurde der krautige Halbstrauch schon früh als Heilmittel verabreicht, um das Gleichgewicht zwischen Körper und Geist herzustellen, innere Feuchtigkeit zu regulieren und Vitalenergie zu vermehren. Selbst Tinte parfümierte man im Reich der Mitte mit dem schweren, verführerischen Duft. Traditionell ist Patchouli in Asien unverzichtbarer Bestandteil in Räuchermischungen, Parfumölen und bei religiösen Zeremonien. In Hindu-Riten wird das Kraut in einer Räuchermischung zu Füßen der Toten verbrannt.

KAMILLE UND PATCHOULI
Interessant: Ein Patchouli-Wirkstoff, das Patchoulen, ähnelt sehr stark dem in der Kamille vorhandenen Azulen und besitzt dieselben entzündungshemmenden Eigenschaften.

WOHLTUENDES FÜR DEN KÖRPER

BEST FRIENDS –
Hand- und Fußpeeling

Dieses duftende Reispeeling reinigt die Haut und entfernt abgestorbene Hautzellen, das pflegende Mandelöl verleiht ihr zusätzlich Feuchtigkeit. Anders als andere Mehle wird der gemahlene Reis nicht pudrig, sondern behält eine leichte Körnung mit sanftem Peelingeffekt. Das Patchouliöl sorgt für einen schönen Entspannungsmoment und hellt trübe Stimmungen auf. Als Hand- und Armpeeling löst es Verspannungen, als Fußpeeling erdet und beruhigt es nervöse Gemüter.

- x *1 EL Reismehl*
- x *1 EL Mandelöl*
- x *6 Tr. Patchouli*

1. 1–2 EL Reis, egal welcher, in der Kaffeemühle oder Moulinette fein mahlen, davon 1 EL Reismehl abmessen, den Rest in ein Schraubglas abfüllen und für das nächste Peeling verwenden.

2. Die Zutaten gründlich miteinander vermischen.

» Hände und Unterarme inklusive Ellbogen oder Füße mit lauwarmem Wasser oder Rosenblütenhydrolat befeuchten und los geht's mit dem extra feinen Verwöhnpeeling.

» Anschließend die Reste mit lauwarmem Wasser abspülen und die Haut trocken tupfen.

Das Ergebnis: Eine streichelzarte Haut mit erdig-warmer Note. Einen intensiven Effekt erzielen Sie, wenn Sie das Peeling mit einer Anti-Stress Hand- und Fußmassage kombinieren.

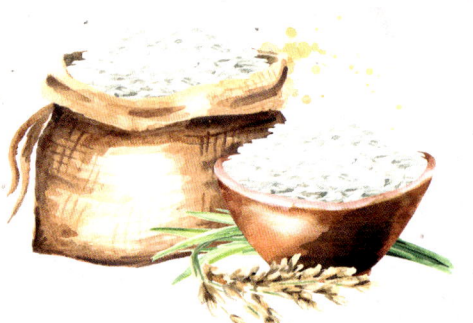

HEISSER DAMPF, SCHÖNE HAUT – Gesichtsdampfbad

Bei fettiger Haut, hartnäckigen Haut-unreinheiten und Akne hilft heißer, mit ätherischem Öl versetzter Wasserdampf. Die Kombination von Wärme und Feuchtigkeit öffnet die Poren, macht die Haut besonders geschmeidig und unterstützt den natürlichen Reinigungsprozess. Verhärtete Pfropfen aus Talg und Fett weichen auf und lösen sich. Die ätherischen Öle lindern Entzündungen, neutralisieren Bakterien und beugen einer Neubildung von Mitessern und Pickeln vor.

Das brauchen Sie:

- x *eine hitzebeständige Schüssel*
- x *ein Handtuch*
- x *1 Liter heißes Wasser*
- x *1 TL Salz*
- x *je 1 Tr. Patchouli, Zitrone*
  - **oder**
- x *je 1 Tr. Patchouli, Palmarosa*

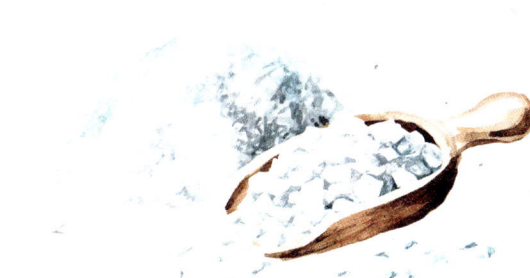

1. Erhitzen Sie das Wasser und gießen Sie es in die Schüssel. Das Wasser sollte nicht zu heiß sein, sondern sich im Gesicht angenehm anfühlen.

2. Geben Sie die ätherischen Öle in 1 TL Salz und lösen Sie die Mischung im Wasser auf.

» Schminken Sie sich vor der Anwendung ab, damit die Haut atmen kann.

» Halten Sie Ihr Gesicht ungefähr 30 Zentimeter über die Schüssel und bedecken Sie Ihren Kopf mit dem Handtuch. Schließen Sie Ihre Augen.

» Inhalieren Sie die Dämpfe rund 10 Minuten, wobei Sie durch die Nase ein- und durch den Mund ausatmen.

» Tupfen Sie Ihr Gesicht anschließend sanft mit einem sauberen Kosmetiktuch ab und cremen oder ölen Sie es ein.

» Sie können dieses Dampfbad 1–2 Mal wöchentlich machen und Ihr Gesicht zusätzlich morgens und abends mit entzündungshemmendem Pfefferminzhydrolat erfrischen.

NARBENPFLEGE MIT WEIZENKEIMÖL

Mit Weizenkeimöl gemischt verringert Patchouli die Sichtbarkeit von Narben.

- ✗ 10 ml Weizenkeimöl
- ✗ 10 ml Hagebuttenkernöl
- ✗ 6 Tr. Patchouli

Geben Sie das ätherische Öl in das Weizenkeim- und Hagebuttenkernöl.

» Massieren Sie die Narben mit leichten kreisenden Bewegungen.

REINE HAUT – Hautöl

Pflegen Sie abends fettige, unreine Haut mit dieser Mischung:

- ✗ 15 ml Hanfsamenöl
- ✗ 5 ml Weizenkeimöl
- ✗ 5 Tr. Sanddornkernöl
- ✗ je 1 Tr. Patchouli, Lavendel fein, Rosengeranie, Palmarosa, Lorbeer

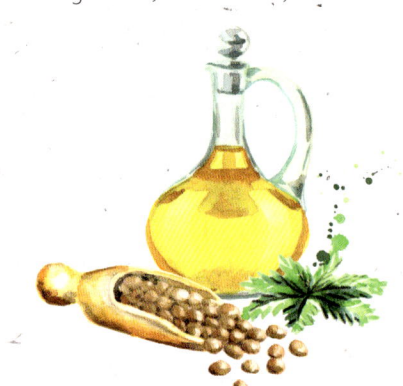

ZWEIPHASENPFLEGE bei Krampfadern

Dieses Öl stärkt und pflegt die Venen, stabilisiert das Gewebe und löst Hämatome auf. Die Kombination aus venenstabilisierendem Calophyllumöl und schmerzlinderndem Johanniskrautöl hat sich bei Krampfadern bewährt. Das asiatische Calophyllumöl wirkt zudem schmerzlindernd und hat eine leicht blutverflüssigende Wirkung.

- ✗ 20 ml Johanniskrautöl
- ✗ 10 ml Calophyllumöl
- ✗ 10 ml Immortellenhydrolat oder Zypressenhydrolat
- ✗ je 2 Tr. Patchouli, Zypresse, Wacholder, Zitrone, Immortelle
- ✗ 1 Tr. Pfefferminze

Geben Sie die ätherischen Öle in die beiden Basisöle und verschütteln Sie die Mischung. Anschließend füllen Sie Ihr Fläschchen mit dem feuchtigkeitsspendenden Hydrolat auf und schütteln noch einmal kräftig.

» Reiben Sie Ihre Beine täglich von unten nach oben Richtung Herz mit dieser pflegenden Mischung ein. Da sich bei dieser Zweiphasenpflege Öl und Hydrolat nur kurzzeitig miteinander verbinden, müssen Sie es vor jeder Anwendung kräftig schütteln.

FUSSPILZ

Achten Sie darauf, Ihre Füße immer sauber und trocken zu halten, tragen Sie nur Baumwollstrümpfe und wechseln diese oft. Wischen Sie Ihre Schuhe mit einem sauberen Tuch aus, auf das Sie einige Tropfen Teebaum oder Niaouli träufeln.

FUSSPILZ-BAD

Die Öle wirken antiseptisch, wundheilend und schmerzlindernd. Die Pfefferminze lindert das Jucken. Die Säure des Essigs reguliert den pH-Wert der Haut, hemmt Entzündungen und das Wachstum krankheitsverursachender Mikroorganismen.

- ✗ 60 ml Bio-Apfelessig
- ✗ je 1 Tr. Patchouli, Teebaum, Rosengeranie, Pfefferminze

Geben Sie die Mischung aus Apfelessig und ätherischen Ölen in ein Fußwännchen mit warmem Wasser.

» Baden Sie Ihre Füße 15 Minuten. Trocknen Sie Füße und Zehenzwischenräume anschließend gründlich mit einem sauberen Tuch und lassen Sie sie an der Luft nachtrocknen. **Zum krönenden Abschluss kommt das folgende Fußpilz-Öl zum Einsatz.**

FUSSPILZ-ÖL

- ✗ 50 ml Rosmarin-Mazerat oder kalt gepresstes Olivenöl
- ✗ 5 Tr. Patchouli
- ✗ je 6 Tr. Teebaum, Eukalyptus globulus
- ✗ je 4 Tr. Lorbeer, Pfefferminze

Tropfen Sie die ätherischen Öle in das Basisöl.

» Reiben Sie damit Füße und Zehenzwischenräume ein. Um die Füße so trocken wie möglich zu halten, können Sie anschließend das Fußpuder aus dem *September-Lavendel-Kapitel* auf die Füße geben (siehe Seite 135).

Rosmarin-Mazerat

- ✗ 1 EL getrocknete Rosmarinnadeln
- ✗ 250 ml Olivenöl

1. Geben Sie die getrockneten Rosmarinnadeln in das Olivenöl und erwärmen Sie das Ganze rund 3 Stunden bei maximal 60 Grad im Wasserbad.

2. Nehmen Sie das Rosmarinöl anschließend aus dem Wasserbad, decken Sie es ab und lassen Sie es 24 Stunden stehen.

3. Am nächsten Tag filtern Sie das fein duftende Öl ab.

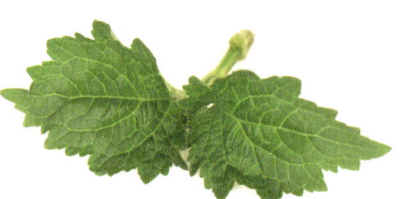

PATCHOULIHYDROLAT FÜR ALLE FÄLLE

Patchoulifans werden auch das Hydrolat dieser Pflanze lieben, dessen Duft dezent und weniger erdig ist als der des ätherischen Öls. Von seinen besonders hautpflegenden Eigenschaften profitiert jeder Hauttyp, die Haut entspannt sich und fühlt sich geschmeidig an. Es verleiht einen frischen Teint und bringt Licht in dunkle Gedanken.

⌀ Mischen Sie sich ein **exotisches Body Spray** mit den Pflanzenwässern von *Patchouli, Ylang Ylang* und *Neroli* (zu gleichen Teilen).

⌀ Greifen Sie bei **schweren Beinen** zu Patchoulihydrolat zu gleichen Teilen gemischt mit Zypressenhydrolat. Unterwegs haben Sie damit jederzeit eine duftende Erleichterung zur Hand.

⌀ Eine 1:1-Hydrolatemischung aus *Patchouli* und *Cistrose* beruhigt bei **Neurodermitis** und **Schuppenflechte** juckende und entzündete Haut. Bei Krampfadern und Hämorrhoiden ist eine unmittelbare Linderung wahrnehmbar, wenn Sie das Spray auf die betroffenen Stellen aufsprühen. Wenn Sie wollen, können Sie auch einen Schuss *Karottensamenhydrolat* dazugeben.

⌀ Patchoulihydrolat ist eine dezente, lange auf der Haut haftende Grundlage für **Naturparfums**, **Eau de Cologne** und **Rasierwässer**.

Sie können es als Basis für orientalisch üppige, sinnlich weiche oder zitronig frische Kreationen verwenden.

⌀ Versprühen Sie das Hydrolat vor Ihrer **Meditationssitzung** im Raum. Es hilft Ihnen, das Gedankengeplapper zu zähmen.

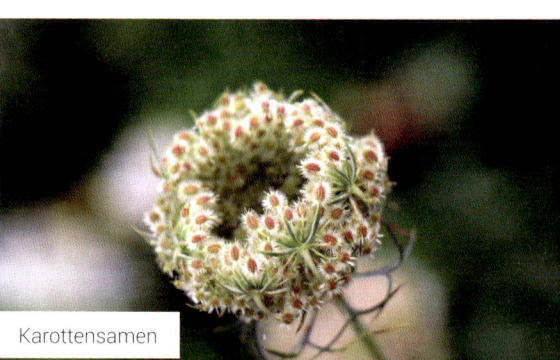

Karottensamen

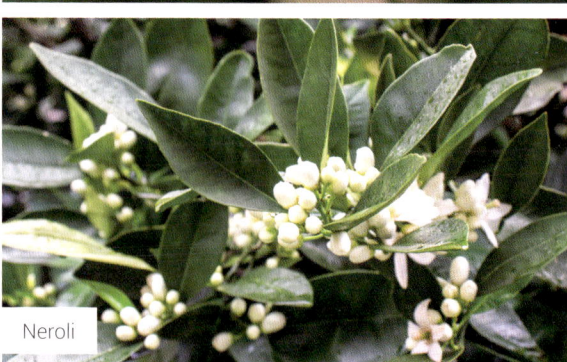

Neroli

GUTES FÜR DIE PSYCHE

MAHARANI –
Seelenparfum

Dieses würzig-exotische Parfum inspiriert nicht nur zu inneren Reisen, sondern katapultiert Sie aus dem Alltag, gibt Kraft und ruft dieses Prickeln hervor.

x *20 ml Korn oder Wodka*
x *je 4 Tr. Patchouli, Orange complet*
x *je 3 Tr. Tulsi, Ylang Ylang complet*

Geben Sie die ätherischen Öle in den Alkohol, verschütteln Sie die Zutaten und lassen Sie den Duft 10 Tage lang reifen.

CLEO – Parfumöl

Tupfen Sie dieses opulente Parfumöl bei einem romantischen Stelldichein auf den Puls, hinter die Ohrläppchen und Dekolleté … und verführen Sie Ihren Liebsten.

x *10 ml Jojobaöl*
x *je 3 Tr. Patchouli, Rose, Vetiver*
x *2 Tr. Rosengeranie*

Füllen Sie die Zutaten in ein Roll-on-Fläschchen und lassen Sie den Inhalt mindestens 7 Tage reifen. Sein Duft wird tiefer und runder.

EROTIK UND EXOTIK

EROTISCHE LOCKSTOFFE

Wussten Sie, dass Patchouli seine aphrodisische Wirkung *Pheromonen* verdankt, die in keinem andere Öl in dieser hohen Konzentration vorkommen? Pheromondüfte als unsere körpereigenen Signal-, Erkennungs- und Sexuallockstoffe prägen unsere individuelle Ausstrahlung und stimulieren unsere Fantasie.

WERTVOLLE PARFUM-ZUTAT

∅ Patchouli zählt zu den wenigen Ölen, die durch Alterung und Reifung an **Tiefe**, **Intensität** und **Harmonie** gewinnen, ähnlich wie Rose, Sandelholz und Oud.

∅ Als einer der **wichtigsten Rohstoffe** für die Parfümerie ist es Bestandteil vieler Herrenparfums. In vielen Kreationen sorgt Patchouli für eine geheimnisvolle orientalische Note. Dazu wird es nur in sehr geringer Dosierung verwendet. Auch dient es zur Parfümierung von Kosmetika und Seifen.

∅ Das intensive, erdige Öl ist ein **natürlicher Fixateur** für Parfums und trägt dazu bei, dass sie länger auf der Haut haften bleiben.

Duft des Monats

SAMT UND SEIDE – Körperbalsam

Wenn die dunkle Jahreszeit kommt, bringt dieser Körperbalsam Licht ins Trübe und Ihre Haut fühlt sich wie Samt an. Lassen Sie sich fallen.

- ✗ 40 ml Kokosöl
- ✗ 8 Tr. Patchouli
- ✗ 4 Tr. Lavendel fein
- ✗ 6 Tr. Grapefruit

Schmelzen Sie das Kokosöl im Wasserbad oder auf der Heizung und rühren Sie die ätherischen Öle ein.

» Beduften Sie Ihre Haut nach dem Saunagang oder einem Entspannungsbad.

PATCHOULIROSE – Parfumcreme

Diese Parfumcreme ist eine Begleiterin für die Tage, an denen wir unser Frausein besonders genießen. Der Duft vermittelt Ruhe, Geborgenheit und einen intensiven Herzenskontakt. Jojobaöl und Bienenwachs pflegen zudem die Haut.

- ✗ 10 ml Jojobaöl
- ✗ 1 knapper TL Bienenwachs
- ✗ je 3 Tr. Patchouli, Rose
- ✗ 2 Tr. Orange

1. Schmelzen Sie zuerst das Bienenwachs im Wasserbad und geben Sie dann das Jojobaöl dazu. Verrühren Sie die beiden Zutaten zu einer homogenen Masse, nehmen Sie sie dann vom Herd und lassen Sie sie abkühlen.

2. Tropfen Sie abschließend die ätherischen Öle dazu. Füllen Sie die Parfumcreme, bevor sie fest wird, in kleine Dosen oder ein Schmuckamulett und lassen Sie das Parfum bei Zimmertemperatur aushärten.

» Tragen Sie die Parfumcreme auf den Puls, im Herzbereich, am Hals und hinter den Ohrläppchen auf.

» Wenn Sie einer Freundin eine Freude machen wollen, ist dieses feste Parfum in einem schönen Döschen oder Amulett ein besonderes Geschenk.

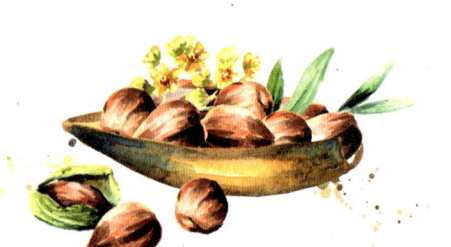

ZEN YOURSELF – Raumspray

Wenn Sie kein Parfum auf der Haut tragen wollen, aber eine fein beduftete Umgebung schätzen, kreiert dieses Raumparfum eine Atmosphäre der Stille.

- x 30 ml Korn oder Wodka
- x 20 ml Lavendelblütenhydrolat
- x je 7 Tr. Patchouli, Rosengeranie
- x 6 Tr. Lavendel fein
- x 5 Tr. Mandarine

Geben Sie alle Zutaten in eine Flasche mit Sprühaufsatz und schütteln Sie sie vor jedem Gebrauch kräftig.

» Parfümieren Sie Ihr Zuhause mit einigen Sprühstößen und kommen Sie zur Ruhe.

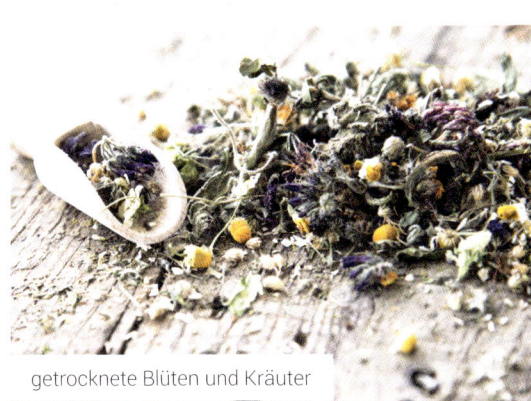

getrocknete Blüten und Kräuter

ZENLIFE – Potpourri

Gestalten Sie alternativ ein Potpourri.

- x Mischung aus getrockneten Blüten, Kräutern und Gewürzen
- x 20 g Veilchenwurzelpulver
- x 4 Tr. Patschouli
- x je 2 Tropfen Lavendel fein, Mandarine, Rosengeranie

1. Stellen Sie sich eine Mischung aus getrockneten Blüten, Kräutern und Gewürzen zusammen und heben Sie die schönsten für die Dekoration auf: Patchoulikraut, Kornblumenblüten, Pfefferminze, Frauenmantelblüten, Schafgarbe, Rosen- und Lavendelblüten, Zimtstange, Kardamom, die Schalen von getrockneten Zitrusfrüchten ... der Fantasie sind dabei keine Grenzen gesetzt.

2. Damit der Duft lange anhält, geben Sie das Veilchenwurzelpulver und die ätherischen Öle in ein luftdichtes, dunkles Gefäß aus Glas oder Keramik und vermischen Sie alles gut miteinander. Vermeiden Sie Aufbewahrungsbehälter aus Metall, damit es nicht zu unerwünschten Reaktionen kommt.

Auf der nächsten Seite geht's weiter.

3. Fügen Sie dann die getrockneten Pflanzen zu, verschließen sie das Gefäß und verschütteln Sie alle Zutaten kräftig miteinander.

4. Ab jetzt ist Geduld gefragt: Lassen Sie das Potpourri 6 Wochen reifen. Schütteln Sie den Behälter in der ersten Woche täglich.

» Richten Sie nach Ende der Reifezeit Ihr Raumparfum in einer Schale an und dekorieren Sie Ihr duftendes Werk mit den schönsten Blüten und Gewürzen.

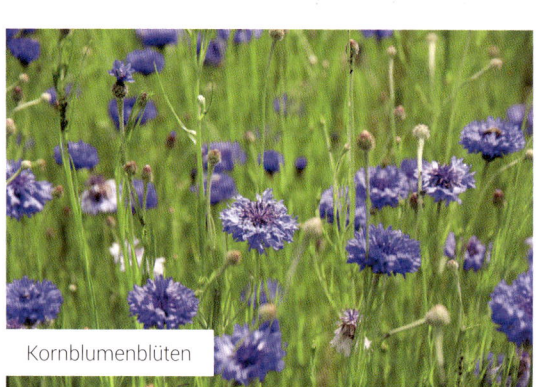
Kornblumenblüten

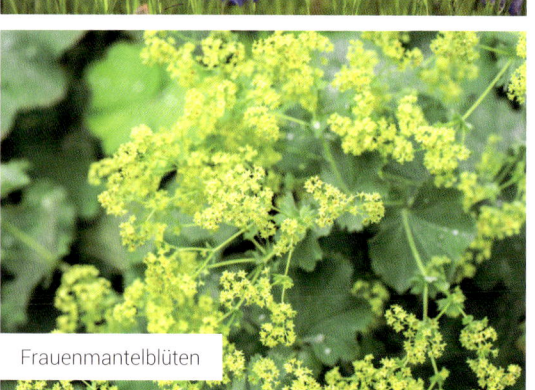
Frauenmantelblüten

DUFTTINTE

Auch wenn die Zeiten des Briefeschreibens längst der Vergangenheit angehören, freuen sich die meisten Menschen über einen handschriftlichen Gruß zu Weihnachten oder zum Geburtstag. Es ist etwas Besonderes, wenn einem geöffneten Umschlag ein Hauch Parfum entströmt … Sie können auch Taschenkalender und Lesezeichen olfaktorisch schmücken oder die Tradition parfümierter Tagebuchseiten aufnehmen.

Wie auch immer Sie Ihre persönliche Dufttinte komponieren, duftende Botschaften verleihen Geschriebenem eine persönliche Note.

Um den Eigengeruch der Tinte zu übertönen, benötigen Sie einen intensiven Duft wie **Patchouli** oder eine entsprechende **Duftkombination**. Sie können je nach Anlass sinnliche Düfte zur Hochzeit, Weihnachtsmischungen zu den Feiertagen oder Lieblingsaromen zum Geburtstag kreieren. Oder Sie verschenken Ihre selbst kreierte Dufttinte zusammen mit handgeschöpftem Papier.

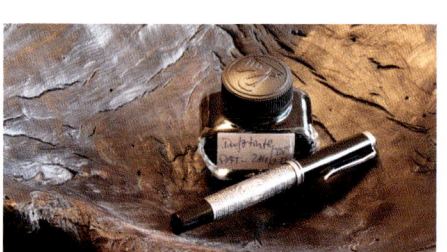

DUFTE GRÜSSE – Dufttinte

- x Schale
- x Rührstab oder Stricknadel
- x 30 ml grüne Tinte
- x 3 ml Alkohol 95 %
- x 20 Tr. Patchouli
- x 10 Tr. Mandarine rot
- x 10 Tr. Orange complet
- x 5 Tr. Rosengeranie

1. Gießen Sie den Alkohol in eine Schale, tropfen Sie die ätherischen Öle dazu und verrühren Sie die Mischung vorsichtig. Nun gießen Sie mithilfe eines Trichters nach und nach und unter ständigem Rühren die Alkohol-Öl-Mischung zur Tinte ins Fläschchen.

2. Verschließen Sie Ihren Dufttinten- flacon und schütteln Sie kräftig. Fertig ist das dufte Elixier. Wenn Sie die Tinte eine Zeit lang nicht benutzt haben, kann es sein, dass sie sich von der Duft-Alkohol-Mi- schung trennt.

» Schütteln Sie das Fläschchen da- her vor jedem Gebrauch, damit sich alle Bestandteile wieder mischen.

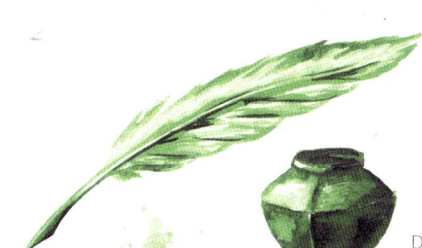

SPIRITUELLE KLARHEIT

MEDITATION – Körperumfeld- und Raumspray

Patchouli wird seit alters her als Ver- mittler zwischen der diesseitigen und der geistigen Welt verwendet. Dieses Medi- tationsspray schafft eine friedliche, die Innenschau unterstützende Atmosphäre und hilft beim Loslassen.

- x 50 ml Korn oder Wodka
- x je 5 Tr. Patchouli, Bergamotte
- x 4 Tr. Weihrauch
- x je 2 Tr. Sandelholz, Lavendel fein

» Nutzen Sie die Mischung als Raumspray für Ihren Meditations- raum und als Körperumfeld-Spray kurz bevor Sie mit der Meditation beginnen.

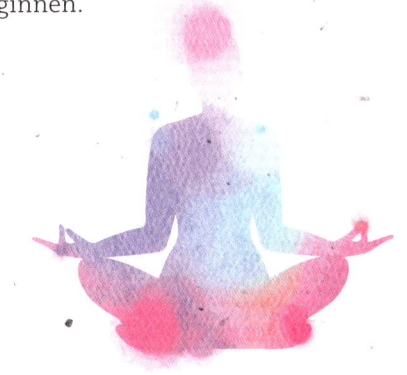

WURZELCHAKRA UND FUSSCHAKREN

MIT DER ERDE VERBUNDEN

Patchouli unterstützt die **Erdung** und das Gefühl von Sicherheit und Geborgensein.

Auf der energetisch-körperlichen Ebene stehen **Wurzelchakra** und **Fußchakren** für dieses Urvertrauen ins Leben. Das Wurzelchakra, eines der sieben Haupt-Energiezentren des Körpers, befindet sich am untersten Ende der Wirbelsäule auf der Höhe des Steißbeins. Seine Energie versorgt Beine und Füße, durch die wir Kontakt zur Erde aufnehmen und mit beiden Beinen im Leben stehen. Die Energie des Wurzelchakras schützt den Ischiasnerv, der auch Lebensnerv genannt wird.

Hormonell wirkt sich das Wurzelchakra besonders stark auf die Aktivitäten der Nebennieren aus. Die Hormone, die dort produziert werden, sind für die Aufrechterhaltung der Lebensfunktionen und für die Stressbewältigung von Bedeutung. Auch die Allergieempfindlichkeit wird durch die Funktion der Nebennieren mitbestimmt. Urvertrauen, Beständigkeit und die Befriedigung unserer Grundbedürfnisse sind Themen des Wurzelchakras.

Ein starkes Wurzelchakra ist die beste Voraussetzung für geistige und körperliche Gesundheit. Wie starke Wurzeln eines Baums sorgt das im Indischen *Muladhara* genannte Chakra für ein Gefühl von Stabilität und Sicherheit in unserem Leben und setzt physische Energie frei. Die Fußchakren an unseren Fußsohlen hängen unmittelbar mit dem Wurzelchakra zusammen. Die Energie der Erde wird von ihnen zum Wurzelchakra weitergeleitet. In Indien gelten die Fußsohlen als Spiegelbild des Körpers, hierzulande heißt es, dass die Füße das Tor zur Seele darstellen.

Um Ihre Fußchakren zu aktivieren, gehen Sie viel barfuß oder im Winter zu Hause nur in dicken Socken, halten Sie Ihre Füße warm und machen Sie sich regelmäßig ein Patchouli-Fußbad.

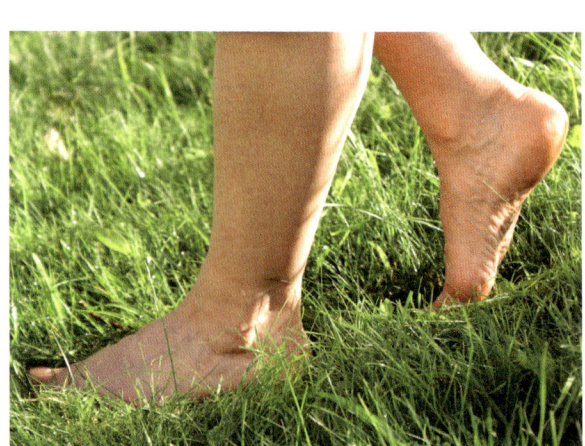

FUSSBAD und FUSS-MASSAGE

Stärken Sie Ihr Wurzelchakra mit einem Fußbad und einer Fußmassage. Um ihre Füße zu entspannen und auf die Berührung vorzubereiten, beginnen Sie mit einem Fußbad.

Mischen Sie für das Fußbad:

- ✗ 1 EL grobes Meersalz
- ✗ 1 EL Jojobaöl
- ✗ 5 Tr. Patchouli

Geben Sie den Mix in eine Fußbadewanne mit warmem Wasser.

» Baden Sie Ihre Füße 15 Minuten und trocknen Sie sie gut ab.

Mischen Sie für die Fußmassage:

- ✗ 1 EL Mandelöl
- ✗ je 2 Tr. Patchouli und Myrrhe

» Setzen Sie sich bequem hin und legen Sie einen Fuß quer über den Oberschenkel des anderen Beins. Bei der Reflexzonenmassage der Füße entspricht der untere Teil der Ferse dem Wurzelchakra.

» Verreiben Sie das Öl in Ihren Händen und streichen Sie Ihren Fuß von der Ferse Richtung Zehen 5 Mal aus.

» Stabilisieren Sie den Fuß mit einer Hand und massieren Sie mit dem Daumen in kleinen Spiralen entlang der Fußinnenkante von der Ferse Richtung großem Zeh. Arbeiten Sie sich langsam millimeterweise vor. Beim großen Zeh angekommen, streichen Sie mit dem Daumen zurück zur Ferse.

» Jetzt ziehen Sie 2–3 Bahnen an der Fußsohle, und zwar immer wieder im Bereich der Ferse beginnend. Massieren Sie mit etwas Druck und in kleinen Spiralen Richtung Zehen.

» Achten Sie darauf, dass Sie bei jeder Bahn in einem anderen Zehenzwischenraum enden. Als Nächstes machen Sie eine Faust und streichen kräftig mit den Knöcheln Ihrer Finger die Fußsohle aus.

» Wechseln Sie jetzt zum anderen Fuß und massieren Sie ihn genauso.

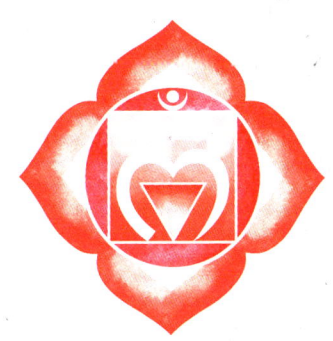

Wurzelchakra – Muladhara

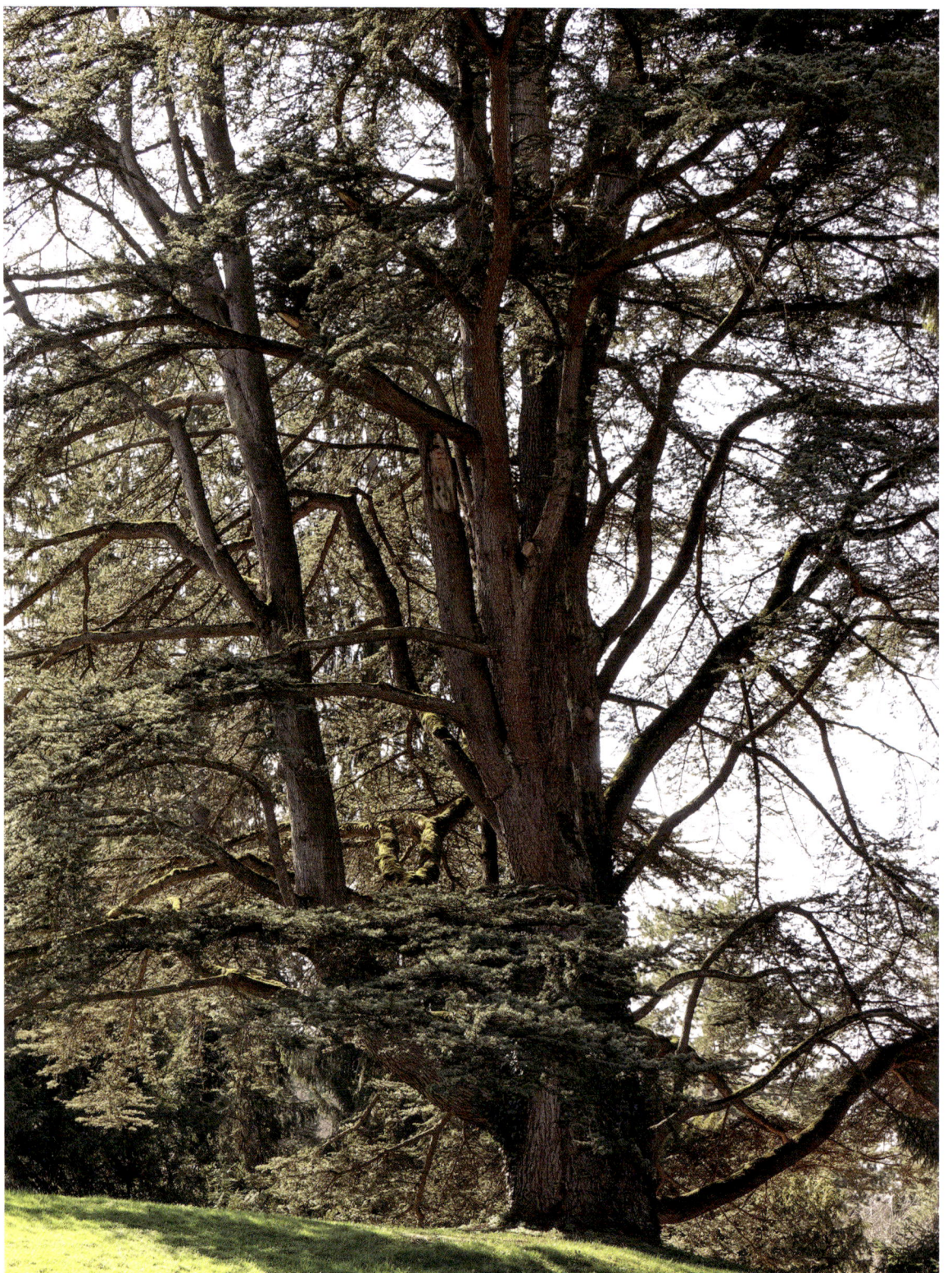

JANUAR – ZEDER, DER LÖWE

Macht und Weisheit

Souverän und majestätisch steht sie da – mit aufrechtem Stamm und ausladenden Ästen. Von ihrem Standort aus, den Höhen des Atlas-, Himalaya- und Libanongebirges, liegt der Zeder die Welt zu Füßen. Jahrhundertelang pilgerten Menschen zu den heiligen Hainen des Libanongebirges, dessen majestätische Bäume schon vor 5000 Jahren als Sitz der Götter galten. Allen voran hatte *Ea*, der akkadische Gott der Weisheit, sein Heim im Herzen der legendären Giganten. Unter ihrer mächtigen Krone beteten Pilger, die Heilung suchten und sich an der balsamischen Aura des Baumriesen stärkten.

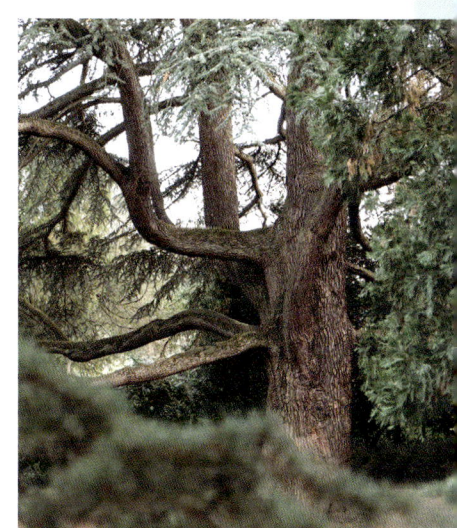

   Das war zu einer Zeit, als sich ihr Bestand noch vom Mittelmeer bis zum Himalaya erstreckte. Man sagt, der Duft der Zeder war eines der ersten Parfums der Menschheit, sein aromatisches Holz diente noch vor dem Weihrauch als bevorzugte *Götterspeise*. Stieg ihr geweihter Rauch gen Himmel, konnte man sich des Beistands der himmlischen Mächte gewiss sein. Die diesseitigen Bedürfnisse stillte sein hartes, unverwüstliche Holz. Phönizische Seefahrer zimmerten ihre Schiffe daraus, ägyptische Pharaonen ihre prunkvollen Särge. König Salomon meinte, sich ihre Macht durch den Bau seines berühmten Zederntempels einverleiben zu können.

   Zu Recht also gilt die Zeder als Löwe der Pflanzenwelt. Als solche nutzt sie die moderne Aromakunde heute noch. Balsamisch-herb schmiegt sich ihr holziges Aroma geradezu in die Nase, man richtet sich unwillkürlich auf. Atmet ein olfaktorisch majestätisches Universum ein. Der Duft der Zeder schenkt ein ruhiges, weises Herz, das die Wechselspiele des Lebens souverän zu meistern versteht. Als ob auch heute noch der alte Weisheitsgott *Ea* im Herzen dieses Weltenbaums säße.

DER JANUAR UND SEINE KRAFT

Nur einige wenige Pflanzen wie das Schneeglöckchen kündigen als Vorboten bereits das Neue an. Im Januar verharrt die Natur noch in ihrer Stille, auch wenn das Licht bereits zunimmt. Die Zeder zeigt den Weg aus der Dunkelheit, sie lässt uns ihre Kraft fühlen und richtet uns auf. Mit ihr können wir uns auf unsere ureigensten Stärken besinnen.

DIE BOTSCHAFT DER ZEDER: *Ich fühle meine Stärke und begegne dem Wandel des Lebens aufrecht und gelassen.*

BOTANISCHER NAME	Atlaszeder – *Cedrus atlantica*
DUFT	balsamisch, warm, holzig
ERTRAG	30 kg destillierte Holzspäne ergeben 1 kg ätherisches Öl
VERBREITUNG	Marokko, Frankreich
KÖRPERLICHE WIRKUNG	hohe anti-allergische Wirkkraft, reduziert Juckreiz, Schniefen und Augenbrennen; entkrampfend und schleimlösend bei Bronchitis und Atemwegsbeschwerden; bei Blasen- und Nierenbeckenentzündung; stimuliert Lymphgefäße, bei Cellulitis; bei Hautausschlägen, Akne und fetter Haut; fördert Entgiftung und Regeneration des Haarbodens

PSYCHISCHE WIRKUNG	verleiht Klarheit, Selbstbewusstsein und Stabilität; in fordernden Lebenssituationen und Situationen des Wandels, bei Angst und überreizten Nerven verleiht es Halt, Schutz, Kraft und Mut, tröstet und richtet auf, gleicht Spannungen und Aggressionen aus; Aphrodisiakum für Männer; energetische Stärkung der Niere
SPIRITUELLE WIRKUNG	stärkt Verbindung zu Himmel und Erde, öffnet die Kommunikationskanäle zur geistigen Welt, wirkt auf Kronen- und Solarplexus-Chakra
RAUMWIRKUNG UND HAUSHALT	Insektenabwehr, Mottenmittel

KOMBINATIONSVIELFALT

Atlaszeder verbindet sich mit vielen Ölen sehr gut, vor allem mit *Zitrus- und Baumölen*

- ⌀ **Reinigend**: Rosmarin, Pfefferminze, Wacholder, Zirbelkiefer
- ⌀ **Erfrischend**: Zitrone, Orange
- ⌀ **Sinnlich**: Rose, Jasmin, Ylang Ylang, Rosengeranie
- ⌀ **Aufrichtend**: Zypresse, Basilikum, Tulsi, Muskatellersalbei, Bergamotte
- ⌀ **Selbstwert fördernd**: Weihrauch, Neroli, Sandelholz, Nelke, Kardamom, Mandarine

- ⌀ **Entspannend und angstlösend**: Neroli, Weihrauch, Zypresse, Rose, römische Kamille, Sandelholz, Ingwer, Bergamotte, Melisse, Lavendel, Benzoe, Petitgrain

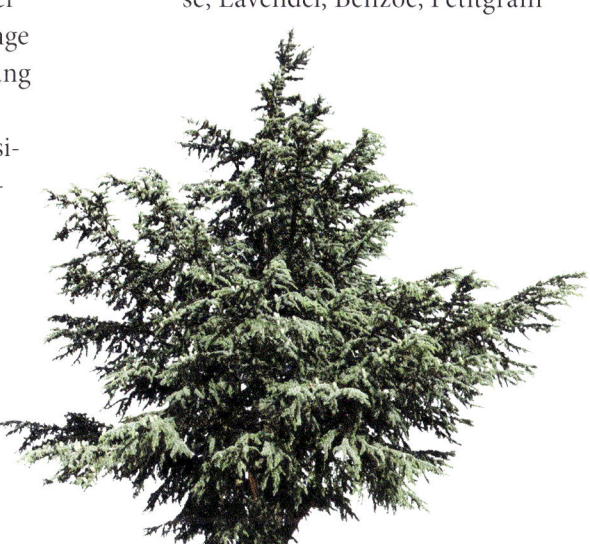

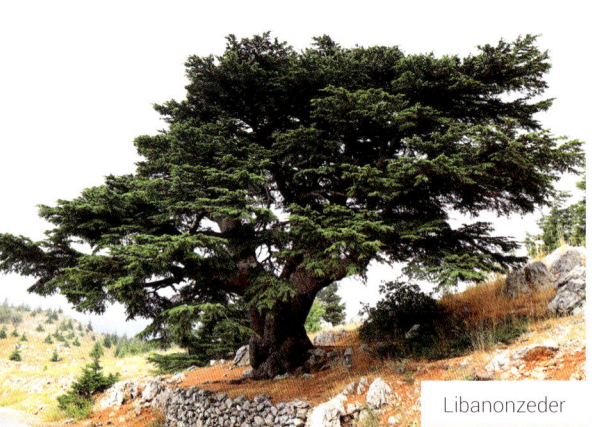

Libanonzeder

MACHT UND MENSCH

Das lateinische Wort *Cedrus* stammt aus dem Arabischen *Kedron* und bedeutet Kraft oder Macht. Jahrhundertelang nutzten Menschen die heilende Kraft der **Libanonzeder** (*Cedrus libani*). Dafür pilgerten sie in die heiligen Haine des Libanongebirges, kampierten unter den aromatischen Baumriesen und atmeten deren wohltuende Düfte ein.

Heute sollen nur noch einige Hundert dieser heilsamen Bäume übrig sein, da der Mensch, allen voran König Salomon durch den Bau seines legendären Tempels, dafür gesorgt hat, dass die Bestände nahezu vollständig abgeholzt wurden und keine Wiederaufforstung stattfand. König Salomon mag zwar der berühmteste, doch bei weitem nicht der einzige Herrscher gewesen sein, der durch den heiligen Baum seine Macht manifestieren wollte. In einem heute

schieres Entsetzen hervorrufenden Akt der Naturzerstörung baute er mit dem Holz des heiligen *Cedrus libani* seinen berühmten Tempel in Jerusalem. Der überdauerte gerade einmal 430 Jahre, eine Zeitspanne, in der dieses stattliche Gewächs nicht einmal seine Kindheit durchläuft, berücksichtigt man sein potenzielles Alter von 2 500 Jahren. Die Baumbestände sind mittlerweile so dezimiert, dass das ätherische Öl der Libanonzeder nicht mehr hergestellt wird. Heute gibt es Wiederaufforstungsprojekte für diesen Baum, der eine Höhe von bis zu 40 Metern erreichen kann. Die libanesische Nationalflagge mit ihm als zentralem Symbol erinnert noch an die Bedeutung dieses Baumgiganten, der einst für Frieden, Helligkeit und Ewigkeit stand.

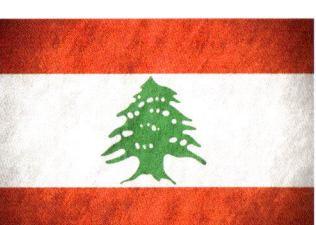

ZEDER FÜR SCHRANK UND TERRASSE

Das balsamische Zedernöl beduftet den Schrank und hält Motten und Stechmücken fern. Die Kombination mit **Lemongrass**, **Citronella**, **Eukalyptus citriodora** oder **Zitronen-Teebaum** (*Leptospermum* *petersonii*) verleiht eine angenehme Frische. Gibt man noch etwas **Rosengeranie**, **Nelke** oder **Zypresse** dazu, entsteht ein abgerundeter Duft voller Würze. Geben Sie 5–6 Tropfen Ihrer bevorzugten Mischung auf ein Taschentuch, einen Wattebausch oder ein Stück Holz und legen Sie es in den Schrank. Für die abendliche Anti-Mücken-Terrassenmischung tropfen Sie die Öle auf einen Duftstein.

Meine Lieblingskombinationen:
- ⌀ je 2 Tr. Atlaszeder, Lemongrass, Gewürznelke
- ⌀ je 2 Tr. Atlaszeder, Zitronen-Teebaum und Zypresse
- ⌀ je 2 Tr. Atlaszeder, Eukalyptus citriodora und Rosengeranie

ECHTES UND FALSCHES ZEDERNÖL

ECHTES ZEDERNÖL

Echtes Zedernöl wird aus der Gattung der **Zedern**, botanisch *Cedrus*, gewonnen, die aus dem Libanon, dem Himalaya sowie dem nordafrikanischen Atlasgebirge stammen: **Libanonzeder** (*Cedrus libani*) und **Himalayazeder** (*Cedrus deodora*) duften etwas sanfter und weicher als **Atlaszedernöl** (*Cedrus atlantica*).

Das echte Zedernöl ist aufgrund der enthaltenen *Sesquiterpene*

besonders gut verträglich, auch für Kinder und Schwangere. Zudem setzt echtes Zedernöl die Ausschüttung von Histaminen herab und verfügt damit über eine starke antiallergische Wirkung.

FALSCHES ZEDERNÖL

Im englischen Sprachgebrauch werden etliche Arten aus der Familie der **Kiefern**- und **Zypressengewächsen** als *cedar*, also *Zedern* bezeichnet. Botanisch gesehen sind viele von ihnen jedoch keine Zedern. Die meisten sind **Wacholderarten** wie die amerikanische Zeder **Virginiana** (*Juniperus virginiana), die* **Texaszeder** (*Juniperus mexicana*) und die **afrikanische Zeder** (*Juniperus procera*). Einige von ihnen können abortiv oder neurotoxisch wirken, da sie in größeren Mengen *Monoterpenketone* enthalten.

Auch **Thujen** zählen zu den falschen Zedern. Sie haben im Gegensatz zur echten Zeder einen hohen Gehalt an *Thujon*, das abtreibend wirken kann und nicht von Kindern und Schwangeren verwendet werden soll.

Auch ist beim **Zedern-blattöl** Vorsicht geboten, einer Destillation aus *Thuja occidentalis*, die auch gelbe, falsche oder weiße Zeder genannt wird. Sie sollte aufgrund ihres hohen Thujongehalts in keinem Fall in Therapien angewandt werden, da sie hautreizend, krampferzeugend und neurotoxisch wirkt.

WOHLTUENDES FÜR DEN KÖRPER

ALLERGIE

Zedernöl verfügt über eine lindernde Wirkung bei Allergien. In Kombination mit *Zypresse*, *Melisse*, *römischer Kamille* und *Manuka* wird diese antiallergische Wirkung noch verstärkt (siehe August-Melisse-Kapitel Seite 116). Besonders in Kombination mit *Zypresse* wird die Histamin-Ausschüttung und damit die allergische Bereitschaft gesenkt.

Pollenallergiker können bereits einige Wochen vor der Saison beginnen, diese Öle und Hydrolate anzuwenden. Auch hat es sich als sehr hilfreich erwiesen, diese natürlichen Helfer bereits vor stressigen Phasen in den Alltag einzubauen. Ein Allergieschub fällt dann häufig weniger stark aus.

ZEDER-ZYPRESSE-MELISSE – Körperspray

Mischen Sie Atlaszedernwasser zu gleichen Teilen mit Zypressen- oder/und Melissenhydrolat.

» Versprühen Sie diese lindernde und die Atmung anregende Mischung im Kopfbereich und auf das Dekolleté. **Atmen Sie tief durch!**

ZEDER-MELISSE-MANUKA – Körperspray

Beruhigung für die Schleimhäute bringt auch dieser entkrampfende Hydrolate-Mix aus Atlaszeder, Melisse und Manuka.

Mischen Sie die Pflanzenwässer zu gleichen Teilen.

» Versprühen Sie sie im Kopfbereich und aufs Dekolleté.

NASENÖL

× 10 ml Jojobaöl
× je 2 Tr. Atlaszeder, Zypresse

» Geben Sie diese Mischung bei allergischem Schnupfen und laufender Nase auf Nasenflügel und die -öffnungen. Mit einem Wattestäbchen auch in der Nase verteilen.

VEREINIGUNG DES TALS — Allergie-punkt-Akupressur

» Stärken Sie Ihr Immunsystem und lindern Sie Ihre Stirnkopfschmerzen mit der Akupressur des *Dickdarm-punkts 4*, der auch *Vereinigung des Tals* genannt wird. In Verbindung mit einer der obigen Allergie-Mischungen schaffen Sie Synergieeffekte.

» Zusätzlich oder alternativ können Sie 1 *Tropfen Atlaszedernöl* auf den Akupressur-Punkt geben, der zwischen Daumen und Zeigefinger liegt. Sie finden ihn am leichtesten, wenn Sie Daumen und Zeigefinger aneinander drücken. Dabei entsteht an der Hautfalte eine Erhöhung. Drücken und halten Sie diesen Punkt 1–2 Minuten mit dem Daumen der anderen Hand und atmen dabei langsam und tief.

» Das Drücken des Dickdarmpunkts 4 schwächt einen allergischen Schub ab und kann auch vorbeugend eingesetzt werden. Durch die Aktivierung dieses Punktes lösen sich Blockaden und der Organismus kommt wieder ins Gleichgewicht.

Schwangere sollten diesen Punkt nicht drücken!

STREIFENFREI — Körperöl bei Cellulitis

Dieses erfrischende Gel für Bauch, Beine, Po rückt der Orangenhaut auf den Leib.

x 50 ml Aloe-Vera-Gel
x 5 Tr. Atlaszeder
x je 3 Tr. Orange, Zypresse
x 2 Tr. Rosengeranie

Gel und ätherische Öle gut miteinander vermischen.

» Mit knetenden und zupfenden Bewegungen in die Haut einarbeiten. Im Kühlschrank aufbewahrt, wird der Frischeeffekt verstärkt.

ANTI-JUCKREIZ — Körperspray und -öl

x 25 ml Atlaszedernhydrolat
x je 25 ml Kamillen- oder Lavendel-hydrolat
x je 3 Tr. Atlaszeder, Lavendel fein
x je 2 Tr. Melisse, Pfefferminze

Hydrolate mischen und die ätherischen Öle zugeben.

» Auf die juckenden Stellen sprühen.

Auf der nächsten Seite geht's weiter.

Öle mit starker Wirkkraft wie Granatapfelsamenöl, Arganöl, Nachtkerzenöl, Kokosöl und Avocadöl helfen ebenfalls, die unruhige Haut zu besänftigen.

» Mischen Sie 10 ml eines dieser Öle mit 40 ml Jojobaöl, geben Sie die obige ätherische Öl-Kombination dazu und tragen Sie es auf die juckenden Stellen auf.

HAUT UND HAAR

⌀ Verwöhnen Sie die gereizte, zu Entzündungen neigende **Gesichtshaut** mit einem 1:1-Mix aus Atlaszedernwasser und Lavendelwasser.

⌀ Eine 1:1-Mischung aus *Atlaszedern-* und *Pfefferminzwasser* kräftigt die **Kopfhaut** und stärkt den **Haarboden**. Diese Wirkung können Sie mit einer **Kopfhautmassage** verstärken, indem Sie mit kreisenden Bewegungen die Durchblutung dieses wichtigen Entgiftungsorgans anregen.

MILDES AFTER SHAVE

Zedernhydrolat ist ein mildes Rasierwasser für fette und unreine Männerhaut. Nach der Rasur beruhigt es brennende Haut, desinfiziert, fördert die Wundheilung und verbessert das Hautbild.

GESICHTSPFLEGE FÜR UNREINE HAUT

Unreine Haut, die zu Mitessern, Pickeln und Akne neigt, pflegen Sie mit diesem Gesichtsgel und dem Gesichtstonikum.

FEINE HAUT – Geschichtsgel

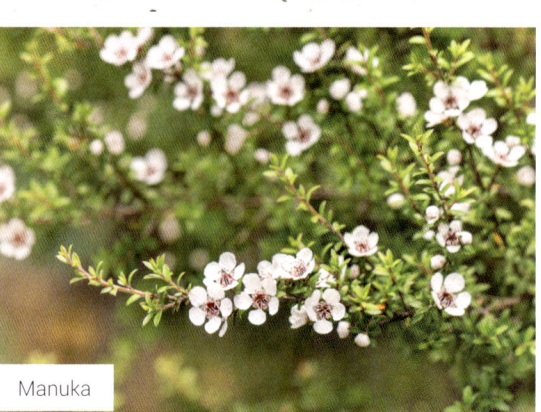

- ✕ 10 ml Korn oder Wodka
- ✕ 10 ml Atlaszedernhydrolat
- ✕ 20 ml Aloe-Vera-Gel
- ✕ je 2 Tr. Atlaszeder, Rosengeranie, Palmarosa

Mischen Sie zum Alkohol das Hydrolat und Gel und geben Sie die ätherischen Öle zu.

» Verteilen Sie das Gel auf der frisch gewaschenen Haut.

Manuka

KLARE HAUT –
Gesichtstonikum

- x 10 ml Korn oder Wodka
- x 10 ml Rosengeranienhydrolat
- x 2 Tr. Atlaszeder, Teebaum, Manuka oder Lavendel fein

Verschütteln Sie die Zutaten miteinander.

» Tupfen Sie das Tonikum auf die unreine Haut.

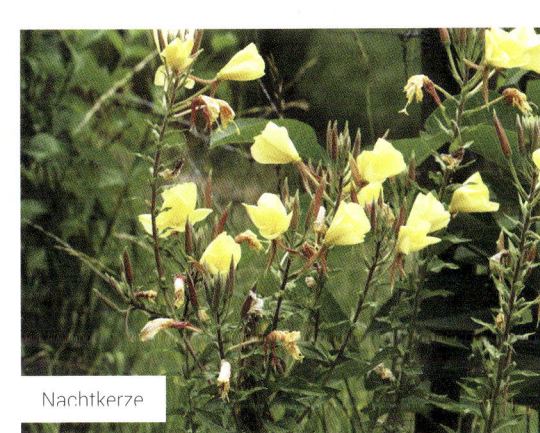
Nachtkerze

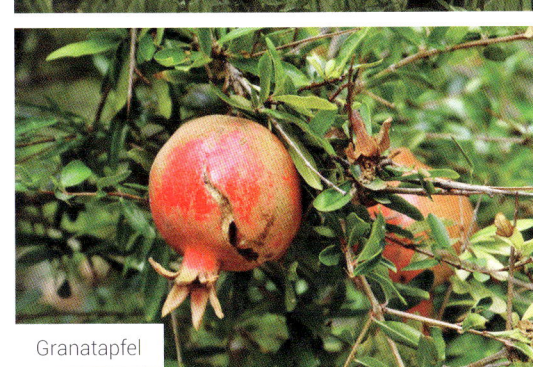
Granatapfel

WOHLTUENDE INHALATION BEI BRONCHITIS UND ATEMWEGSBESCHWERDEN

Zedernöl wirkt antiseptisch, entkrampfend und schleimlösend auf die Atemwege und eignet sich gut zur Inhalation und für die Duftlampe.

TROCKENE Inhalation

- x je 1 Tr. Atlaszeder, Zitrone, Salbei

Tropfen Sie die ätherischen Öle auf ein Taschentuch.

» Halten Sie es vors Gesicht und atmen Sie die entkrampfende Mischung tief ein.

» In der **Duftlampe** verbreitet sich mit jeweils 2 Tropfen derselben Öle das frisch-fruchtige Aroma im Raum. Ein Balsam für angegriffene Atemwege!

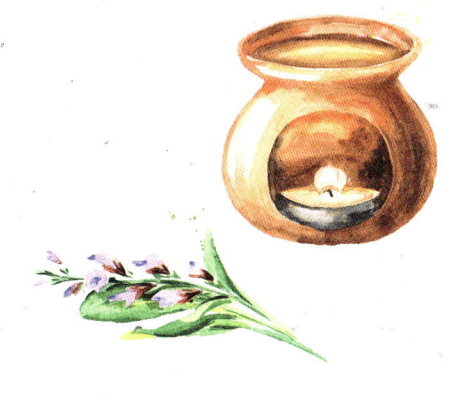

GUTES FÜR DIE PSYCHE

HERZENSSACHE

Vielen gilt das ätherische Öl der Atlaszeder als einer der drei großen Herzensdüfte. Nicht süß wie die **Rose**, nicht frisch wie die **Melisse**, sondern holzig-balsamisch mit einem herben Unterton stärkt und besänftigt die Zeder das Herz.

MEIN PLATZ – Seelenöl

Diese würzige Mischung bringt Sie in Zeiten der Unsicherheit und wenn Sie sich fehl am Platz fühlen, wieder ins Lot und verleiht Stabilität und Souveränität. Ein Schuss Leichtigkeit inklusive.

- x *50 ml Jojobaöl,*
- x *je 5 Tr. Atlaszeder, Orange*
- x *2 Tr. Tulsi*

Die ätherischen Öle mit dem Jojobaöl mischen.

» In Krisenzeiten morgens nach dem Duschen das Dekolleté und den Solarplexus einreiben.

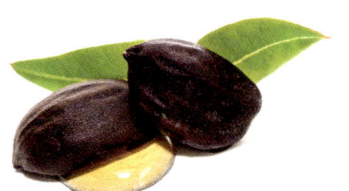

EASY! – Inhalierstift

Wenn in schwierigen, unruhigen Zeiten Ängste Ihre Begleiter sind, ist dieser Stick in der Hosen- oder Handtasche ein willkommener Begleiter.

- x *je 2 Tr. Atlaszeder, Rosengeranie, Weihrauch*

Geben Sie die ätherischen Öle auf den Wattepad eines Inhalierstifts.

» Bei Bedarf können Sie diesen stärkenden Duft überall und unauffällig inhalieren.

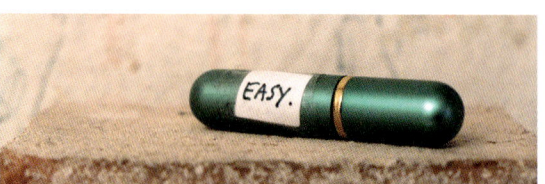

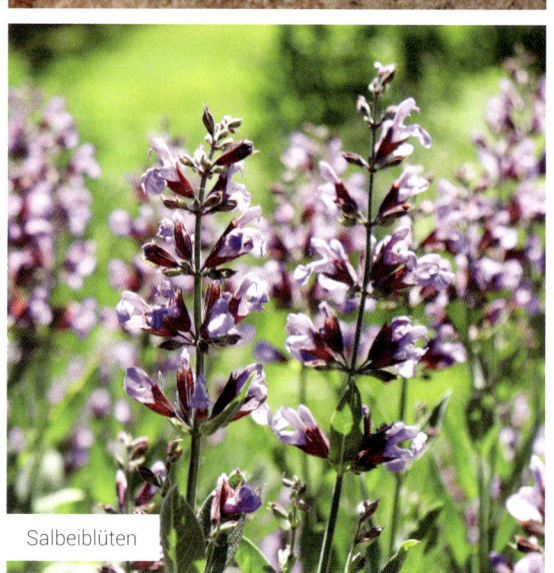

Salbeiblüten

MEINE MITTE – Badesalz

Mit diesem entspannenden und zentrierenden Badesalz darf sich das Nervenkostüm nach einer aufwühlenden Woche wieder beruhigen.

- ✗ 1 EL Mandelöl
- ✗ 10 EL grobes Meersalz
- ✗ je 4 Tr. Atlaszeder, Ylang Ylang, Weihrauch, Lavendel fein, Orange

1. Mandelöl in ein Schraubglas geben, ätherische Öle dazutropfen und die Wände des Glases damit benetzen.

2. Salz zugeben, Glas verschließen und kräftig schütteln, bis sich die Bestandteile gleichmäßig verteilt haben.

» Die Badewanne mit Wasser füllen und 4 EL des duftenden Badesalzes in die Wanne geben. Abtauchen und regenerieren!

» Mischen Sie nicht zu große Mengen. **Haltbarkeit ca. 2–3 Monate.**

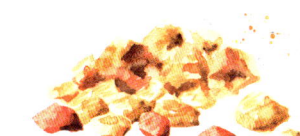

LEAN ON ME – Körperöl

Die aufrichtende und stärkende Wirkung des Zedernöls wird in dieser Duftkombination von entspannendem Lavendel, sinnlichem Jasmin und frischer Melisse verstärkt.

- ✗ 50 ml Mandelöl
- ✗ 6 Tr. Atlaszeder
- ✗ 5 Tr. Lavendel fein,
- ✗ 4 Tr. Jasmin 5 %
- ✗ 3 Tr. Melisse

» Tragen Sie dieses ausgleichende Körperöl auf Puls, Unterbauch und Fußsohlen auf.

VON ALLEM ZU VIEL – Einreibung

Wenn Sie sich von zu vielen Emotionen überfordert fühlen oder sich nach Trost und Zuspruch sehnen.

» Reiben Sie alle 2 Stunden 1–2 Tropfen Atlaszedernöl auf Ihren Solarplexus.

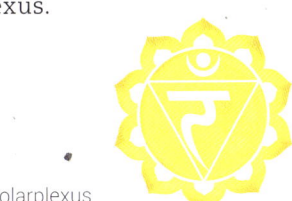

Solarplexus

FEIERABEND-FUSSBAD

Wenn Ihnen das Ein- oder Durchschlafen schwerfällt, weil Sie nervös und angespannt sind, können Sie sich mit einem warmen Fußbad auf eine ruhige Nacht vorbereiten.

- x 10 ml Atlaszedernhydrolat
- x 10 ml Melissenhydrolat
- x je 2 Tr. Atlaszeder, Lavendel fein, Melisse

Mischen Sie die Hydrolate mit den ätherischen Ölen.

» Geben Sie die Mischung ins warme Wasser und genießen Sie die abendliche Entspannung.

ZEDERN-ZEIT –
Massagebalsam

Dieser weich duftende Zedern-Kokostraum fördert die Entspannung.

- x 25 ml Kokosöl
- x 5 Tr. Atlaszeder
- x 2 Tr. Ylang Ylang complet
- x je 1 Tr. Rose, Tulsi, Patchouli

Das Kokosöl im Wasserbad oder auf der Heizung schmelzen, ätherische Öle dazugeben, gut umrühren. **Fertig ist die Zedern-Zeit.**

HIMMEL UND ERDE –
Duftlampe

Zeder und Weihrauch sind Öle, die häufig im spirituellen Bereich eingesetzt werden. In Kombination vertiefen sie die meditative Erfahrung und öffnen die Kanäle zur geistigen Welt. Auf der körperlichen Ebene vertiefen die Öle die Atmung.

» Geben Sie 3 Tropfen Atlaszeder, 2 Tropfen Weihrauch und 1 Tropfen Orange in die Duftlampe und kommen Sie in Ihrer Meditationsecke zur Ruhe.

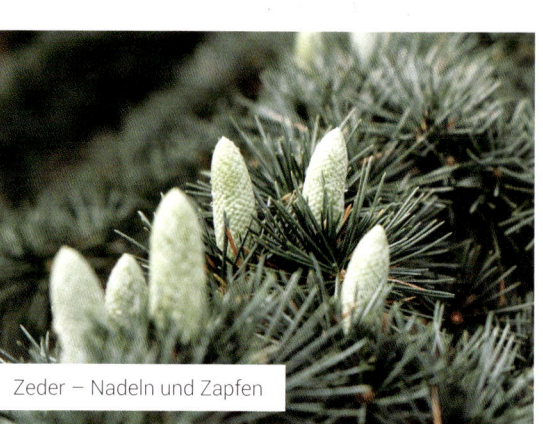

Zeder – Nadeln und Zapfen

ZEDERNBALSAM – Raum- und Seelen- Spray

Dieses würzige Spray ist als stärkendes Seelenparfum ebenso schön wie als Raumspray. Sie können es sogar als Schrankspray gegen Motten einsetzen.

- ✗ 20 ml Korn oder Wodka
- ✗ 6 Tr. Atlaszeder
- ✗ je 3 Tr. Rosengeranie, Lavendel fein
- ✗ je 1 Tr. Patchouli, Neroli

Geben Sie den Alkohol in eine Sprühflasche und tropfen Sie die ätherischen Öle dazu.

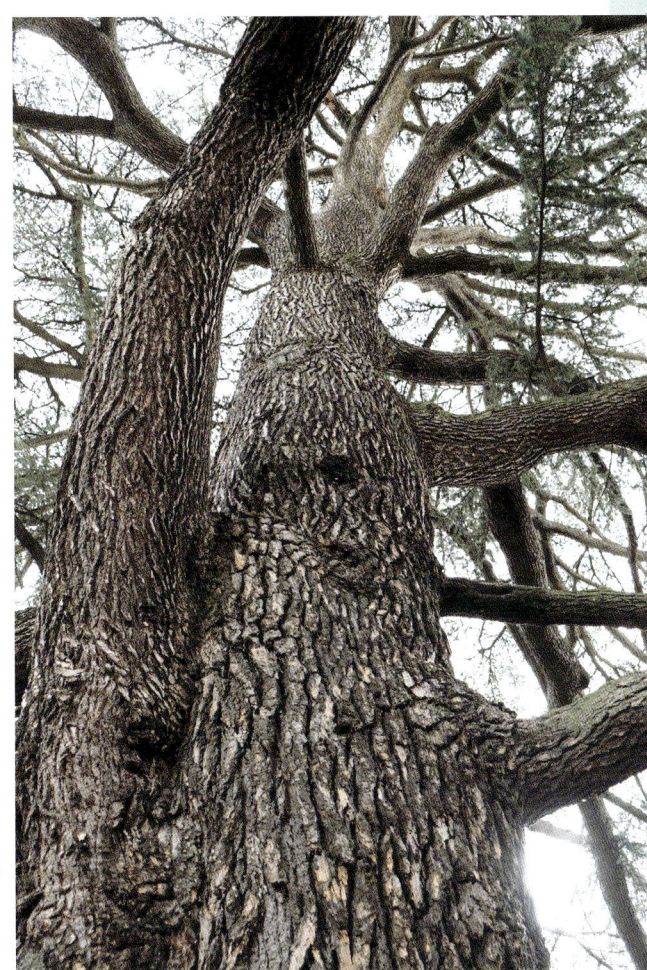

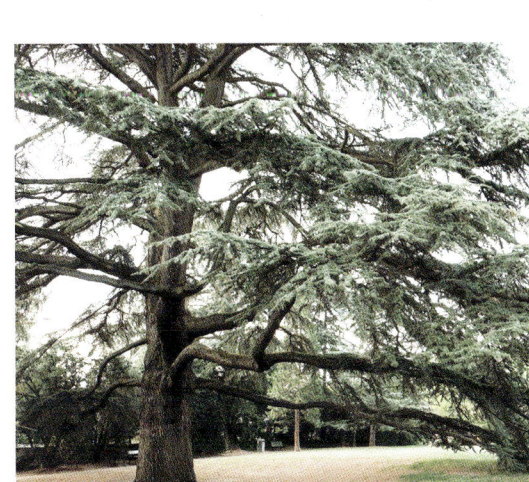

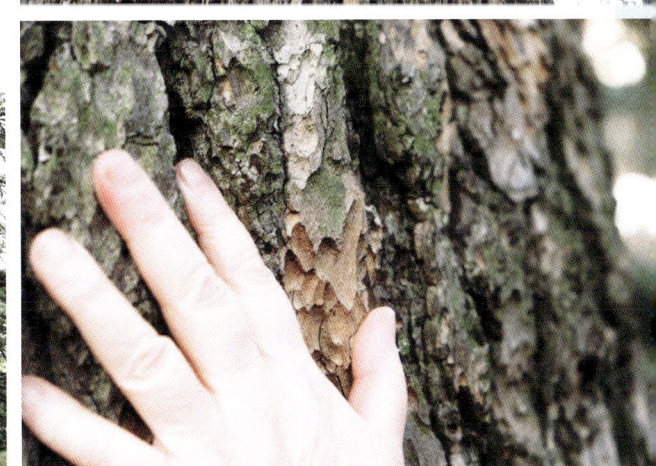

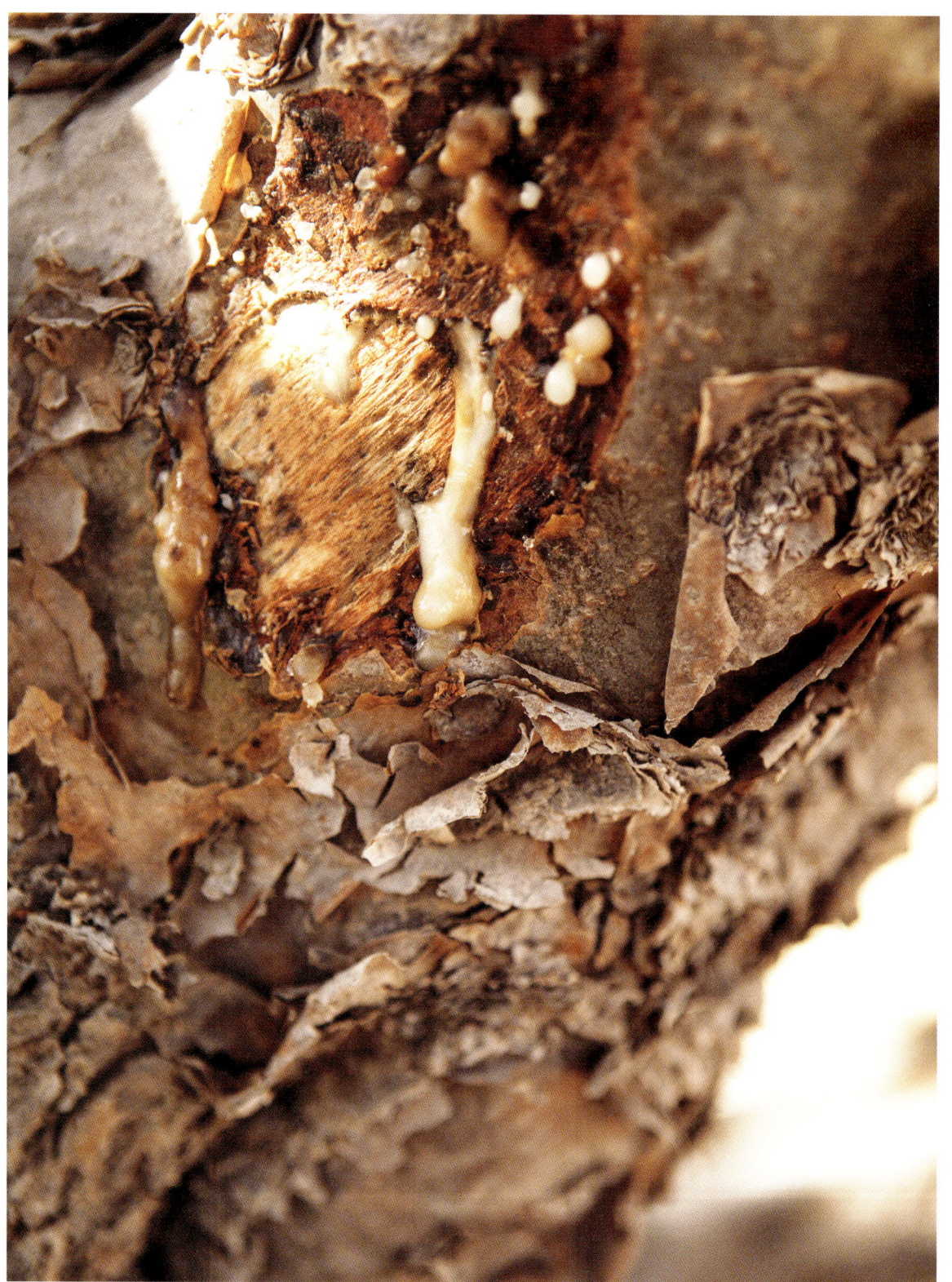

FEBRUAR – WEIHRAUCH, DER GÖTTLICHE

Bei den geflügelten Schlangen

Um die Weihrauchstraße ranken sich Legenden. Dieser Handelsweg, der Hunderte von Kilometern durch die lebensfeindlichen, gefährlichen Wüstenlandschaften der arabischen Halbinsel führte, war lange Zeit eines der am besten gehüteten Geheimnisse. Kein Wunder, denn das harzige Gut wurde einst teurer als Gold gehandelt. Um unliebsame Konkurrenz fernzuhalten, wurden Geschichten verbreitet wie die von ge-

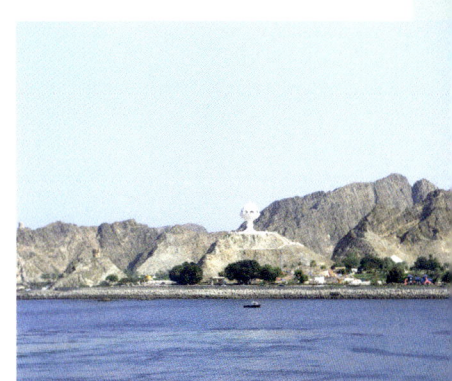

flügelten Schlangen, die den botanischen Schatz bewachten. Davon war zumindest Herodot, ein Geschichtsschreiber des 5. Jahrhunderts, überzeugt. Diese Abschreckungsmaßnahmen funktionierten gut, denn lange Zeit waren nur Eigeweihten die Standorte der Harz produzierenden Bäume bekannt. Heute versucht Salala im Oman, einst bedeutungsvolle Station der Weihrauchstraße an der Grenze zum heutigen Jemen, Weihrauchbäume zu kultivieren. Die Plantagen, die den wertvollen, wild wachsenden Schatz im großen Stil reproduzieren sollen, liegen im Hinterland der Hafenstadt. Wirklich überzeugt sind Weihrauchkenner von der Qualität dieser Kulturvariante jedoch nicht. Für viele gilt das goldene, wilde Harz aus dem kargen Dhofar-Gebirge nach wie vor als Nonplusultra. Im kalkhaltigen Boden wurzelnd und der sengenden Sonne ausgesetzt, produzieren die knorrigen, unscheinbaren Gewächse eine der besten Weihrauchqualitäten der Welt.

Seit jeher wird das Harz für rituelle, medizinische und kosmetische Zwecke verwendet. Ein Weihrauchhändler in Salala zeigte mir einmal, wie sich die einheimischen Männer mit dem Rauch des Harzes parfümieren und desinfizieren. Er stellte sich mit seiner Dishdasha über ein qualmendes Weihrauchgefäß, der reinigende Rauch stieg durch sein langes Gewand empor und fand seinen Ausgang durch den Kragen. Ein Jahrtausende altes Ritual, das böse Geister fernhalten soll. Ein Echo der Weihrauchstraße, das in den Sitten und Gebräuchen des Landes weiterlebt. Im einstmals *Glücklichen Arabien*, wie die Römer diese Region der Welt nannten.

DER FEBRUAR UND SEINE KRAFT

Wenn die Schneedecke dünner und der Boden durchlässiger wird, nahen die ersten Frühlingsboten. Noch zehrt die Natur von ihren Vorräten und entwickelt Kraft für Neues. Innere und äußere Welt nähern sich einander wieder an. Der Weihrauch verbindet innere und äußere Welten, lässt uns eintauchen und schafft Harmonie auf allen Ebenen. Mit ihm ist es ein Leichtes, Intuition und Spiritualität zu kultivieren.

DIE BOTSCHAFT DES WEIHRAUCHS: *Ich bin im Einklang mit meiner inneren und äußeren Welt.*

BOTANISCHER NAME	*Boswella carterii, B. sacra, B. serrata*
DUFT	würzig-balsamisch, harzig, holzig, erdig, Zitrusnote
ERTRAG	20–80 kg des destillierten Harzes ergeben 1 Liter ätherisches Öl.
VERBREITUNG	Ostafrika, Oman, Indien
KÖRPERLICHE WIRKUNG	entzündungshemmend und schleimlösend; bei Atemwegsbeschwerden, Asthma, Bronchitis, Schnupfen; hautpflegend, gewebestärkend, zellerneuernd, zur Narbenpflege, Falten und Langzeit-Sonnenschäden reduzierend, bei Hautunreinheiten; schmerzlindernd, durchblutungsfördernd bei rheumatischen Beschwerden, Arthritis (Weihrauch aus Aden/Jemen) und Muskelverspannungen (Weihrauch aus Äthiopien/Eritrea)

PSYCHISCHE WIRKUNG	stimmungshebend, angstlösend, emotional stabilisierend, kräftigend, fördert Mut und Akzeptanz; beruhigend, stark entspannend bei Stress, Erschöpfung und Schlafstörungen; zur Sterbebegleitung
SPIRITUELLE WIRKUNG	unterstützt meditative Versenkung, Bezug zum Kronenchakra, materielle und feinstoffliche Welt verbindend, bewusstseinserweiternd; reinigend, Verhaftungen lösend; zur Segnung und energetischen Aufladung von Räumen
RAUMWIRKUNG	desinfizierend, reinigend und keimtötend, z. B. Krankenzimmer, Warteräume, Praxen, bei Umzug; gegen Insekten

GEWINNUNG DES HARZES

Um das wertvolle Harz zu erhalten, wird die Rinde des 3–6 Meter hohen Weihrauchbaumes angeritzt. Dafür wird ein Schabemesser namens *Minqaf* oder *Manqaf* benutzt. Durch die Verletzung entwickelt der Baum das sogenannte Gummi-Harz, eine milchig-trübe Flüssigkeit, um die oberflächliche Wunde wieder zu verschließen.

Dieses erste Harz ist von geringer Qualität, wird abgeschabt und in der Regel entsorgt. Rund drei Wochen später erfolgt das zweite Anritzen, bei dem bereits eine gute Harzqualität und -quantität entsteht. Das Harz trocknet am Baum an und wird anschließend abgeschabt. Dieser Zyklus von verletzen, antrocknen und ernten wird bis zu 10 Mal wiederholt.

Nach der Ernte wird das Harz an einem schattigen und trockenen Platz einige Wochen gelagert, bis es ausgehärtet ist. Danach erfolgt die Sortierung nach Qualitäten. Zwar gilt der **omanische Weihrauch** aus dem Dhofar-Gebirge als der beste, doch auch andere Regionen liefern sehr gute Qualität. Da die Farbe des Harzes je nach Standort der Bäume und Ernteart von hellgelb und gelb-grün bis braun variiert, ist sie nicht zwingend ein Qualitätsmerkmal.

Der Ertrag pro Baum liegt je nach Alter, Sorte, Standort und anderen Wachstumsfaktoren zwischen zwei und acht Kilogramm Weihrauch pro Jahr. Ein Weihrauchbaum kann etwa drei Jahre in Folge abgeerntet werden, danach benötigt er eine mehrjährige Ruhephase.

WEIHRAUCH, OLILBANUM UND FRANKINCENSE

Der zu den Balsamgewächsen zählende Weihrauchbaum hat viele Namen. Der deutsche **Weihrauch** geht auf das Althochdeutsche *Wîhrouh* zurück und bedeutet *geweihter Rauch* oder *heiliger Rauch*. Oft wird Weihrauchöl auch als **Olibanum** bezeichnet, das seinen Ursprung in *olium libanum*, dem *Öl des Libanon* haben könnte. Auch das arabische Wort *luban* könnte dafür Pate gestanden haben, das so viel wie Harz oder Milchsaft bedeutet.

Im englischen Sprachraum wird das begehrte Harz bereits seit dem 14. Jahrhundert als **Frankincense** bezeichnet, dem das lateinische *francum incensum*, das *reine Harz* zugrunde liegt.

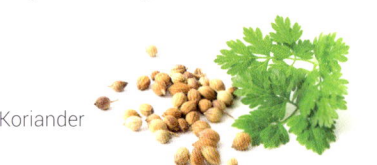

Koriander

KOMBINATIONEN

Weihrauch harmoniert gut mit *Zitrus-*, *Nadel-* und *Gewürzölen*.

- **Erdend und meditativ**: Myrrhe, Patchouli, Palo Santo, Vetiver
- **Angstlösend**: Bergamotte, Mandarine, Melisse, Rosengeranie, Rose
- **Sinnlich**: Jasmin, Ylang Ylang, Rose, Sandelholz, Kardamom, Zimt
- **Entspannend**: Benzoe, Römische Kamille, Neroli, Lavendel, Orange, Grapefruit, Rosengeranie, Muskatellersalbei, Palmarosa, Vanille
- **Stärkend und aufrichtend**: Atlaszeder, Angelika, Koriander, Zypresse, Kiefer
- **Reinigend**: Rosmarin, Basilikum, Zirbelkiefer, Zitrone

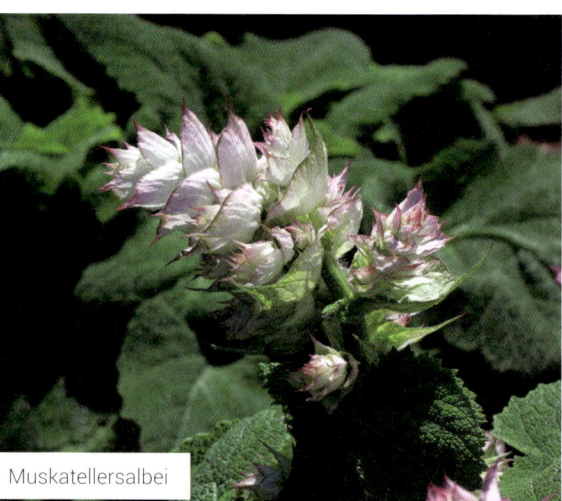

Muskatellersalbei

WEIHRAUCH UND MYRRHE, DAS PAAR DES GÖTTLICHEN WOHLGERUCHS

Weihrauch und Myrrhe werden traditionell als die zwei Seiten derselben Medaille betrachtet, als Himmel und Erde, männlich und weiblich, Yin und Yang.

Weihrauch symbolisiert den männlichen Teil und wird dem Geist und dem Himmel zugeordnet. **Myrrhe** repräsentiert den weiblichen Teil, den Körper und die Erde. Sie ist der Duft der irdischen Sinnlichkeit, erdet und entschleunigt. Sie hilft, wieder auf die Beine zu kommen.

In vorchristlicher Zeit nutzte man das wertvolle Harz der Myrrhe, um in das Mysterium der weiblichen Gottheiten einzuweihen und die Menschen mit diesen Kräften zu verbinden. In der diesseitigen Welt gehörten Myrrhe-Schönheitssalben zu den wichtigsten Exportartikeln Babyloniens. Auch in Ägypten war das Verbrennen des wertvollen Myrrheharzes Teil des Sonnenkults und wurde wie Weihrauch zur Einbalsamierung verwendet. Jesus erhielt zu seiner Geburt und nach seinem Tod Weihrauch und Myrrhe. In der Bibel ist Myrrhe als Bestandteil des heiligen Salböls dokumentiert.

HERKUNFTSLÄNDER UND INHALTSSTOFFE

Das Hauptverbreitungsgebiet wild wachsender Weihrauchbäume liegt im Süden der arabischen Halbinsel, Ostafrika und Indien.

Meist stammt das ätherische Weihrauchöl von Bäumen des *Boswellia carterii* und *Boswellia sacra* aus **Somalia** und *Boswellia serrata* aus **Indien**. Sehr selten wird auch das edle ätherische Öl aus **Oman-Weihrauch** *Boswellia sacra,* **Maydi-Weihrauch** *Boswellia frereana* aus **Somalia** und der **kenianische** *Boswellia neglecta* angeboten. Alle Weihrauchöle haben in Duft und Wirkweise einen etwas anderen Schwerpunkt.

⌀ **Somalisches Weihrauchöl** unterscheidet sich wie die anderen Weihraucharten nach Ernteregion, Art der Ernte und Destillationsprozess und duftet in der Regel balsamisch-weich und etwas süßlich mit einer leichten Zitrusnote.

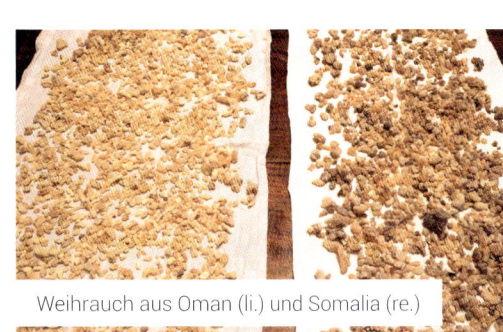

Weihrauch aus Oman (li.) und Somalia (re.)

◊ Das **indische Weihrauchöl** stammt aus Nord- und Ostindien sowie Pakistan. Es duftet etwas frischer und leichter als der arabische Weihrauch.

Im Ayurveda ist der indische Weihrauch bereits seit vielen hundert Jahren als Heilmittel bekannt. Wissenschaftlich ist er bisher besser erforscht als andere Weihrauchsorten und wird auch in Kapselform angeboten. Bisherige Studien haben gezeigt, dass er auf die Darmschleimhaut, bei chronischen Darmentzündungen (*Morbus Crohn, Colitis ulcerosa*) und bei Arthritis **entzündungshemmend** und **beruhigend** wirkt. Es sind in erster Linie *Boswelliasäuren*, die in verstärktem Maß für die **entzündungshemmende**, **antiallergische** und offenbar auch **antitumorale Wirkung** verantwortlich zeichnen. Diese sind im Harz und im Hydrolat enthalten, jedoch nicht im ätherischen Öl.

2019 hat die Universität Ulm in einer Studie 40 verschiedene Weihrauchsorten nach ihrem Gehalt an Boswelliasäuren untersucht und die individuellen Boswelliasäurenprofile jedes einzelnen Weihrauchs nachgewiesen. Danach ist die Annahme falsch, dass es sich bei *Boswellia sacra* und *Boswellia carterii* um die gleiche Weihrauchart handelt.

Weitere Ergebnisse der Studie finden Sie unter www.mdpi.com/1420-3049/24/11/2153

Duft des Monats

WEIHRAUCH-MAZERAT

Ein fein duftendes Weihrauch-Hautöl erhalten Sie, wenn Sie das Harz mazerieren.

Sie brauchen dafür:

- × 25 g qualitativ hochwertiges Weihrauchharz
- × 100 ml Jojobaöl

1. Mahlen oder mörsern Sie das kurz angefrorene Harz und mischen Sie es mit dem Jojobaöl. Alternativ können Sie auch das ganze Harz verwenden.

2. Erwärmen Sie es 2 Stunden lang bei maximal 60 Grad im Wasserbad. Rühren Sie währenddessen immer wieder um.

3. Nehmen Sie danach die Mischung vom Herd, decken Sie sie ab und lassen sie über Nacht stehen.

4. Am nächsten Tag erwärmen Sie das Öl noch einmal kurz und sanft. Filtern Sie die balsamisch duftende Essenz in eine dunkle Flasche, die Sie kühl aufbewahren.

5. Wenn Sie Zeit haben, können Sie den Weihrauch auch rund 2 Wochen in Jojobaöl mazerieren. Dabei erleben Sie, wie sich der unnachahmliche Duft entwickelt.

» Diese einzigartige Essenz eignet sich für eine entspannende Fußreflexzonen- oder Nackenmassage, zur Ganzkörperpflege oder als Parfumöl. Trockene Füße pflegt es hervorragend.

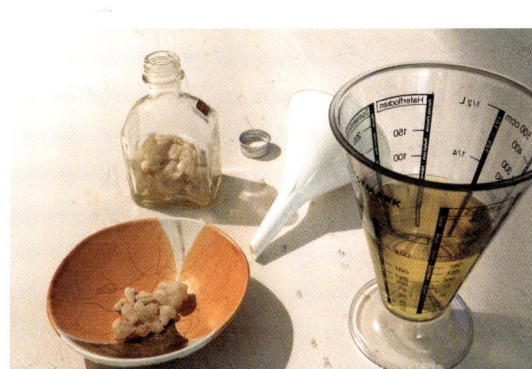

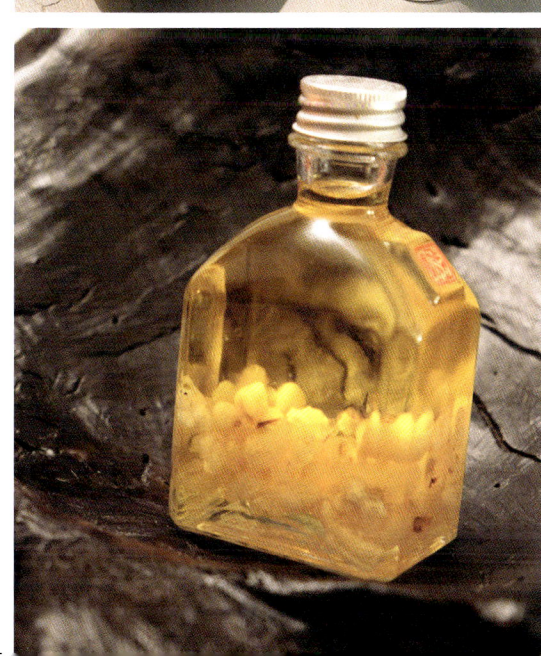

GELENK- UND MUSKELÖL

Dieses Schmerzöl lindert Beschwerden bei verspannten Muskeln und überstrapazierten Gelenken.

- x *25 ml Johanniskrautöl*
- x *25 ml Arnikaöl*
- x *je 5 Tr. Weihrauch, Rosengeranie, Lavendel*
- x *je 3 Tr. Majoran süß, Rosmarin, Cajeput*

Die Basisöle mit den ätherischen Ölen gut mischen.

» Mehrmals täglich die betroffenen Gelenke und Muskelpartien einreiben. Diese Mischung lindert Schmerzen, beruhigt, wirkt entzündungshemmend und erhöht die Beweglichkeit.

» Verwenden Sie diese recht hoch dosierte Mischung vornehmlich bei akuten Schmerzen.

WEIHRAUCH UND DIE ATEMWEGE

Weihrauch hat wie alle Harze einen engen Bezug zur Atmung und zählt zu den wichtigsten Ölen bei Entzündungen der Atemwege.

INHALATION

Inhalationen mit Weihrauch besänftigen die Atemwege, wirken auswurffördernd und regulieren das Immunsystem. Diese Mischung tut gut bei Bronchitis, Schnupfen und Stirnhöhlenkatarrh.

- x *1 TL Salz*
- x *1 Tr. Weihrauch*
- x *1 Tr. Zitrone oder Zirbelkiefer*
- x *1 Liter heißes Wasser*

Vermischen Sie das Salz mit den ätherischen Ölen und geben Sie es in das heißes Wasser.

» Erleichtern Sie Ihre Atemwege 10 Minuten mit dieser lindernden Inhalation. Halten Sie dabei die Augen geschlossen und decken Sie Ihren Kopf mit einem Handtuch ab

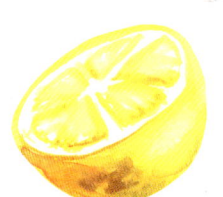

WEIHRAUCHWASSER für die Atemwege

Ein omanischer Weihrauchhändler erzählte mir einmal, dass man in seiner Heimat Weihrauchwasser bei Atemwegsbeschwerden trinkt. Dafür lässt man das Weihrauchharz über Nacht in Wasser ziehen und trinkt es am nächsten Tag.

- x *10 g Weihrauchharz*
- x *½ l lauwarmes Wasser*

Abends das Weihrauchharz mit dem lauwarmen Wasser übergießen und abgedeckt über Nacht stehen lassen.

» Am nächsten Tag abseihen und 1 Tasse täglich davon trinken. Im Kühlschrank aufbewahren.

» Wem der Weihrauchgeschmack nicht intensiv genug ist, der kann die Dosis nach Gusto bis ca. 20 g erhöhen.

Aber denken Sie daran: Weniger ist oft mehr! Verwenden Sie für dieses Rezept keine Weihrauchmischungen, sondern reinen Weihrauch guter Qualität.

Zirbelkiefer

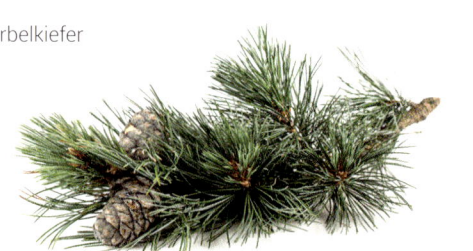

HALS- UND BRUSTBALSAM

Weihrauch hilft bei Husten, Halsschmerzen und Bronchitis.

- x *20 ml Mandelöl*
- x *4 Tr. Weihrauch,*
- x *je 2 Tr. Sandelholz, Lavendel fein*

Mischen Sie das Mandelöl mit den ätherischen Ölen.

» Reiben Sie Brust, Hals und den oberen Rücken damit ein.

HAUTPFLEGE VOM FEINSTEN

NARBENÖL

Weihrauch ist ein vorzügliches Hautöl, das auch für die Narbenpflege gut geeignet ist. Es hält Narben weich und elastisch, fördert die Abheilung und entstört das Hautgewebe. Beginnen Sie am besten gleich nach Abfall des Wundschorfs mit der Pflege.

- x *10 ml Hagebuttenkernöl*
- x *10 ml Macadamianussöl*
- x *4 Tr. Weihrauch*
- x *2 Tr. Rosengeranie*
- x *je 1 Tr. Lavendel fein, Myrrhe*

Mischen Sie die fetten Öle und geben Sie die ätherischen Öle dazu.

» Reiben Sie die betroffene Stelle täglich 2–3 Mal behutsam mit kreisenden Bewegungen ein.

SANFTES GESICHTS-WASSER

Weihrauchwasser zu gleichen Teilen mit Rosen- oder Kamillenhydrolat gemischt ergibt ein sanftes Hautwasser für die reife Haut und bei Couperose.

» Es entspannt und regeneriert die Haut. Wenn Sie zu viel Sonne abbekommen haben, ist es eine kühlende Wohltat. Sprühen Sie es nach dem Waschen auf Gesicht und Dekolleté und klopfen Sie es sanft ein. Tragen Sie anschließend Ihre Tages- oder Nachtcreme auf die feuchte Haut auf.

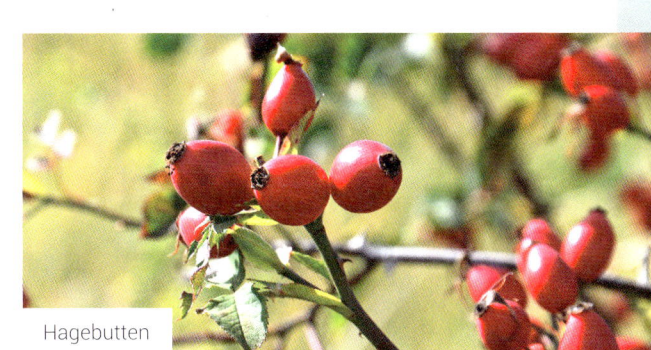

Hagebutten

LÄCHELN –
Augencreme

- 15 ml Sheabutter
- 10 ml Mandelöl
- 1 TL Aloe-Vera-Gel
- 5 ml Rosenwasser
- je 2 Tr. Weihrauch, Rose 10 %

1. Für eine pflegende und glättende Augencreme schmelzen Sie die Sheabutter im Wasserbad.

2. Geben Sie das Mandelöl, Aloe-Vera-Gel sowie das Rosenwasser dazu. Verrühren Sie die Mischung gründlich. Tropfen Sie die ätherischen Öle dazu und rühren Sie noch einmal gründlich.

3. Füllen Sie die Creme in kleine Töpfchen und lassen Sie sie fest werden.

MORGENTAU –
Gesichtscreme

Meine Lieblingscreme für reife, sensible Haut ist sehr reichhaltig und wirkt regenerierend, glättet Fältchen und Linien und auch die Psyche fühlt sich damit pudelwohl.

- 50 g Sheabutter
- 20 ml Mandelöl
- 10 ml Arganöl
- 10 ml Rosenwasser
- 6 Tr. Granatapfelsamenöl
- 3 Tr. Sanddornfruchtfleischöl
- 6 Tr. Weihrauch
- je 4 Tr. Rosengeranie, Atlaszeder
- 3 Tr. Cistrose
- 2 Tr. Rose Marokko

1. Sheabutter im warmen Wasserbad bis maximal 60 Grad schmelzen. Arganöl und Mandelöl dazugeben. Wenn Sie eine locker fluffige Creme wollen, schlagen Sie die Zutaten mit dem Mixer auf.

2. Gießen Sie dann das Rosenwasser langsam dazu und rühren oder mixen Sie weiter.

3. Anschließend tropfen Sie Granatapfelsamenöl, Sanddornfruchtfleischöl und die ätherischen Öle in die Mischung und rühren weiter.

4. Stellen Sie den Topf in den Kühlschrank, bis die Mischung beginnt fest zu werden, und schlagen Sie sie noch einmal auf.

» **Ein Traum!** Diese sehr nahrhafte Creme eignet sich vor allem als Nachtpflege und in der kalten Jahreszeit.

ERFRISCHUNGSGEL

Dieses erfrischende Gel ist für die stark beanspruchte und empfindliche Haut, die nach Feuchtigkeit und Entspannung lechzt, genau das Richtige.

- x *25 ml Aloe-Vera-Gel*
- x *25 ml Weihrauchhydrolat*
- x *3 Tr. Weihrauch*
- x *2 Tr. Neroli*

Verschütteln Sie das Aloe-Vera-Gel mit dem Weihrauchhydrolat. Geben Sie anschließend die ätherischen Öle dazu.

» Bewahren Sie diesen Hautschmeichler in einer Pumpflasche im Kühlschrank auf.

WEIHRAUCHHYDROLAT

ø Wie das ätherische Öl wirkt auch das Hydrolat **beruhigend** und **entzündungshemmend**. Es eignet sich pur vor allem bei **reifer Haut** sowie als Zutat in Gesichtscremes. Es lässt Entzündungen abklingen und verfügt bei Narben über gute **wundheilende** Eigenschaften.

ø Zahnfleischentzündungen und Halsschmerzen können Sie mit einer **entzündungshemmenden Mundspülung** zuleibe rücken.

» Dafür geben Sie 1 EL Weihrauchhydrolat auf 1 Glas Wasser und gurgeln ausführlich.

ø Als **Gesichtswasser** bei Akne und Pickeln klärt und pflegt Weihrauchhydrolat die Haut und entfaltet ebenfalls seine entzündungshemmende Wirkung.

ø Weihrauchwasser lindert **chronische Bronchitis** und stillt den Hustenreiz.

ø **Haarspülungen** mit Weihrauchwasser verleihen stumpfem Haar wieder neuen Glanz und machen sprödes Haar geschmeidig.

ø Sind Sie **gestresst**, können Ihnen ein bis zwei Sprühstöße ins Gesicht helfen, wieder ins Lot zu kommen.

ø In der spirituellen **Aromatherapie** benutzt man das Hydrolat des heiligen Harzes zur Steigerung der Lebensenergie und Bewusstseinserweiterung.

ø Auch **kulinarisch** findet Weihrauchhydrolat seinen Platz: mit seinem leicht rauchigen Aroma verleiht es vor allem Smoothies und Fruchtsäften seine besondere Note.

RASIERWASSER
für sensible Haut

Für Männer mit sensibler Haut ist ein sanftes Rasierwasser aus Pflanzenwässern eine beruhigende und duftende Alternative, die die Haut pflegt und regeneriert.

Mischen Sie Weihrauch-, Sandelholz- und Atlaszederednhydrolat zu gleichen Teilen in einer dunklen Flasche.

» Die Mischung aus rauchig-würzigem Weihrauch, balsamischem Sandelholz und herbem Zedernwasser ist eine Wohltat für die strapazierte Männerhaut. **Kühl aufbewahren.**

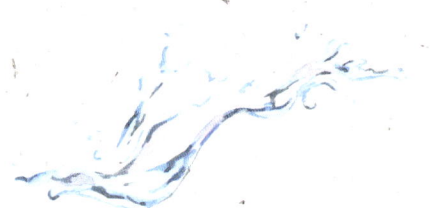

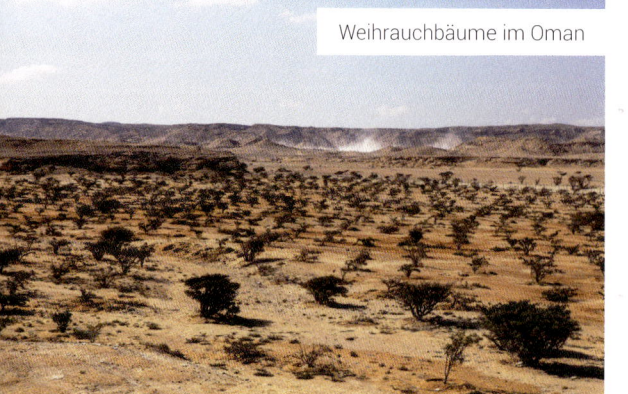

Weihrauchbäume im Oman

BLÜTENHAUCH –
Sinnliches Naturparfum

Der balsamische Duft des Weihrauchs erhält eine sehr sinnliche Note, wenn Sie ihn mit Blütenölen mischen.

- ✗ 40 ml Weihrauchhydrolat
- ✗ 10 ml Korn oder Wodka
- ✗ 5 Tr. Zitrone
- ✗ 4 Tr. Weihrauch
- ✗ je 3 Tr. Jasmin, Champaca
- ✗ je 2 Tr. Kardamom, Vetiver

Geben Sie die ätherischen Öle in die Hydrolat-Alkohol-Mischung und lassen Sie den Duft sieben Tage reifen.

LIFT THE SPIRITS –
Duftlampe

Wenn Sie sich müde und überfordert fühlen und dringend Aufmunterung benötigen, geben Sie folgende Öle in Duftlampe oder Streamer:

- ✗ 5 Tr. Weihrauch
- ✗ 3 Tr. Neroli
- ✗ 2 Tr. Mandarine

SCHRECK LASS' NACH! – Körperspray

Wenn Ihnen etwas sehr nahe gegangen ist und Sie aus der Fassung gebracht hat, hilft Ihnen diese Mischung wieder zu sich zu kommen.

- x 20 ml Korn oder Wodka
- x 4 Tr. Orange complet
- x je 3 Tr. Weihrauch, Zypresse

» Sprühen Sie den Duft auf Dekolleté, Nacken und um den Kopf, atmen Sie tief durch und lehnen Sie sich einen Moment zurück, bis Sie wieder ganz bei sich sind. **Vor jedem Gebrauch schütteln.**

GUT DURCH DEN TAG – Seelenöl

Weihrauch und Lavendel sind ein gutes Team, wenn Sie sich innerlich verkrampfen und trüben Gedanken nachhängen. In solchen Phasen kann Sie ein Öl mit diesen beiden wirkungsstarken Essenzen gut durch den Tag bringen.

- x 10 ml Jojobaöl
- x je 6 Tr. Weihrauch, Lavendel fein

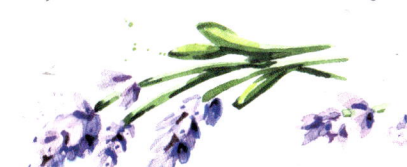

Mischen Sie in einem Roll-on-Fläschchen das Jojobaöl mit den ätherischen Ölen.

» Rollen Sie das Fläschchen morgens und im Laufe des Tages bei Bedarf in den Nacken und auf den Puls.

ALLES ENTSPANNT – Körperöl

In anstrengenden Zeiten hebt sich Ihre Stimmung und Ihr Schlaf verbessert sich, wenn Sie sich abends mit diesem Körperöl verwöhnen.

- x 20 ml Jojobaöl
- x 4 Tr. Weihrauch
- x je 2 Tr. Rosengeranie, Grapefruit
- x 1 Tr. Muskatellersalbei

» Massieren Sie nach Feierabend oder vor dem Schlafengehen Ihre Fußsohlen, den Unterbauch und das Dekolleté und schalten Sie ab.

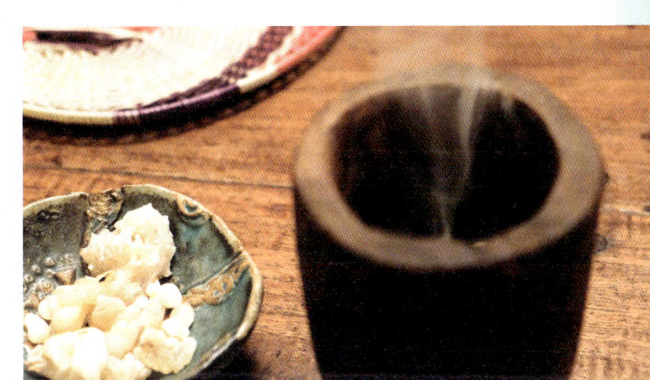

NICE 'N EASY – Kopfkissenspray

Bereiten Sie sich mit diesem Kopfkissen-spray aus mystischem Weihrauch, blu-migem Jasmin und würzigem Kardamom auf eine gute Nacht vor.

x 20 ml Korn oder Wodka
x 4 Tr. Weihrauch
x 8 Tr. Jasmin 5 %
x 3 Tr. Kardamom

Mischen Sie die ätherischen Öle mit dem Alkohol und schütteln Sie kräftig.

» Geben Sie vor dem Schlafengehen einige Sprühstöße in den Raum und besprühen Sie Ihr Kopfkissen damit.

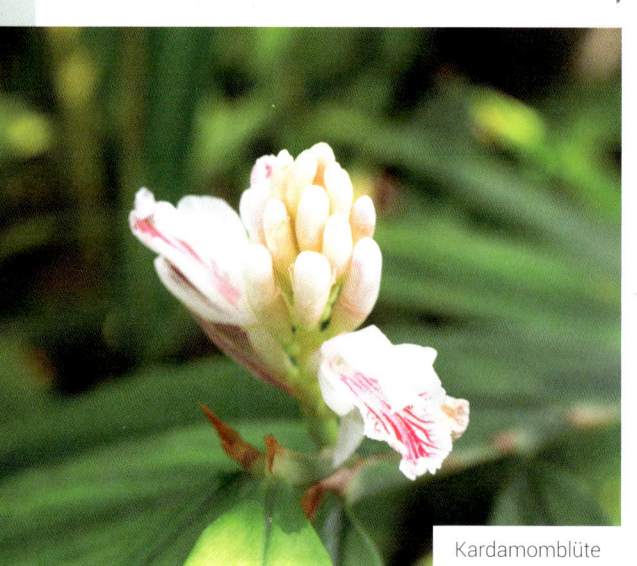

Kardamomblüte

KLARHEIT – Körperumfeld- und Auraspray

Wenn Sie das Gefühl haben, dass Sie mehr Klarheit brauchen und sich von belastenden Situationen oder Menschen, die Sie „aussaugen", frei machen wollen, mischen Sie sich dieses reinigende Körperumfeldspray.

x 30 ml Korn oder Wodka
x 5 Tr. Rosmarin CT Cineol
x 4 Tr. Orange
x je 3 Tr. Weihrauch, Lavendel fein
x je 2 Tr. Angelikawurzel 10 %, Myrte

Mischen Sie alle Zutaten.

» Besprühen Sie Raum und Körper, bevor Sie in anstrengende Situationen kommen oder Energiesauger treffen.

Myrte

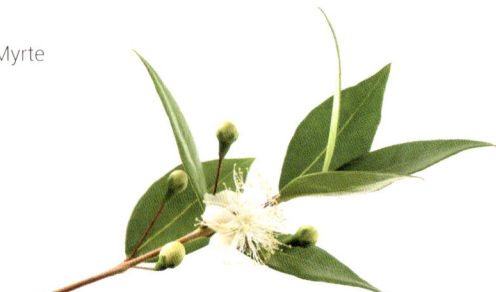

WACH UND ACHTSAM –
Raum- und Auraspray

Weihrauch und Zitronenverbene machen Sie bei Ihrer spirituellen Praxis wach und aufmerksam.

- x 50 ml Weihrauchhydrolat
- x 4 Tr. Zitronenverbene

» Nutzen Sie dieses Spray vor Sitzungen und Meditationen als Raum- und Auraspray.

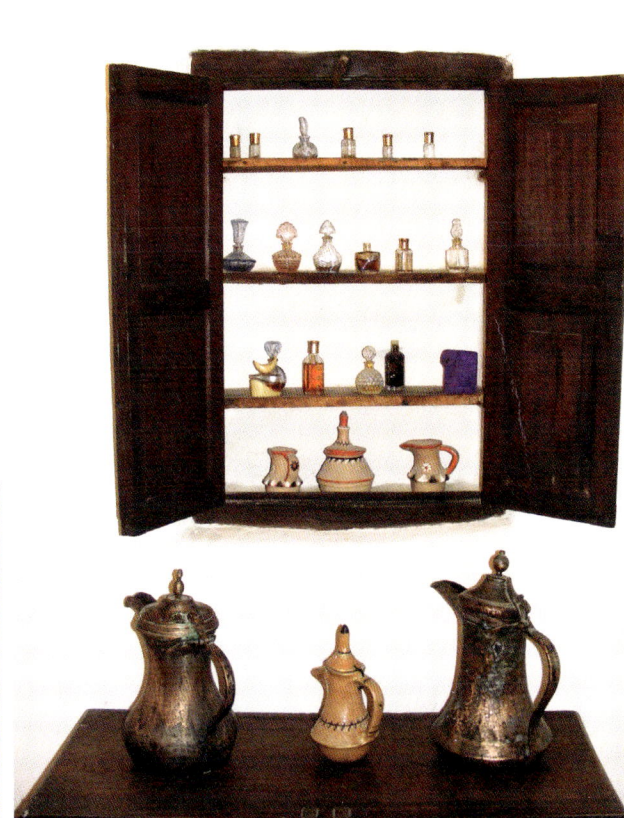

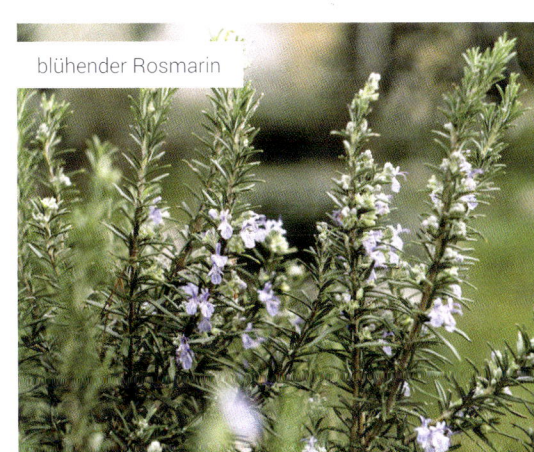

blühender Rosmarin

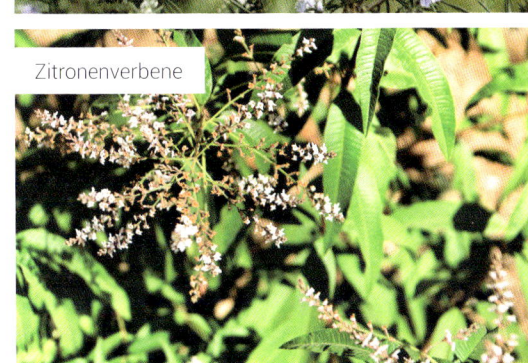

Zitronenverbene

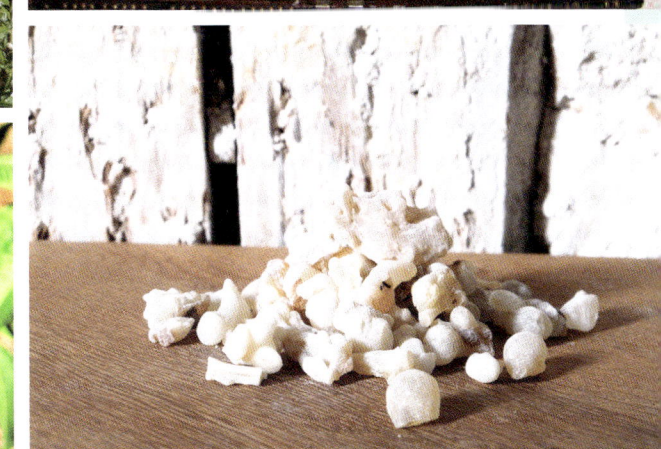

Danke

Ich danke allen meinen Lehrerinnen und Lehrern, bei denen ich über die Jahre mein Aroma-Wissen erwerben und vertiefen durfte, allen voran Martin Henglein und Christine Lamontain, Susanne Fischer-Rizzi und Dietrich Wabner (†).

Dank an Sigrid Engelbrecht, die mich auf den Weg zu diesem Buch gebracht hat, und Ute Flockenhaus für ihre wohlwollende Unterstützung und Motivation.

Ein herzliches Dankeschön an das engagierte Freya Verlagsteam: Siegrid Hirsch und Wolf Ruzicka für das Vertrauen in dieses Projekt, Dorothea Forster für ihr fachkundiges Lektorat und ihr Adlerauge und Regina Raml-Moldovan für die wunderschöne und kreative Gestaltung.

Vielen Dank meinen Klientinnen und Freundinnen, mit denen ich so gerne auf olfaktorische Forschungsreise gehe, und allen nicht genannten Freunden, Bekannten und Begleiterinnen, denen ich in meiner Aromaarbeit begegnet bin und die mir halfen, meine Erfahrungen zu mehren und mein Verständnis für die duftende Welt zu vertiefen.

Dank auch an Uli Bachmann für sein inspirierendes Baustellenfotostudio.

Mein innigster Herzensdank gilt meinen Mann Bernhard für seinen unerschütterlichen Glauben an dieses Projekt, für all die Unterstützung von der ersten Idee bis zur Manuskriptfertigstellung, die ich nie in Worte werde fassen können – und für seine wundervollen Fotos in diesem Buch.

We did it!

Lesestoff

Coccia, Emanuele: Die Wurzeln der Welt. Eine Philosophie der Pflanzen, 5. Auflage, München, Carl Hanser Verlag, 2018

Davis, Patricia: Aromatherapie von A–Z, 1. Auflage, München, Goldmann Arkana Verlag, 2008

Farrer-Halls, Gill: Ätherische Öle, richtig dosieren für sanfte Anwendungen, 1. Auflage, München, BLV Verlag, 2018

Fischer-Rizzi, Susanne: Das große Buch der Pflanzenwässer, 1. Auflage, Aarau und München, AT Verlag, 2014

Fischer-Rizzi, Susanne: Himmlische Düfte: Das große Buch der Aromatherapie, 1. Auflage, Aarau und München, AT Verlag, Neuausgabe 2011

Germann, Peter/Zeuge-Germann, Gudrun: Frauenzeiten, Naturheilkunde für die Wechseljahre, 1. Auflage, Linz, Freya Verlag, 2016

Germann, Peter/Germann, Gudrun: Pflanzen der Aromatherapie, 90 Duftpflanzen erkennen und anwenden, 1. Auflage, Stuttgart, Franckh Kosmos Verlag, 2012

Govinda, Kalashatra: Chakra Praxisbuch, Spirituelle Übungen für Gesundheit, Harmonie und innere Kraft, Auflage: o.A., München, Südwest Verlag, 2006

Hager, Irene/Hönigschmid, Alice/Schönweger, Astrid: Die Kraft der Kräuter nutzen, 3. Auflage, Innsbruck, Löwenzahn Verlag, 2016

Hatt, Hanns/Dee, Regine: Das kleine Buch vom Riechen und Schmecken, 3. Auflage, München, Knaus Verlag, 2012

Hatt, Hanns/Dee, Regine: Niemand riecht so gut wie Du, Die geheimen Botschaften der Düfte, 2. Auflage, München, Piper Verlag, 2011

Herber, Sabrina/Zimmermann, Eliane: Aromatherapie für Frauen, Das Selbsthilfe-Buch für bewusst lebende Frauen, 1. Auflage, Oy-Mittelberg, Joy-Verlag, 2019

Herber, Sabrina: Basics ätherische Öle, Grundwissen, Aromapflege-Mischungen & Co, 1. Auflage, Oy-Mittelberg, Joy Verlag, 2018

Heuberger, Eva/Stappen, Iris/von Rohr, Regula Rudolf: Riechen und Fühlen, Wie Geruchssinn, Ängste und Depressionen zusammenspielen, Neue Wege der Behandlung, 1. Auflage, Munderfing, Verlag Fischer & Gann, 2017

Hönig, Sabine/Kutschera, Ursula: Aromaküche, Gaumenfreuden mit ätherischen Ölen, Auflage: o.A., Graz, Leopold Stocker Verlag, 2012